U0620116

"十二五"职业教育国家规划教材

经全国职业教育教材审定委员会审定

供口腔医学、口腔医学技术、口腔修复工艺等专业使用

口腔颌面外科学

（第 3 版）

主　　编　张清彬

副 主 编　邓末宏　龚忠诚

编　　者　（以姓氏汉语拼音为序）

曹　威　广州医科大学附属口腔医院

邓末宏　武汉大学口腔医院

龚忠诚　新疆医科大学口腔医院

蒋沂峰　山东医学高等专科学校

李　辉　开封大学医学部

李传洁　广州医科大学附属口腔医院

罗　锴　毕节医学高等专科学校

欧阳可雄　广州医科大学附属口腔医院

彭宏峰　华北理工大学

王朝俭　广州医科大学附属口腔医院

王子娴　山东医学高等专科学校

张清彬　广州医科大学附属口腔医院

张婷婷　天津医科大学口腔医院

张旭辉　厦门医学院附属口腔医院

周丽斌　广州医科大学附属口腔医院

绘　　图　刘于冬　黑宇卓

秘　　书　黎星阳　刘振龙

科 学 出 版 社

北　京

内 容 简 介

　　本教材为"十二五"职业教育国家规划教材之一。教材全面介绍了口腔颌面部常见病、多发病等 15 章内容，着重阐述了口腔颌面部常见病的发病病因、临床表现特点、诊断依据、治疗方法，突出专业特性和需要，兼顾了学生参加口腔执业助理医师资格考试的需求，注意整体素质的培养与提高，力求理论联系实际，适当介绍本学科成熟的新知识、新技术，既做到概念清楚、言之有据，又达到少而精的要求。各章正文内容系统精练，案例典型实用，正文中附有自测题、相关知识的链接、医者仁心，并有配套的 PPT，以方便教师教学，并且全面提升学生的学习、实践和应用的能力。

　　本教材适合口腔医学、口腔医学技术、口腔修复工艺等专业使用。

图书在版编目（CIP）数据

口腔颌面外科学 / 张清彬主编 . —3 版 . —北京：科学出版社，2023.6
"十二五"职业教育国家规划教材
ISBN 978-7-03-075362-5

Ⅰ . ①口⋯　Ⅱ . ①张⋯　Ⅲ . ①口腔颌面部疾病 – 口腔外科学 – 高等职业教育 – 教材　Ⅳ . ① R782

中国国家版本馆 CIP 数据核字（2023）第 060834 号

责任编辑：丁海燕 / 责任校对：周思梦
责任印制：霍　兵 / 封面设计：涿州锦晖

版权所有，违者必究。未经本社许可，数字图书馆不得使用

科 学 出 版 社 出版
北京东黄城根北街16号
邮政编码：100717
http://www.sciencep.com

北京汇瑞嘉合文化发展有限公司印刷
科学出版社发行　各地新华书店经销

*

2005年8月第　一　版　开本：850×1168　1/16
2023年6月第　三　版　印张：17 1/2
2024年11月第二十二次印刷　字数：529 000

定价：99.80元
（如有印装质量问题，我社负责调换）

前 言

Preface

党的二十大报告强调"要坚持教育优先发展、科技自立自强、人才引领驱动，加快建设教育强国、科技强国、人才强国，坚持为党育人，为国育才，全面提高人才自主培养质量，着力造就拔尖创新人才，聚天下英才而用之。"为贯彻落实《教育部关于进一步推进职业教育信息化发展的指导意见》及国务院《国家职业教育改革实施方案》，提升职业教育信息化基础能力，推动优质数字化教育资源共建共享，深化教育教学模式，出版社组织编写高职高专《口腔颌面外科学》（第3版）教材。本次教材的编写紧紧围绕学生工作岗位能力的需求，坚持先进性、科学性和适教性，对教材的内容结构及章节顺序进行调整，便于老师教和学生学。同时，教材突出互联网+职业教育的融合，开发配套的教材数字化资源，打破学习者受时间和空间限制的传统学习方式。

本教材主要内容包括口腔颌面部常见病、多发病，着重阐述了口腔颌面部常见病的发病病因、临床表现及特点、诊断依据、治疗方法。本教材适用于高等职业口腔颌面外科学的教学，是口腔执业助理医师资格考试的重要参考教材。

本次修订教材具有以下特点。

1. 内容凝练完善　本次修订在第2版的基础上，重点参考同类经典教材，结合口腔执业助理医师资格考试要点，进一步凝练知识点，有利于学生掌握临床的常见病和好发病。

2. 病例引导务实　教材各个章节通过病例引出知识要点，提高学生对本章节的学习兴趣，让学生不断学习、实践。

3. 教学辅导全面　本教材选用彩图，客观反映解剖实际，便于学生掌握。更新的自测题、实训课，可满足学生参加口腔执业助理医师资格考试的需求。另外本教材还附有精心编制的教学课件、线上学习资源，进一步优化教学资源。

4. 拓展视野　介绍本专业的新知识、新技术，如牙及牙槽外科增加了"自体牙移植"小节，突出了专业特性和临床需要，概念清楚、言之有据。

本教材编者均为来自临床或教学一线的专家，在此，感谢参与教材编写的所有工作人员。由于水平有限，教材中可能有疏漏之处，恳请各位读者在使用过程中提出宝贵意见，以便日后修正，以求修订时改进和完善。

主　编

2023年3月

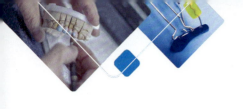

配 套 资 源

欢迎登录"中科云教育"平台，**免费**数字化课程等你来！

"中科云教育"平台数字化课程登录路径

电脑端

▶ 第一步：打开网址 http://www.coursegate.cn/short/63WAZ.action

▶ 第二步：注册、登录

▶ 第三步：点击上方导航栏"课程"，在右侧搜索栏搜索对应课程，开始学习

手机端

▶ 第一步：打开微信"扫一扫"，扫描下方二维码

▶ 第二步：注册、登录

▶ 第三步：用微信扫描上方二维码，进入课程，开始学习

PPT 课件，请在数字化课程中各章节里下载！

目　录

Contents

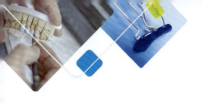

一、口腔颌面外科学的定义

口腔颌面外科学是口腔外科学（oral surgery）与颌面外科学（maxillofacial surgery）相结合而发展起来的一门交叉学科。口腔颌面外科学（oral and maxillofacial surgery）是一门以外科治疗为手段，以研究口腔器官（牙、牙槽骨、唇、颊、舌、腭、咽等）、面部软组织、颌面部诸骨（上颌骨、下颌骨、颧骨等）、颞下颌关节、唾液腺及颈部某些疾病的防治为主要内容的学科。

口腔颌面外科学既是口腔医学的重要组成部分，也是临床医学的一个重要分支学科。一方面，口腔颌面外科学与口腔内科学、口腔正畸学、口腔修复学等相关学科密不可分；另一方面，由于它本身的外科属性，又与普通外科、整形外科、骨外科学、内科学和儿科学等有共同特点与关联。

目前，我国口腔颌面外科的学科领域包含9个方面，即口腔颌面部麻醉（学）、牙及殆牙槽外科（含修复前外科及牙种植外科等）、口腔颌面部感染、口腔颌面部损伤、口腔颌面部殆肿瘤、唾液腺疾病、颞下颌关节疾病、颌面部神经疾病和颌面整形外科（含先天性畸形、后天性缺损以及正颌外科、颅颌面外科等）。

二、现代口腔颌面外科的发展

国外有关口腔颌面外科的内容，在古埃及、古印度、阿拉伯帝国等的医学专著中有所记载。但是，只有到了近代，伴随着西方产业革命和工业技术的发达，其才得到更为广泛的发展。现代西方医学的经验总结，即美国的Garretson于19世纪中叶编著 System of oral surgery（《口腔外科大全》），极大地丰富了口腔颌面外科学的实践和理论方面的内容，推动了口腔颌面外科的发展和进步。

1949年以前，我国没有口腔颌面外科的专业设置，有关口腔颌面外科的疾病被划分到牙科、普外科及耳鼻咽喉科中。1952年，华西大学内正式设立独立的口腔颌面外科病房，上海第二医学院和北京医学院于1953年和1955年先后成立了口腔颌面外科病房。1959年，夏良才教授主编了我国第一本《口腔颌面外科学》。目前，在多数医学院校及省市的口腔医院有口腔颌面外科的设置。

从正式有口腔颌面外科建制以后，由于贯彻了预防为主的方针，牙病防治工作逐渐深入开展；中医学的理论和实践在感染、损伤、肿瘤等疾病的防治中被研究和应用；我国研制、生产的各种药物，以及诊断、治疗等各种新技术、新方法的临床实践，手术方法不断创新，对口腔颌面外科疾病的防治有了新的选择。20世纪80年代以来，我国口腔颌面外科学界加强了同国外同行的广泛交流，现已成为国际口腔颌面外科医师协会中的一员。2009年，在上海召开的第19届国际口腔颌面外科学术会议，进一步确立了我国口腔颌面外科在国际上的地位。2010年，国际口腔颌面外科医师协会确定在上海和北京建立两个国际专科医师培训基地，进一步促进了中国的口腔颌面外科的国际化。

与其他国家相比，我国口腔颌面外科的业务范围要广一些，除传统的口腔外科内容——牙及牙槽外科、修复前外科、颞下颌关节病、颌面损伤、唾液腺疾病等外，还包括了颌面整形外科、显微外科、头颈肿瘤外科等内容。我国口腔颌面外科的诊疗水平在许多方面业已步入世界先进行列，并且其与我国独特的传统医学——中医学结合，被国际上称为"中国式的口腔颌面外科学"。但是在科学研究方面，无论是临床研究，还是基础研究，与世界先进水平仍有一定差距，对此应继续努力。

三、学习口腔颌面外科学的方法

学生在学习口腔颌面外科学时，必须处理好以下关系。

1. 必须从医学是一个整体的概念出发来认识口腔颌面外科学在医学中的地位，处理好局部与整体的关系。口腔颌面外科学既具有外科属性，又与其他临床学科密切相关。因此，在学习口腔颌面外科学的同时，除了应学习临床医学中普通外科学、麻醉学、内科学、儿科学等临床各科知识外，还应具备一些十分重要的专科知识，如眼科学、耳鼻咽喉头颈外科学、整形外科学、肿瘤学等。

2. 必须全面学习和掌握口腔临床各专科知识。口腔颌面外科学作为口腔医学的一部分，与口腔内科学、口腔修复学和口腔正畸学等有着密切的、不可分割的关系。因此，作为口腔临床医师或口腔专业学生，在学好口腔颌面外科学的同时，也要掌握牙体牙髓病学、牙周病学、口腔修复及口腔正畸学等方面的基本知识。

3. 必须将口腔医学基础理论与口腔颌面外科临床紧密结合起来，处理好理论与实践的关系。学习口腔颌面外科学必须具备扎实的口腔解剖生理学、口腔生物学、口腔组织病理学、口腔临床药物学和口腔颌面医学影像诊断学等基础理论知识，只有这样才能在学习、临床工作和科研中做到理论联系实际，知其然并且知其所以然。

4. 必须掌握外科的基本操作，打好基本功，处理好知识与能力的关系。口腔颌面外科属临床操作科室，因此，要求每一位口腔颌面外科医生除了具备对口腔颌面外科疾病的诊断能力外，还必须具备治疗口腔颌面外科疾病的外科操作能力。打好外科操作基本功是做好口腔颌面外科医师的必备条件。

5. 必须掌握口腔颌面外科疾病的诊治和预防知识，处理好预防和治疗的关系，同时要具备足够的计算机和网络知识，并将之应用于临床实践中。

四、未来的口腔颌面外科

21世纪将是生命科学的时代，也是以遗传与基因等研究为主的分子生物学时代，口腔颌面外科领域内的有关疾病都要参与和融合到这一领域的研究中去。21世纪对外科疾病的治疗模式将会全面转向以协作组、多学科为基础的综合序列治疗，要提高疾病的治愈率或者患者的生存率，要更好地保证患者的生存（活）质量。

口腔颌面外科疾病的治疗也将从单纯生物学治疗模式转变为"环境-社会-生物-心理和工程"医学模式。口腔颌面外科医师除了要有高尚的医德与精湛的医疗技术外，还必须要有服务的艺术，懂得患者的心理需要；必须学习心身医学及心理学方面的知识，以适应这一医学模式的转变。

21世纪还将是4p医学的时代，即预防性（preventive）、预测性（predictive）、个体化（personalized）及患者的参与性（participatory）。预防医学愈是发展，传染性疾病，即使新的传染性疾病，可以被良好地控制；人们愈是长寿，老年人口必将进一步增多；老年病学包括老年口腔颌面外科学的发展是必然的。

21世纪是高科技时代，先进的治疗设备带来了外科医疗技术上的革新。功能性外科、微创外科和数字外科应是21世纪口腔颌面外科发展的主流。微创外科一般是指用腔镜外科和（或）内镜外科替代传统外科（开放性手术），以达到微创、高效、省时和保存功能的目的；在口腔颌面部，微创手术已被用于颞下颌关节外科、唾液腺外科、神经外科、创伤外科、正颌外科、肿瘤外科及鼻窦外科等领域。随着生物医学工程学的飞速进步，再生医学的进展，特别是生物材料、人工器官（人工牙和人工骨）及组织工程技术的研究和应用将会对口腔颌面外科治疗技术产生重大的影响。

在人类群体中，人与人之间的个体差异（包括基因、性格、反应性等）始终是存在的。除群发疾病外，临床医疗的任务主要是面对患者个体。在疾病诊治总的原则指导下，每个人之间的诊治方案也会因人而异。加之近年来基因及信号传导等研究的进步；数字科技，特别是应用计算机辅助设计及计算机辅助制造发展起来的快速原型和反求工程技术，在口腔颌面外科领域内得到广泛的应用，个体化治疗，或是说针对个体的量体裁衣或度身定做概念将会在21世纪得到进一步的深化和发展。近年来，二代基因测序、生物信息分析、大数据采集等先进科学技术的发展，将揭示人类生命的遗传信息和疾病的发生、发展规律，对疾病的个体化治疗和患者的健康保健在未来可期。

凡是过往，皆为序章；总结过去，展望未来，相信中国式的口腔颌面外科学必将更上一层楼。

（张清彬）

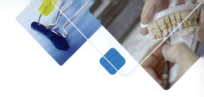

第2章
口腔颌面外科基础知识与基本操作

临床实践过程中，口腔颌面外科疾病的诊治，都是基于基本理论、基本知识和基本操作。因此，在学习过程中首先要夯实基础。本章着重介绍与口腔颌面外科有关的基础理论、基础知识、基本操作。

第1节　口腔颌面部临床检查

一、一般检查

除全身系统检查外，口腔颌面外科的一般检查包括口腔检查、颌面部检查、颈部检查、颞下颌关节检查和唾液腺检查5个方面。

（一）口腔检查

口腔检查应遵循由外到内、由前至后、由浅入深的顺序进行。如有特殊情况，可进行双侧对比检查，对比健侧与患侧。

1. 口腔前庭检查　依靠视诊和扪诊方法，依次检查唇、颊、牙龈黏膜、唇颊沟及唇颊系带情况。注意有无颜色异常、质地改变；是否有溃疡、假膜、组织坏死、包块或新生物等；腮腺导管口是否红肿、溢脓等。例如，化脓性腮腺炎可有腮腺导管口红肿、溢脓。艾滋病患者早期症状可见牙龈线形红斑、坏死性牙周炎、口炎、舌缘毛状白斑等。

2. 牙、咬合开口度及开口型检查

（1）牙的检查　如是否存在探痛、叩痛、折裂和松动。

（2）咬合检查　检查咬合关系时，应着重检查咬合关系是否正常。咬合错乱在临床上常与颌骨骨折、颌骨畸形、颌骨肿瘤有关。

（3）开口度及开口型检查　主要应明确是否存在开口受限，是否有张口痛等。

1）开口度　指上、下颌切牙间的垂直距离。正常人的开口度相当于自身示指、中指、环指三指末端合拢时的宽度，平均为3.7cm。如最大张口时只能放进两个手指，为轻度开口受限；如最大张口时只能放进一个手指，为中度开口受限；如最大张口时一个手指头也放不进去，为重度开口受限；完全不能张开口的情况，则被称为牙关紧闭。开口受限常提示咀嚼肌群或颞下颌关节有病变；也可能由骨折移位引起；发生于面深部间隙的恶性肿瘤也可引起开口受限。

2）开口型　是指下颌自闭口到张大的整个过程中下颌运动的轨迹。正常成人开口型不偏斜，而颞下颌关节紊乱病患者常出现开口型异常。

3. 固有口腔及口咽检查

（1）腭部　应依次检查硬腭、软腭、腭垂（悬雍垂）黏膜的色泽、质地和形态。观察是否有充血、肿胀、包块、溃疡和坏死，是否存在畸形和缺损。

（2）舌部　对于舌部，主要观察舌体、舌根、舌腹黏膜的色泽、舌形及舌体大小，观察有无运动障碍和伸舌偏斜；对卷舌音发音不清的患者，应特别注意系带附着是否正常。由于部分面神经麻痹（面瘫）患者可出现舌味觉改变，必要时应对舌的味觉功能进行检查。

（3）口底检查 除黏膜外，应重点检查下颌下腺导管及其开口情况。

（4）口咽检查 包括咽后壁、咽侧壁、扁桃体、软腭和舌根。由于位置深在，多需借助压舌板、口镜、直接喉镜或间接喉镜进行观察。

对于唇、颊、舌、口底和下颌下病变，可行双指双合诊或双手双合诊检查，以便准确了解病变范围、质地、动度，以及有无压痛、触痛和浸润情况等。检查时以一只手的拇指和示指，或双手置于病变部位上下或两侧进行。前者适用于唇、颊、舌部检查；后者适用于口底、下颌下检查。双合诊应按由后向前的顺序进行。

（二）颌面部检查

1. *表情与意识神态检查* 颌面部表情和意识神态变化可能是某些口腔疾病的临床表征，也可能是某些全身疾病和全身功能状态的口腔颌面部表现，颌面部损伤伴有颅脑损伤时常常伴有意识神态的变化。

2. *外形与色泽检查* 视诊观察颌面部外形，比较左右是否对称，比例是否协调，有无突出和凹陷。

3. *面部其他器官检查* 眼、耳、鼻等面部器官与某些颌面部疾病关系密切，应同时检查。

4. *病变部位和性质检查* 对于已发现的病变，应进一步检查、明确病变的确切部位，查清病变所在的解剖区域及涉及的组织层面；同时还应明确其形态、范围、大小，以及有无活动、触痛、波动感、捻发音等。病变大小可以采用精确的尺度描述或以实物（如米粒、黄豆、蚕豆、核桃等）体积比拟。

5. *语音及听诊检查* 语音及听诊检查对某些疾病的诊断具有重要意义，如腭裂患者具有很重的鼻音，临床上称为腭裂语音；舌根部肿块可有含橄榄样语音；动静脉畸形听诊闻及吹风样杂音。

（三）颈部检查

1. *一般检查* 观察颈部外形、色泽、轮廓、活动度是否异常，有无肿胀、畸形、斜颈、溃疡及瘘管。

2. *淋巴结检查* 对口腔颌面部炎症和肿瘤患者的诊断与治疗具有重要意义。检查时患者取坐位，检查者立于患者的右前或右后方，患者头稍低，略偏向检查侧，以使皮肤、肌群松弛，便于触诊。检查者手指紧贴检查部位，按一定顺序，由浅入深滑动触诊。一般顺序为：枕部、耳后、耳前、腮腺、颊部、下颌下及颏下；顺胸锁乳突肌前后缘、颈前后三角直至锁骨上窝。仔细检查颈深、浅淋巴结。触诊检查淋巴结时，应注意肿大淋巴结所在的部位、大小、数目、硬度、活动度，有无压痛、波动感，以及与皮肤或基底部有无粘连等情况。应特别注意健、患侧的对比检查。

（四）颞下颌关节检查

1. *面型及关节动度检查* 颞下颌关节与颌骨，特别是与下颌骨关系密切。因此颞下颌关节检查时，应注意观察面部左右是否对称，关节区、下颌角、下颌支和下颌体的大小与长度是否正常，两侧是否对称。此外，还应检查颏点是否居中，面下1/3是否协调等。

2. *下颌运动检查* 通过患者的开闭口运动、前伸运动和侧方运动，检查关节功能是否正常，有无疼痛、弹响或杂音；观察弹响发生的时间、性质、次数和响度；两侧关节动度是否一致，有无偏斜；开口度和开口型是否正常，以及在开闭口运动时是否出现关节交锁等异常现象。

3. *咬合关系检查* 咬合关系异常是颞下颌关节病的病因之一。咬合关系检查时，首先应检查咬合关系是否正常、有无紊乱；牙磨耗是否均匀一致，程度如何。此外，还应检查有无龋病、牙周病、牙列缺失和牙倾斜等，为关节疾病的诊断和治疗提供客观依据。

（五）唾液腺检查

1. 一般检查　检查的重点是三对大唾液腺，但对某些疾病，小唾液腺的检查也不应忽视。唾液腺检查应两侧对比，对两侧都有病变的患者，应与正常解剖形态、大小相比较。唾液腺导管的触诊除注意有无结石外，还应注意导管的粗细和质地。

2. 分泌功能检查　可以明确疾病是阻塞性病变还是萎缩性分泌抑制，辨别是局部病变的结果还是系统疾病的表征。

二、辅 助 检 查

症状比较明确的，一般检查就可以基本确诊。对于有些复杂病例常需要借助辅助检查才能确诊。常用的辅助检查如下。

（一）实验室检查

实验室检查是全面认识疾病的重要辅助手段，对疾病的诊断、治疗和对全身情况的监测均有参考价值。检查内容主要包括临床检验、生化检验、免疫学检验、血液学检验、微生物检验和肿瘤标志物检验等。

（二）穿刺检查

对触诊有波动感或非实质性含液体的肿块，可用注射针进行穿刺检查。通过穿刺抽吸肿块内容物，了解内容物的颜色、透明度及黏稠度等性质，进一步协助诊断。必要时应将抽出物送病理检查或涂片检查，以进一步明确其性质。

（三）活组织检查

活组织检查是从病变部位取一小块组织制成切片，送病理检查，以确定病变性质、肿瘤类型及分化程度。其是目前比较准确可靠的，也是一种结论性的诊断方法。活组织检查包括切取活组织检查、切除活组织检查、术中冷冻活组织检查、细针抽吸活组织检查等。

（四）涂片检查

取脓液或溃疡、创面分泌物进行涂片检查，可观察、确定分泌物的性质和感染菌种。必要时可进行细菌培养和抗生素敏感试验，以指导临床用药。

（五）超声检查

超声检查可以确定病变的大小、深浅和性质。优点是无痛、无创、软组织分辨力强、成像迅速、可观察运动的脏器。超声在口腔颌面部主要用于唾液腺、下颌下和颈部肿块的检查，以明确是否有占位性病变，性质是囊性还是实性等。

（六）X线检查

口腔颌面部X线检查可用于牙体、牙髓、牙周及颌骨病变的诊断。

（七）CT检查

CT检查对骨组织病变、骨折等的显示优于其他影像学检查。锥形线束CT（CBCT）重建出的体积图像的轴向分辨率高，射线量极低，操作简单，费用较低，已在口腔各领域获得广泛应用。

（八）磁共振成像检查

磁共振成像（MRI）检查是一种非创伤性检查方法，主要用于肿瘤及颞下颌关节疾病的检查诊断，尤其是恶性肿瘤的诊断和定位，以及脉管畸形的诊断和相关血管显像等。

（九）数字减影血管造影术

数字减影血管造影术（DSA）对了解颌面部肿瘤的供氧和回流血管及其与周围大血管的关系有重要价值。目前多用于颌面颈部血管、动静脉瘘，血供丰富的良性和恶性肿瘤的检查、诊断和治疗，特别是颌面动静脉畸形的介入性栓塞治疗。

（十）放射性核素检查

放射性核素检查主要用于肿瘤的检查和诊断，亦可用于唾液腺、骨组织疾病的诊断或作为临床和科研的示踪手段。

（十一）核素发射计算机体层摄影

核素发射计算机体层摄影（ECT）主要用于唾液腺疾病的诊断，肿瘤良、恶性的鉴别诊断及判断肿瘤有无全身转移病灶等；特别是口腔颌面部肿瘤的骨转移和颈淋巴结转移。

（十二）PET-CT检查

PET-CT检查同时反映机体的功能和解剖信息，可提高病灶定位和定性诊断的准确性，在临床上主要用于良、恶性肿瘤的鉴别和分期，以及恶性肿瘤的复发和转移监测等。

（十三）关节内镜检查

关节内镜在口腔颌面外科主要用于颞下颌关节疾病的检查，可以对颞下颌关节结构紊乱、骨关节病、关节滑膜炎、关节粘连、关节运动过度等进行确诊，还可同期完成治疗。

（十四）唾液腺内镜检查

唾液腺内镜主要用于唾液腺导管系统疾病的临床检查、诊断和治疗。

（十五）手术探查

经过上述各项检查仍不能明确疾病的性质，无法做出确切诊断时，可行手术探查。手术探查的目的是了解病变性质、范围及其与周围组织的关系。必要时可在手术中切取小块病变组织送病理检查，以求确诊，并根据诊断确定进一步的治疗方案。

第2节　口腔颌面外科病史记录

病史记录也称病历、病案记录，是医务人员在医疗活动过程中形成的文字、符号、图表、影像、切片等资料的总和，包括门（急）诊病历和住院病历。病历书写是医务人员通过问诊、查体、辅助检查、诊断、治疗、护理等医疗活动获得有关资料，通过归纳、分析、整理形成医疗活动记录的行为。病历书写应当客观、真实、准确、及时、完整、规范，文字通顺，并按一定的顺序排列。

一、门诊病历

口腔颌面外科的门诊患者占绝大多数，门诊病历应力求内容完整、简明扼要、重点突出、文字清晰易辨、药名拼写无误。撰写门诊病历应注意以下几点。

1. 门诊病历封面和首页内容　应当包括患者姓名、性别、出生年月日、民族、婚姻状况、职业、工作单位、住址、药物过敏史等项目。

2. 门诊初诊病历

（1）主诉　为患者就诊要求解决的主要问题，内容应精简，但应包括部位、症状和时间。

（2）病史　要突出主诉、发病过程、相关阳性症状及有鉴别诊断价值的症状表现。

（3）体格检查　以口腔颌面部检查为主；如有全身性疾病，应做必要的体检，如心脏听诊，测量血压、脉搏等，并记录检查结果。

（4）辅助检查　详细摘录以往及近期的辅助检查结果。

（5）初步诊断　应按主次排列，力求完整全面，要严格区分确定的或不确定的或尚待证实的诊断。如有疑问，可于其后加"？"。

（6）处理意见　包括下列内容之一或数项。①提出进一步检查的项目（及其理由）；②治疗用药（药名、剂型、剂量、总量、给药方法）；③随即（立即）会诊或约定会诊申请或建议；④其他医嘱；⑤病休医嘱。

（7）医师签名　要求签署与处方权留迹相一致的全名。实习医师书写的病历必须有上级医师签名。

3. 门诊复诊病历

（1）复诊病历的必需项目与撰写要求原则上与初诊病历一致。

（2）同一疾病相隔3个月以上复诊者，原则上按初诊患者处理，但可适当简化内容。

（3）对于诊断已十分明确，治疗方案已相对固定，病情已基本稳定的慢性病患者，门诊复诊病历内容包括，①以前已明确的主要诊断；②本次就诊的主要临床情况（症状、体征、治疗不良反应等），简述重要的辅助检查结果；③处方记录及医师签名。

二、急诊病历

急诊病历记录应当由接诊医师在患者就诊时及时完成，就诊时间应具体到分钟。抢救危重患者时，应书写抢救记录。对收入急诊观察室的患者，应书写留院观察期间的观察记录。急诊病历主要包括以下内容。

1. 病史　突出主诉、发病过程、相关阳性症状及有鉴别诊断价值的阴性体征、与本次疾病相关的既往史，特别是以往出院诊断和重要药物治疗史要正确记录。

2. 体格检查　重点突出，无重要疏漏。除阳性体征外，与疾病有关的重要阴性体征也应记录。

3. 辅助检查　详细摘录近期辅助检查结果。

4. 诊断　应主次排列，力求完整全面。严格区分确定、不确定或尚待证实的诊断。

5. 处理意见　①必要的急诊检查项目；②急诊处理意见或抢救措施；③涉及多科室疾病的患者，在病历中应有会诊意见或同时处理（抢救）记录，严格按首诊负责制有关规定执行；④医嘱；⑤留观或住院的医嘱记录；⑥病休意见；⑦经治医师签名。

三、住院病历

住院病历内容应包括住院病历首页、入院记录、病程记录、手术同意书、麻醉同意书、输血治疗知情同意书、特殊检查（特殊治疗）同意书、病危（重）通知书、医嘱单、辅助检查报告单、体温单、医学影像检查资料及病理资料等。

患者入院后的医疗活动过程应予以详细记录，以准确反映患者的病情变化、治疗结果，并作为处理医疗纠纷的法律依据。住院病历记录的项目众多，十分繁杂，应按照相关规定按时准确填写。具体的时效要求：①入院记录应于患者入院后24小时内完成。②首次病程记录应于患者入院后8小时内完成。③日常病程记录：对病情稳定的患者，至少3天记录1次；对病重患者，至少2天记录1次；对病危患者应当根据病情变化，随时书写病程记录，记录时间应当具体到分钟。④主治医师首次查房记录应于患者入院48小时内完成。⑤手术记录应在术后24小时内完成。⑥出院记录应在患者出院后24小时内完成。

四、电子病历

电子病历是指医务人员在医疗活动过程中使用信息系统生成的数字化信息，并能实现存储、管理、传输和重现的医疗记录。电子病历可实现自动编目，自动进行分类标引与主题标引，节省存储空间，可永久保存，方便患者、家属或医务人员查询，且成本低，节省了医务人员大量时间。电子病历逐步取代了传统的手写病历，并且越来越普遍。其书写要求与纸质病历相同。需要注意的事项是，电子病历生成后需要医务人员逐句核对，以避免使用病历模板后未做相应修改而造成的病历内容书写错误。

第3节 消毒与灭菌

人的口腔是有菌环境，而口腔颌面外科手术多位于口腔和接近眼、耳、鼻、鼻窦、咽等污染区，术后发生感染的机会较多。患者一旦感染，不仅增加痛苦和延长治疗时间，还可能导致功能障碍及增加面部畸形等不良后果。因此，口腔颌面外科医师必须严格遵循无菌原则，进行彻底的消毒与灭菌，有效防止感染。

一、手术室和手术器材的消毒与灭菌

口腔颌面外科手术室和手术器材的消毒与灭菌要求及原则与其他手术室基本相同，使用的方法也基本一致。门诊手术室在连续手术时应遵循先清洁、次污染、后感染的原则，以免发生交叉感染。手术室应定期进行空气消毒，一般每天应消毒一次，常用的方法有紫外线照射、电子灭菌灯消毒或化学药物加热蒸气消毒等。

（一）手术器械、敷料的消毒与灭菌

1. 化学消毒法　利用化学药品杀灭传播媒介上的病原微生物，以预防感染、控制传染病的传播和流行。依据消毒效能，分为三种等级的消毒剂：能达到高水平消毒的制剂——含氯制剂、过氧乙酸、过氧化氢、臭氧、碘酊等；能达到中水平消毒的制剂——碘类消毒剂（碘伏、氯己定碘等）、醇类和氯己定的复方、醇类和季铵盐类化合物的复方、酚类等消毒剂；能达到低水平消毒的制剂——季铵盐类消毒剂（苯扎溴铵等）、双胍类消毒剂（氯己定）等。各种消毒剂的使用均需在规定的条件下，以合适的浓度和有效的作用时间进行消毒。

2. 高压蒸气灭菌　最为常用。耐热、耐湿的手术器械，布类、纱布、棉花类及橡胶类等首选高压蒸气灭菌。但不同物质的压力和灭菌时间要求不同。

3. 干热灭菌法　适用于玻璃、陶瓷等器具，以及不宜用高压蒸气灭菌的可吸收性明胶海绵、凡士林、油脂、液状石蜡和各种粉剂等物品。不耐高热的物品，如棉织品、合成纤维、树脂及橡胶制品等

不能使用此法灭菌。干热灭菌的温度和维持时间应根据灭菌物品导热快慢、包装大小和安放情况而定。一般160℃应持续120分钟，170℃应持续90分钟，180℃应持续60分钟。

4. 低温灭菌法 不耐热、不耐湿手术器械，如电子仪器、光学仪器等，应首选低温灭菌方法。包括环氧乙烷气体灭菌、过氧化氢低温等离子体灭菌、低温甲醛蒸气灭菌。

5. 化学灭菌法 利用化学药品杀灭一切微生物（包括细菌芽孢），达到无菌水平。不耐热、耐湿手术器械，可采用灭菌剂浸泡灭菌。常用灭菌剂包括环氧乙烷、过氧化氢、甲醛、戊二醛、过氧乙酸等。需在规定条件下，以合适的浓度和有效的作用时间进行灭菌。

（二）特殊器械的消毒与灭菌

1. 动力工具 分气动式和电动式，一般由钻头、锯片、主机、输气连接线、电池等组成。应按照使用说明的要求对各部件进行清洗、包装与灭菌。

2. 植入物及外来医疗器械 应严格按照器械公司提供的器械清洗、包装、灭菌方法的参数进行灭菌消毒。

二、手术者消毒

手术者消毒包括清洁准备（更换手术室衣、裤、鞋、帽及口罩）、洗手、穿手术衣及戴无菌手套等步骤，其原则和方法与外科完全相同。在口腔颌面外科门诊进行拔牙及做口腔内其他小手术时，一般只需做好洗手准备即可。

三、手术区消毒

手术区消毒包括以下几点。

（一）消毒药物

目前临床上主要使用碘伏进行消毒。皮肤使用浓度为有效碘2～10g/L的碘伏擦拭，作用3分钟以上。口腔黏膜及创面消毒，用含有效碘1～2g/L的碘伏擦拭，作用3～5分钟。

（二）消毒方法及范围

1. 消毒方法 从术区中心开始，逐步向四周环绕涂布，但感染创口相反。涂药时不可留有空白，并避免药液流入呼吸道和眼内。与口腔相通的手术及多个术区的手术应分别消毒。除涉及额、头皮部手术外，消毒前应先常规戴帽，遮盖头发。

2. 消毒范围 头颈部手术消毒范围应至术区外10cm，四肢、躯干则需扩大至20cm，以保证有足够的安全范围为原则。

3. 注意事项 幼儿及全身麻醉患者，在口内、口周、鼻孔附近消毒时，敷料蘸药不可过多，以防药液经咽腔流入呼吸道。在使用有刺激性药液进行眼周消毒时，应先嘱患者轻轻闭眼，再用消毒小敷料遮盖，以防药液流入眼内。

四、无菌巾铺置法

口腔颌面部手术铺巾时，一般应在消毒前戴帽遮发；消毒后以无菌巾包头，以防污染；以三角形或四边形铺巾，显露已消毒的手术区域，遮盖未消毒区域，并保证消毒区大于术野暴露区。巾钳固定铺巾后，再用灭菌的中单和大单遮盖全身。

门诊小手术常采用孔巾铺置法，将孔巾的孔部对准术区而将头面部遮盖，以巾钳固定。

第4节 手术基本操作

口腔颌面部手术的常用器械与其他外科手术器械基本相同，使用方法也基本一致。口腔颌面部手术的基本操作包括切开、止血、解剖分离、打结、缝合和外科引流六个方面。手术中必须遵循无菌、无瘤和微创等基本原则，尽可能避免手术后感染、肿瘤播散或不必要的组织损伤，以利患者术后康复，提高手术治疗效果。鉴于口腔颌面部的解剖生理特点，在操作时又有其特殊的要求。

一、切　　开

切开是手术的第一步，也是最基本的手术操作之一。为保证手术效果，减少术中出血和术后瘢痕畸形，口腔颌面部手术的切口选择，必须全面、综合考虑以下因素。

1. **手术区局部解剖** 要考虑手术区的神经、血管、腮腺导管等重要组织结构的位置和走行方向，切口尽量与之平行，以免意外损伤。

2. **部位** 原则上切口应选择在病变区之上或其邻近，以获得较好、较直接的显露。但由于颌面部功能和美观的特殊要求，切口须选择在比较隐蔽的部位如下颌下、耳前、颌后区等处，以及天然皱褶处，如鼻唇沟等。较小的病变或一定要在面部进行切开时，切口的方向要尽量与皮纹方向一致（因皮肤张力方向与皮纹方向一致），以期获得最小、最轻的瘢痕。

3. **长度** 切口的长短原则上以能充分显露为宜。

切开时，皮肤用手绷紧或固定，手术刀与组织面垂直（起刀时垂直将刀尖刺入，移动时转至45°角切开皮肤，切完时又使刀呈垂直位），准确、整齐、深度一致地一次切开。要注意层次，并逐层切开（少数整复手术除外）。切忌在皮肤上来回拉锯式切割和斜切造成创缘不齐。

二、止　　血

止血是手术过程中的一个重要环节，对减少术中失血、保持术野清晰、防止重要组织损伤、保证手术安全及术后创口愈合等均具有重要意义。一个比较干净而出血少的手术野，可使手术时间减少，避免损伤重要组织。头颈部血液循环丰富，出血量一般较多。彻底止血可减少出血量，也可预防术后出血、血肿或血清肿，甚至创口感染等并发症发生。

（一）压迫止血

使用外力压迫局部，可使微小血管管腔闭塞，从而达到止血效果。对于较大面积的静脉渗血或瘢痕组织及某些肿瘤（如神经纤维瘤等）切除时的广泛渗血，可用温热盐水纱布压迫止血。对局限性出血又查不到明显出血点的疏松组织出血区，可用荷包式缝合或多圈式缝扎压迫止血。骨髓腔或骨孔内的出血，则用骨蜡填充止血。腔窦内出血及颈静脉破裂出血而又不能缝扎时，可用碘仿纱条填塞压迫止血，以后再逐渐分期抽出。

（二）钳夹、结扎止血

使用蚊式血管钳对看得见的出血点进行迅速和准确的钳夹，是手术中最为常用的止血方法。钳夹的组织要少，以免过多损伤正常组织。表浅的微小血管，单纯钳夹即可达到止血目的；而较大的出血点，则需在钳夹后用丝线结扎止血；为避免结扎线滑脱出血，可采用缝扎止血。

（三）药物止血

药物止血包括全身用药止血和局部用药止血两类。

1. 全身用药止血　主要用于凝血机制障碍的患者或在大量输血时辅助性用药，以增强凝血机制。常用的药物有氨甲苯酸、酚磺乙胺等。

2. 局部用药止血　术中渗血可使用可吸收性明胶海绵、淀粉海绵、止血粉等药物。使用时，先将上述药物敷贴于出血面上，再以盐水纱布轻压片刻，即可取得止血效果。也可用肾上腺素纱条直接压迫止血，常用于头皮手术及腭裂整复术。

（四）电凝止血

电凝止血常用于表浅部位较广泛的小出血点。其优点是缩短手术时间，减少伤口内线结。患者有凝血功能障碍时，止血效果较差。

（五）降压止血

降压止血是指术中使收缩压降至80mmHg左右，即可有效减少术中出血量。但时间不能过长，一般以30分钟左右为宜，有心血管疾病的患者禁用。

三、解 剖 分 离

解剖分离是显露组织的解剖部位、保护正常和重要组织、切除病变组织从而完成手术的重要手段。解剖分离应在正常组织层次中进行，即做到手术层次清楚、逐层剖入。解剖分离的方法主要有两种，即锐性分离和钝性分离，在术中常交替和结合使用。

1. 锐性分离　用于精细的层次解剖或分离粘连坚实的瘢痕组织，使用的器械为手术刀和手术剪。此法对组织损伤小，动作要求精细、准确，一般应在直视下进行。

2. 钝性分离　用于正常肌肉和疏松结缔组织的分离及有包膜的良性肿瘤的摘除。主要以血管钳进行，也可使用刀柄、手指、纱布等，可在非直视下进行。对于层次不清又含有重要血管神经的区域，用钝性分离法比较安全，但对组织损伤较大，故操作时应避免过度用力，以减少组织撕裂伤。

四、打 结

打结是重要的手术基本功，也是最基本的技术操作之一，主要用于结扎血管和缝合。根据结的形态，临床上可分为单结、方结、三重结或多重结、外科结、假结和滑结等。口腔颌面外科手术中的打结与其他外科手术打结一样，要求打方结、外科结，防止打假结、滑结。打结的方法有单手打结、双手打结和持针器打结三种，口腔颌面外科手术以单手打结和持针器打结最为常用。

五、缝 合

缝合的目的是使手术解剖分离开的组织或切除病变后的剩余组织重新对位，促进创口一期愈合。在愈合能力正常的情况下，愈合是否完善，愈合后的瘢痕大小，常取决于缝合的方法和操作技术是否正确，这在整形手术中尤为重要。除某些口内手术后的裸露骨面及感染创口等特殊情况外，所有组织创口，均应行初期缝合。

（一）缝合的原则和基本要求

1. **原则** 在彻底止血的基础上，自深而浅逐层进行严密而正确的对位缝合，以期达到一期愈合的目的。

2. **基本要求** 切口两侧组织要接触良好，正确对位；各层次要分别缝合，两侧组织应该等量、对称，避免留有死腔。

具体要求：①应在无张力或最小张力下进行缝合，以免创口裂开和愈合后瘢痕过粗。②缝合顺序应是先游离侧，后固定侧，相反则易撕裂组织。③缝合面颈部皮肤时，除沿凹陷皱纹的切口可作内卷缝合、使瘢痕与皱纹的深浅一致外，一般要防止创缘内卷及过度外翻，以免导致感染和愈合后瘢痕明显。为此，缝合应包括皮肤全层，皮肤缘较薄时，还应带入部分皮下组织，进针时针尖与皮肤垂直，并使皮肤切口两侧进针间距等于或略小于皮下间距，才可达到满意效果。切口两侧进出针间距大于皮下间距，易造成皮肤创缘内卷；相反，进出针间距小于皮下间距，则皮肤缘呈现过度外翻。④皮肤缝合进针点离创缘的距离（边距）和缝合间隔密度（针距）应以保持创缘接触贴合而无裂隙为原则，具体要求因手术性质和部位而有所不同。一般颈部手术缝合边距3mm、针距5mm；组织极易撕裂的舌组织缝合时，边距和针距均应增至5mm以上。⑤缝合的组织之间不能夹有其他组织，以免影响愈合。⑥缝合后打结的松紧要适度，过紧不但压迫创缘，影响血供，导致边缘坏死和术后遗留缝线压迹，而且可造成组织撕裂。过松则使创缘接触不良，出现裂隙，还可使组织愈合后瘢痕增粗。⑦在功能部位（如口角、下睑等）要避免过长的直线缝合，以免愈合后瘢痕直线收缩，导致组织器官移位，这一点在设计切口时应有所考虑。如缝合时发现切口过长，应按对偶三角瓣法作附加切口，换位呈"Z"形曲线缝合。张力过大的创口，应进行潜行分离和减张缝合。⑧选用合适的缝线，口腔颌面外科常用3-0、4-0和5-0缝线，应根据不同情况选用。

（二）缝合的基本方法

1. **间断缝合** 在口腔颌面外科手术中，肌肉、筋膜、皮肤等以间断缝合为主。间断缝合的优点是创缘对合整齐（图2-1A），出现一针断线或松脱时不致影响全局；缺点是缝合速度较慢。

2. **外翻缝合** 也称褥式缝合（图2-1B），适用于创缘较薄的黏膜、松弛的皮肤及有内卷现象的创缘缝合。其特点是有更多的创缘组织面外翻接触，以保证创口愈合。外翻缝合包括纵式和横式两种，如应用不当，可使创缘缺血，甚至引起边缘坏死。正确的缝合方法：一针横式外翻缝合之进出针点间距不宜过宽（一般不超过3～4mm）；针距间隔宜较大，而在二针外翻缝合之间辅以间断缝合。选择纵式或横式外翻缝合，还应考虑创缘血供方向，最好使缝线方向与血供方向一致。

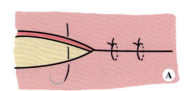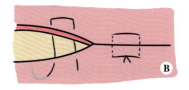

图 2-1 基本缝合方法

A. 间断缝合；B. 外翻缝合

六、外 科 引 流

外科引流是指将渗出液、坏死组织或其他异常增多的液体，通过引流管或引流条导出体外的技术。正确、恰当地引流，能防止感染的发生和扩散，有利于愈合。外科引流应遵循以下5项基本原则，即通畅、彻底、对组织损伤或干扰最小、顺应解剖和生理要求、确定病原菌。

外科引流常用于感染或污染创口、渗液多的创口、留有死腔的创口及止血不全的创口。口腔颌面外科常用的引流方法有片状引流、纱条引流、管状引流和负压引流。前三种引流的创口是开放的，故亦称开放引流；最后一种引流的创口是封闭的，故亦称闭式引流。片状引流常用于范围较小，较为表浅部位的引流，由橡皮手套剪成条状制成。

引流物的放置时间因手术不同而异。引流物为异物，在达到引流目的后，应尽早拔除。污染创口或为防止积血、积液而放置的引流物，多在24～48小时后去除；脓肿或死腔的引流物应放置至脓液及渗出液完全消除为止；负压引流一般在24小时内引流量少于20～30ml时去除；较小的创口，24小时内引流量少于15ml时去除。引流物应妥善固定，以免被推入创口深部或向外脱出。预防上述现象最常用、最牢靠的方法是利用引流口附近的缝线加以缝扎固定。

第5节 创口处理

创口处理是外科治疗中一项常见并且重要的工作。

一、创口愈合过程

虽然创口的类型不同、缝合的时间及处理方法亦不尽相同，但创口愈合一般经历局部炎症反应、细胞增殖、结缔组织形成、创口收缩和创口改建等过程。感染、局部低氧、营养不良、糖尿病、尿毒症及某些药物（如皮质类固醇）等，均可影响创口愈合。

二、创口愈合方式

创口愈合的方式分为两种，即一期愈合和二期愈合。缝合的创口，一般在7～10天全部愈合者，称为一期或初期愈合。未经缝合的创口，其愈合往往经过肉芽组织增生，再为周围上皮爬行覆盖的过程，临床上称为二期或延期愈合。

三、各类创口的处理原则

临床上，根据创口是否受到污染或感染而分为清洁创口、污染创口（包括清洁污染创口）和感染创口三种。

1. 清洁创口 指未经细菌侵入的创口，多见于外科无菌切口，早期灼伤和某些化学性损伤已经及时处理者，也可以是清洁创口。口腔颌面外科的清洁创口主要是面、颈部手术创口。清洁创口不论有无组织缺损，均应争取进行整齐与严密的缝合。

2. 污染创口 指在非无菌条件下产生的创口，如在与口腔、鼻腔相通或口腔内手术的创口（清洁污染创口）；由各种损伤引起的创口，如受伤时间短，细菌未侵入深层组织引起化脓性炎症，也多属污染创口。污染创口也应力争进行初期缝合；如为损伤引起，应行清创术后初期缝合。可能发生感染者，缝合后应放置引流物。引流物放置时间与清洁创口相同。不能缝合者，应覆盖包以碘仿纱条的油纱布，抽出的时间视各类手术要求及创口愈合情况而定。污染创口应给予预防感染措施，如使用抗生素等。若怀疑可能出现破伤风杆菌感染，应注射破伤风抗毒素血清。

3. 感染创口 凡细菌已经侵入、繁殖并引起急性炎症、坏死、化脓的创口和在此情况下进行手术的创口，均为感染创口，如脓肿切开引流、颌骨骨髓炎病灶清除术后创口等均为感染创口。一般不应进行初期缝合，应在感染被控制或进行手术清除病灶后考虑缝合。缝合时不宜过紧，组织不应太少，并常规放置引流物，引流口要大。引流物的去除视有无脓性渗出而定，一般应在无脓液排出48小时后去除；反之，应继续引流。脓肿切开后不应缝合，而需放置引流物。感染创口在愈合过程中可根据具体情况，全身或局部应用抗生素，并加强营养支持和维生素摄入，促使创口早期愈合。

四、换 药

1. **换药的主要目的** 是保证和促进创口的正常愈合。因此，换药只能在达到上述目的时方可进行。以下几种情况应换药：①无菌或污染创口为了拔除引流物或怀疑有感染时；②敷料滑脱不能保护创口时；③创口有大量脓性分泌或渗出物时；④创口有渗血或疑有血肿时；⑤创口包扎过紧，影响呼吸或疼痛时；⑥观察创口愈合情况及皮瓣营养情况时；⑦创口不清洁，有碍正常愈合时；⑧其他情况应根据不同手术要求而定。

2. **换药** 应严格遵守无菌操作原则，即使是感染创口也应如此，否则将造成创口感染、加重感染和交叉感染。

换药的一般操作步骤：①以手先除去外层敷料，再以血管钳去除内层敷料。移除内层敷料时，应顺切口方向揭开，以免撕裂创口。如内层敷料与创口粘连过紧，切勿强拉，可用0.9%氯化钠溶液、3%过氧化氢溶液浸湿后再移去；②用乙醇棉球自创口内缘向外擦拭，已接触外界皮肤后不能再向内擦拭；③对于有创面的创口，不能用乙醇涂拭；④应清除创口内外的异物（如线头）和坏死组织等；⑤脓性分泌物过多时，应用消毒溶液或抗生素溶液冲洗；⑥换药完毕后，应覆盖4层以上无菌纱布敷料（需要暴露创口者不用覆盖敷料），并加以固定。

五、拆 线

1. **拆线的时机** 面部的清洁创口可在术后5天开始拆线；颈部缝线可在术后7天左右拆除；激光刀手术的创口，拆线时间应推迟至术后14天。污染创口的拆线时间，位于口外者与无菌切口相同；位于口内者，应在7～10天后拆除（腭裂术后的创口缝线应延长至10天以上拆除）。对于不合作的小儿患者，口内缝线可不必拆除，任其自行脱落。感染创口经处理后缝合者（如颌骨骨髓炎术后），由于组织炎性浸润变性，容易发生创口裂开，故不宜过早拆线，一般应在1周后。

2. **拆线的注意事项** ①拆线前，应用碘伏或75%乙醇先行消毒。②拆线如果为一次拆完，一般也宜间隔拆线，以防万一创口有裂开倾向时，可及时停止拆除其他缝线。③拆线时，一手以无齿钳将线头提起，在一端紧贴皮肤处剪断，然后朝向创缘方向拉出（图2-2）。如任意在他处剪断后拉出，有使感染被带入深层组织的可能；反之，拉出线头时如背向创缘方向，则有使创口裂开的危险。④拆线完毕，再次清洁和消毒创口。如发现创口张力过大，或有轻度裂开倾向时，可以用减张胶布牵拉，以减少张力。

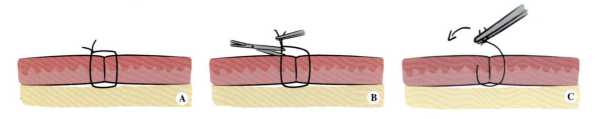

图 2-2 拆线方法示意图

A. 拆线前的间断缝合；B. 用无齿钳将线头提起，在左侧紧贴皮肤处剪断；C. 朝向创缘方向拉出

六、颌面部绷带技术

绷带是手术后及换药过程中经常应用的一种包扎敷料，对保证颌面、颈部手术创口的顺利愈合和损伤救治的质量具有重要意义。正确使用绷带包扎技术可起到以下作用：①保护术区和创口，防止污染或继发感染，避免再次受损；②保温、止血，减轻水肿、疼痛；③防止或减轻骨折移位；④固定敷料，防止敷料脱落或移位。

（一）绷带包扎的基本原则

①包扎绷带应力求严密、稳定、美观、清洁；②压力均匀并富有弹性，松紧适度，利于引流；③消灭死腔，防止出血感染；④经常检查，发现绷带松动、脱落时，应及时予以加固或更换，如有脓血外溢或渗出，应酌情加厚或更换。

（二）注意事项

①清洁创口在包扎时，应注意无菌操作，覆盖的无菌纱布应有一定的厚度和范围；②感染创口也要防止其再污染，保持引流通畅；③绷带在包绕下颌下区和颈部时，应特别注意保持呼吸道通畅，防止压迫喉头和气管；④腮腺区创口的包扎，应施以一定压力，并应富于弹性，以免发生腮腺瘘；⑤对于切开引流的创口，第一次包扎应加以适当压力，以利止血，以后换药包扎时，应注意引流通畅，而不宜过紧；⑥整形手术后的创口包扎，压力不宜过大，以免影响组织血供；⑦游离植皮术后包扎时，覆盖创面的纱布应力求平整，外加疏松纱布和棉垫，再以绷带进行适当的加压包扎；⑧骨折复位后的创口包扎，应注意防止错位。

自 测 题

1. 颌面部绷带包扎的作用不包括（　　）
   A. 保护术区和创口，防止污染或继发感染，避免再次受损
   B. 保温、止血，减轻水肿、疼痛
   C. 防止或减轻骨折移位
   D. 观察创口愈合情况及皮瓣营养情况
   E. 固定敷料，防止敷料脱落或移位
2. 口腔颌面外科手术止血方法中，最基本、最常用的方法是（　　）
   A. 压迫止血　　　　　B. 阻断止血
   C. 热凝止血　　　　　D. 降压止血
   E. 钳夹、结扎止血
3. 关于清洁创口的处理原则，说法正确的是（　　）
   A. 面部的清洁创口可在术后半个月开始拆线
   B. 面部的清洁创口一般要延期拆线
   C. 口腔内缝线，应在7～10天后拆除

   D. 光刀手术的创口，拆线时间应推迟至术后一个月
   E. 颈部缝线可在术后3天左右拆除
4. 皮肤创口缝合后创缘内卷的主要原因是（　　）
   A. 进针过深
   B. 收结过紧
   C. 两侧进针深度不一致
   D. 皮肤切口两侧进出针间距大于皮下间距
   E. 皮肤切口两侧进出针间距小于皮下间距
5. 缝合的原则是在彻底止血的基础上，（　　）逐层进行严密而正确的对位缝合，以期达到（　　）的目的
   A. 自浅而深；一期愈合
   B. 自深而浅；一期愈合
   C. 自浅而深；二期愈合
   D. 自深而浅；二期愈合
   E. 自深而浅；延期愈合

（周丽斌　张旭辉）

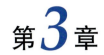

第3章
口腔颌面外科麻醉与镇痛

案例 3-1

患者，女性，19 岁。

主诉：要求拔除左侧下颌智齿。

现病史：患者 10 日前因左下后牙疼痛，于当地医院就诊，诊断为"智齿冠周炎"，予以"口服消炎药"，现患者后牙痛感缓解，要求拔除智齿，遂来院就诊。

既往史：患者既往体健，否认系统性疾病、传染病史。

药物过敏史：否认药物过敏史。

专科检查：颌面部基本对称，无明显肿胀，38 可见前倾阻生。

问题：该患者在拔除智齿时应选择哪种麻醉方式，需要麻醉什么神经？

口腔诊疗过程需要有效的疼痛管理（如麻醉或镇痛），为患者创造舒适的就诊体验，消除患者就诊产生的焦虑感，同时确保医生能够顺畅地开展口腔诊疗工作。麻醉（anesthesia）的定义是用药物或者其他方法使患者整体或局部暂时失去感觉，以达到无痛的目的。镇痛（analgesia）则是运用麻醉学的理论与技术，减轻或者消除疼痛，目的是保障手术过程舒适、安全。

口腔颌面外科麻醉分为局部麻醉和全身麻醉。根据患者进行口腔颌面外科手术时的具体情况，如疾病性质、手术类型与范围、患者基础情况、诊疗条件等，选择合适的麻醉方式。近年来，随着人性化、舒适化和无痛化的口腔诊疗理念日益深入人心，口腔镇静镇痛技术在国内得到了迅速发展与推广，因此本章一并介绍。

第 1 节　口腔颌面外科常用局部麻醉药物

局部麻醉（local anesthesia）简称局麻，定义是用局部麻醉药暂时阻断机体一定区域内神经末梢和纤维的感觉传导，从而使该区域疼痛消失。局部麻醉是消除颌面部手术疼痛的最常用手段，能够减轻患者特定部位的疼痛，并能使患者保持清醒的意识。麻醉剂和注射方法是局部麻醉最重要的两个因素，对手术的成功起着决定性作用。使用局部麻醉药前要做皮肤过敏试验，确保用药安全。

一、常用局部麻醉药

口腔颌面部的局部麻醉药可分为酰胺类和酯类。酰胺类药物是目前临床常用局部麻醉用药，包括利多卡因、阿替卡因、甲哌卡因、布比卡因等，酯类药物如普鲁卡因和丁卡因在口腔诊疗中已较少应用。几种口腔常用局部麻醉药物的特点见表3-1。

表3-1　几种常用局部麻醉药的特点

局部麻醉药	显效时间	麻醉持续时间	单次最大剂量（mg）	血管作用	过敏反应
利多卡因	快	1.5～2.0小时	300～400	扩张	少
阿替卡因	快	3～6小时	200	微扩张	少
甲哌卡因	快	2小时	150	微收缩	罕见
布比卡因	慢	3～8小时	200	扩张	少
罗哌卡因	慢	9小时	200	收缩	少
普鲁卡因	慢	1小时	100	扩张	有

（一）利多卡因

利多卡因是最常用的口腔局部麻醉药，被公认为是心律失常等心脏疾病患者的首选用药，也被用来作为评估其他麻醉药安全性和有效性的金标准。具有较强的组织穿透性和扩散性，持续时间较长。用于浸润麻醉的浓度为0.25%～0.50%，阻滞麻醉的浓度为1%～2%，单次最大使用剂量是300～400mg。

（二）阿替卡因

1969年，阿替卡因首次被应用。与利多卡因相比，阿替卡因毒性更低，且其脂溶性更好，因此其在软硬组织中的扩散能力更强，可更快速地麻醉靶区域，麻醉效能高。临床常用含有1∶100 000肾上腺素的4%阿替卡因，麻醉持续时间长，少见过敏反应及其他明显不良反应。高血压、糖尿病患者慎用，不适用于4岁以下儿童。

（三）甲哌卡因

麻醉持续时间较短，起效快，毒性及副作用较小。局部浸润麻醉用药浓度为0.25%～0.50%，神经阻滞麻醉用药浓度为1.0%～2.0%。3岁以下儿童禁用。

（四）布比卡因

布比卡因又名丁哌卡因，渗透性较差，起效时间慢，麻醉持续时间为利多卡因的2～4倍。布比卡因的常用浓度有0.25%、0.50%和0.75%，口腔临床中常用0.25%浓度配合1∶200 000肾上腺素使用。具有明显的心脏毒性，不适用于孕妇。

（五）罗哌卡因

罗哌卡因显著特点是麻醉时间长，血管神经副作用小及术后镇痛效果显著。含1∶200 000肾上腺素的0.5%罗哌卡因可取代含肾上腺素的利多卡因或丁哌卡因。

二、局部麻醉药的过敏试验

有关局部麻醉药的过敏反应主要集中于酯类药物（如普鲁卡因），酰胺类局部麻醉药（如利多卡因）的过敏反应较为罕见。因此，酯类局部麻醉药使用前要做皮肤过敏试验（皮试），对于过敏体质的患者，使用酰胺类局部麻醉药前也需行过敏试验。过敏试验方法：将0.1ml局部麻醉药（1%普鲁卡因或者2%利多卡因）稀释至1ml，皮内注射0.1ml，20分钟后观察注射点周围皮肤，局部红肿、红晕直径超过1cm为阳性。进行皮肤过敏试验前，应备好急救用的肾上腺素、氧气等，以防发生意外。

三、局部麻醉药中血管收缩剂

为了减缓局部麻醉药的吸收、增强麻醉效果、延长麻醉时间、减少毒性反应、减少术区出血，通常在局部麻醉药中加入适量血管收缩剂。一般将肾上腺素以1：200 000～1：50 000的比例加入局部麻醉药溶液中。注射肾上腺素可引起心悸、头痛、震颤、血压升高、心律失常等不良反应，因此需严格限制局部麻醉药中的肾上腺素的浓度和注射量：健康人注射含1：100 000肾上腺素的利多卡因每次最大剂量为20ml（即肾上腺素0.2mg），有心血管疾病为4ml（即肾上腺素0.04mg）。

第2节　口腔颌面外科常用局部麻醉方法

目前，口腔颌面部常用局部麻醉方法包括冷冻麻醉、表面麻醉、浸润麻醉和阻滞麻醉。

一、冷 冻 麻 醉

冷冻麻醉（frozen anesthesia）是指应用药物使局部组织迅速散热，温度骤降，以致局部痛觉消失，从而达到短暂性的浅表麻醉效果。临床常用药物是氯乙烷，麻醉时间3～5分钟。本法仅适用于黏膜下及皮下浅表脓肿的切开引流及松动乳牙的拔除，且氯乙烷对组织刺激性大，因此使用时术区需涂擦凡士林用以保护皮肤及黏膜。

二、表 面 麻 醉

表面麻醉（topical anesthesia）也被称为涂布麻醉，是指将表面麻醉药物涂布或喷射于术区黏膜表面，从而使浅层的组织痛觉丧失的麻醉方式（图3-1）。可用于浅表脓肿切开、松动牙拔除，或者注射麻醉前进行表面麻醉。最常用的表面麻醉药为2%的丁卡因、2%～5%的利多卡因或苯佐卡因凝胶等，起效时间为2分钟，会使黏膜下2～3mm的组织产生麻醉效果。表面麻醉药一般情况下安全有效，但也曾有报道称大剂量使用表面麻醉药后造成严重不良反应的案例。因此需要严格把握适应证和用药剂量。

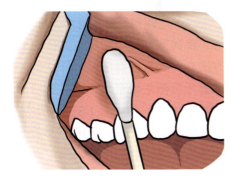

图3-1　表面麻醉

三、浸 润 麻 醉

浸润麻醉（infiltration anesthesia）是指将局部麻醉药注入手术操作区域，作用于术区神经末梢，使局部组织失去痛觉的麻醉方式。常用药为0.25%～0.50%利多卡因或含有1：100 000肾上腺素的4%阿替卡因，使用区域为软组织、上颌牙槽突、下颌前牙区牙槽突等。口腔颌面部的浸润麻醉方式主要包括骨膜上浸润法和牙周膜浸润法。

具体操作步骤为：选择注射针头短而细的后装式金属注射器，正确组装药剂及注射针，轻轻推动注射器确保麻醉药能够自由流动且被推出；口镜牵拉口唇及黏膜用于充分暴露靶区，靶区表面进行适当的组织干燥和表面消毒；进针前，穿刺部位的黏膜组织拉开绷紧（除外腭部和牙周膜注射）；将注射针头斜向骨面刺入靶区组织内至骨膜上（图3-2），或者自牙齿邻面刺入牙周膜（图3-3）；麻醉药注射前进行回抽，防止药物误注入血管内；保持注射角度，缓慢注射适量麻醉药（骨膜上注射0.5～1.0ml；牙周膜注射0.2ml），常规注射1ml局部麻醉药的时间不少于60秒；注射完毕缓慢退出注射针，单手操作戴好针帽后妥善放置；观察患者，确保无不良反应发生；2～4分钟麻醉药起效后进行后续操作。

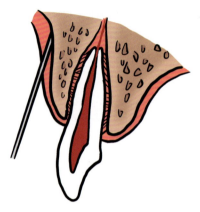 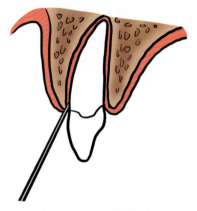

图 3-2　骨膜上浸润法　　　　　　　　　　图 3-3　牙周膜浸润法

四、阻滞麻醉

阻滞麻醉（block anesthesia）是指将局部麻醉药物注射到支配靶区感觉的神经干或其主要分支附近，阻断神经末梢传入的痛觉刺激，使该神经支配区域产生麻醉效果的麻醉方式。临床常用药物为2%利多卡因。

1. 上颌阻滞麻醉

（1）上颌神经阻滞麻醉（block anesthesia of maxillary nerve）　上颌神经出圆孔在翼腭窝内分支前行，将局部麻醉药物注入此区内的上颌神经阻滞麻醉，也称为圆孔注射法或者翼腭窝注射法。常用方法有翼腭管注射法及口外注射法。翼腭管注射法：翼腭管的表面解剖标志为腭大孔，位于上颌第三磨牙腭侧龈缘至腭中线弓形凹面的中点上；在覆有黏骨膜的硬腭上，则为上颌第三磨牙腭侧龈缘至腭中线连线的中外1/3交界处，距腭侧后缘前约0.5cm处。如第三磨牙尚未萌出，则应在第二磨牙之腭侧。注射时，选用25号针头，自对侧斜刺入腭大孔投影的表面标志黏膜凹陷处。注射少量麻醉药后，将注射器移至同侧，再仔细探刺入翼腭管。将注射针与上颌牙面呈45°，向上向后缓慢进针3～4mm，回抽无血后注入局部麻醉药2～3ml。口外注射法：在下颌骨冠突之后，从颧弓下方进针直达翼腭窝以麻醉上颌神经的方法。选用25号针头，距针尖5cm处放置一片消毒橡皮片，作为进针深度的标志。自颧弓与下颌切迹之间的中点进针并注入少量麻醉药于皮下，然后垂直进针直抵翼外板，调整橡皮片的位置使之距皮肤约1cm，退针到皮下，针尖重新向上10°，向前15°进针，直到橡皮片标记处到达翼腭窝，回抽无血后注射麻醉药2～3ml，一般进针深度不超过5cm。

（2）上牙槽后神经阻滞麻醉（block anesthesia of posterior superior alveolar nerve）（图3-4）　麻醉区域为上颌磨牙（上颌第一磨牙近中颊根除外）及覆盖这些牙的颊侧牙周组织。患者体位采取半卧位，头微后仰半张口，上颌咬合平面与地面呈45°；进针点位于上颌第二磨牙远中颊侧根部前庭沟底。进针时，向上、后、内方向进针，针尖沿上颌结节弧形表面滑动，

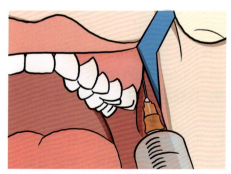

图 3-4　上牙槽后神经阻滞麻醉

深度1.5～1.6cm；回抽无血后注入麻醉药1.5～2.0ml。若注射过程中进针深度不够或被过大骨突阻挡，可调整针尖方向，绕过骨突重新注射。

（3）鼻腭神经阻滞麻醉（block anesthesia of nasopalatine nerve） 麻醉区域为硬腭前部、第一前磨牙近中之前的黏骨膜区域；患者体位采取卧位或半卧位，头后仰大张口；进针点位于切牙乳头侧缘，刺入黏膜后将针摆向中线，使之与中切牙的长轴平行，向后上方推进约5mm；回抽无血注入麻醉药0.25～0.50ml（图3-5）。若上颌尖牙腭侧远中的软组织麻醉不完全，则应补充局部浸润麻醉。

（4）腭前神经阻滞麻醉（block anesthesia of anterior palatine nerve） 麻醉的区域为半侧硬腭后部，向前至第一前磨牙，内侧至中线软组织；患者体位取卧位或半卧位，仰头大张口；上颌平面与地面量60°。进针点位于上颌第二磨牙腭侧，龈缘与中线连线中外1/3交界处，腭大孔前方软组织；注射针在腭大孔的表面标志稍前方刺入腭黏膜，回抽无血注入麻醉药0.3～0.5ml，往后上方推进至腭大孔（图3-6）。若进针位置过于靠前，则可造成后腭部组织未全麻醉，此时应重新注射或补充局部浸润麻醉。若由于鼻腭神经发出的分叉导致尖牙在腭部麻醉不充分，则应补充局部浸润麻醉或行鼻腭神经阻滞麻醉。

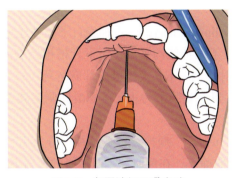

图3-5 鼻腭神经阻滞麻醉

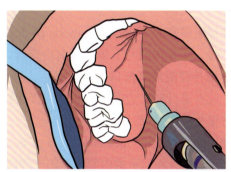

图3-6 腭前神经阻滞麻醉

（5）眶下神经阻滞麻醉 将麻醉药注入眶下孔或眶下缘，以麻醉眶下神经及其分支，又称为眶下孔或者眶下管注射法。麻醉范围为注射侧的中切牙至上颌前磨牙和第一磨牙近中颊根的唇（颊）侧牙周膜和骨组织区域，以及同侧下眼睑、鼻外侧、上唇区域。

口外注射法：患者取卧位或者半卧位，头偏向注射点对侧；进针点位于鼻翼旁1cm处皮肤表面；进针时，注射针头与皮肤呈45°，向上后外进针约1.5cm，达眶下孔，回抽无血注入麻醉药约1ml（图3-7）。若针头未进入眶下孔，则会造成该区域内麻醉不充分，此时应局部注射少量麻醉药后，将针尖退回皮下调整进针方向，重新寻找眶下孔的位置再次注射。

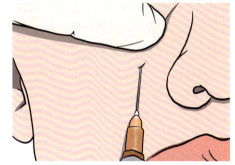

图3-7 眶下神经阻滞麻醉

口内注射法：牵引上唇向前向上，注射针与上颌中线呈45°，于侧切牙根尖相应部位的口腔前庭沟刺入，向上向后外进针，即可到达眶下孔，但不易进入眶下管。

2. 下颌阻滞麻醉

（1）下颌神经阻滞麻醉（block anesthesia of mandibular nerve） 将局部麻醉药注入卵圆孔附近以麻醉下颌神经，又称为卵圆孔注射法（oval foramen injection）。主要适用于面部疼痛的诊断及鉴别诊断，如三叉神经痛、非典型面痛等。注射时，用21号长针头插入一消毒橡皮片，以颧弓下缘与下颌切迹中点为进针点，垂直于皮肤刺入至翼外板，将橡皮片固定于距皮肤1cm处，标记深度。然后退针至皮下，重新将注射针向后上内偏斜15°并推进至标记深度，针尖即达颞下窝上壁后内份卵圆孔附近，回抽无血后注射麻醉药3～4ml。麻醉区域及效果：可麻醉同侧下颌牙、舌前2/3、口底、下颌骨及颌周组织、升颌肌群、颞部皮肤及颊部皮肤黏膜等区域。一般注射麻醉药5～10分钟后，同侧下唇、口角、舌尖出现麻木、肿胀和烧灼感，表示麻醉显效。

（2）下牙槽神经阻滞麻醉（block anesthesia of inferior alveolar nerve）　将局部麻醉药注射到翼下颌间隙内下颌小舌平面以上的下颌神经沟附近，局部麻醉药扩散后可麻醉下牙槽神经，故也称为翼下颌注射法（pterygomandibular injection）。患者大张口时，磨牙后方、腭舌弓前方可见纵行的黏膜皱襞（翼下颌皱襞），其深面为翼下颌韧带。颊部可见脂肪组织突起形成的三角形颊脂垫，其尖端在翼下颌韧带中点偏外侧。此两者为注射的重要标志。对于颊脂垫尖不明显或者磨牙缺失的患者，则以大张口时上下颌牙槽突相距的中点线与翼下颌皱襞外侧3～4mm的交点作为注射标志。注射时，患者大张口，下颌牙平面与地面平行。将注射器放在对侧第一、第二前磨牙之间，并与中线呈45°，注射针应高于下颌平面1cm并与之平行，按上述注射标志进针并推进2.0～2.5cm，可达下颌神经沟附近，回抽无血后注入麻醉药1.0～1.5ml。麻醉区域及效果：可麻醉同侧下颌骨、下颌牙、牙周膜、前磨牙至中切牙唇（颊）侧牙龈、黏骨膜及下唇。注射麻醉药约5分钟后，患者即可出现同侧下唇口角麻木、肿胀，探刺无痛。

（3）舌神经阻滞麻醉（block anesthesia of inferior lingual nerve）　舌神经自下颌神经分出后经翼外肌深面至其下缘，于翼内肌与下颌支向前内走行，在下颌神经沟平面位于下牙槽神经的前内方约1cm处。在行下牙槽神经阻滞麻醉口内法注射后，将注射针退出1cm，注射局部麻醉药0.5～1.0ml。即可麻醉舌神经，或在退针时，边退针边注射，直到针尖退至黏膜下为止。可麻醉同侧下颌舌侧牙龈、黏骨膜、口底黏膜及舌前2/3部分。

（4）颊神经阻滞麻醉（block anesthesia of buccal nerve）　颊神经自下颌神经分出后行向前外，经翼外肌两头之间穿出，在冠突的内侧沿下颌支前缘行向前下，在颞肌和咬肌前缘的覆盖下穿过颊脂垫，分布于第二前磨牙及磨牙颊侧牙龈、骨膜和颊部组织。在下牙槽神经阻滞麻醉过程中，将针尖退至肌层、黏膜下时注射麻醉药0.5～1.0ml，即可麻醉颊神经，也可以在拟拔除磨牙远中侧口腔前庭沟处行局部浸润麻醉。

（5）下牙槽、舌、颊神经阻滞麻醉（block anesthesia of inferior alveolar, lingual and buccal nerves）临床上常将下牙槽神经、舌神经和颊神经进行合并麻醉（图3-8）。麻醉区域为同侧下颌牙齿，下颌骨体及升支下部，半侧颊侧黏骨膜，半侧舌体、口底黏膜和舌侧软组织；患者取坐位，大张口，保持下颌咬合平面与地面平行；进针点位于颊脂体尖、翼下颌皱襞中点外侧3～4mm处；拉开绷紧注射区的颊侧软组织；将注射器放在对侧口角，第一、二前磨牙之间，与中线呈45°，注射针应高于下颌平面1cm并与之平行；进针止于触及骨面，平均深度为20～25mm，回抽无血后缓慢注射麻醉药1.5ml，用于麻醉下牙槽神经；缓慢退针，约1cm时，回抽无血注入麻醉药0.5ml，用于麻醉舌神经；继续退针至黏膜下，注射麻醉药0.5～1.0ml，用于麻醉颊神经。下颌骨形态的变异，造成下牙槽、舌、颊神经阻滞麻醉法是口腔局部麻醉最易失败的麻醉术式，若麻醉效果不佳，可调整位置重新注射，必要时可辅以牙周膜浸润麻醉。

（6）颏神经阻滞麻醉（block anesthesia of mental nerve）　又称切牙神经阻滞麻醉（图3-9）。麻醉范围为颏神经支配区域，即下颌前牙至第一前磨牙的牙髓、牙槽突、牙周膜，以及下唇颊侧骨膜、结缔组织和黏膜；患者取坐位或半卧位，微张口；进针点位于第二前磨牙根尖下黏膜；向前下内进针，深达颏孔；回抽无血注入麻醉药0.5～1.0ml。若针头未进入颏孔，则会造成该区域麻醉不全，此时应调整进针方向进入颏孔并加压注射或改用下牙槽神经阻滞麻醉。

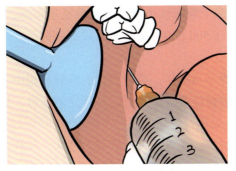
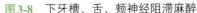

图3-8 下牙槽、舌、颊神经阻滞麻醉

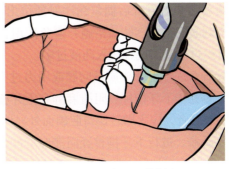

图3-9 颏神经阻滞麻醉

第3节 局部麻醉并发症及防治

1. **晕厥** 是一种突发性、暂时性意识丧失，可发生于局部麻醉注射之前或过程中。临床表现为面色苍白、出汗、四肢麻木等症状，严重者可导致意识丧失。麻醉前消除患者紧张情绪可有效预防晕厥发生。一旦发生晕厥，应立即使患者取仰卧位，保持呼吸道通畅，意识即可迅速恢复；若不能很快恢复，则应立即查找其他病因并采取相应治疗。

2. **过敏反应** 局部麻醉药物引起过敏反应的发生率不高，对酰胺类局部麻醉药过敏者更少见。但全身过敏反应表现出的症状相对比较严重。麻醉前进行病史问诊可有效避免已知抗原引起的过敏反应。针对敏感体质患者，局部麻醉前可进行皮肤点刺试验、皮下药物置入和药物激发试验来预防过敏反应的发生。其中药物激发试验被大多数学者认为是诊断的金标准。局部麻醉引起的过敏反应多为Ⅰ型或Ⅳ型超敏反应，Ⅰ型超敏反应更常见。主要症状为皮肤表现（红斑、瘙痒、荨麻疹）、胃肠道表现（肌肉痉挛、恶心、呕吐）、呼吸道表现（咳嗽、喘息、呼吸困难、喉头水肿）和心血管表现（心悸、心动过速、低血压、昏迷、心搏骤停）等。临床上需根据反应严重程度采取不同的治疗策略：症状较轻者，可口服或肌内注射组胺类药物，如苯海拉明（25～50mg）；严重情况下应立即肌内或皮下注射0.3～0.5mg肾上腺素，给予吸氧等生命支持措施。

3. **中毒反应** 又称过量反应，是指过量的局部麻醉药作用于中枢神经系统和心血管系统，干扰了组织内的正常离子交换，所产生的不良药理反应。临床表现为兴奋型（早期）和抑制型（晚期）两种类型：兴奋型患者多出现烦躁、言语过多、颤抖、恶心、血压上升、抽搐、发绀等症状；抑制型患者多迅速出现抽搐和颤抖、血压下降、意识丧失、呼吸心跳停止等。局部麻醉操作时，进行药物最大使用剂量评估、缓慢注射和多次回抽等手段，可有效预防重度反应的发生。轻微中毒反应仅需生命体征监测直至症状消失即可；中、重度患者则应立即进行给氧、抗惊厥等治疗，必要时行心肺复苏等抢救措施。

4. **疼痛** 局部麻醉时的疼痛可能是由药物注射过快、溶液过冷（热）等原因造成。操作前进行有效的表面麻醉、缓慢推注药物等均可有效缓解注射疼痛。

5. **血肿** 局部麻醉注射时由于操作失误刺破血管，血液渗入血管周围组织从而形成血肿。上牙槽后神经阻滞麻醉最易形成局部血肿，主要原因是注射点靠近翼静脉丛。下牙槽神经阻滞麻醉也极易形成组织血肿，但其临床表现一般不明显。血肿常会伴发严重的并发症，如感染和牙关紧闭。减少注射次数、保证注射位置准确等避免创伤的手段是预防血肿发生的有效手段。血肿一旦发生，应尽早识别并进行压迫止血和冰敷。

6. **感染** 注射针头污染可导致麻醉后局部感染。术后感染主要临床表现为注射区疼痛或牙关紧闭。一旦发生感染应尽早使用适当的抗生素等。

7. 黏膜溃疡　口腔麻醉后偶尔在注射部位出现多个疱疹性小溃疡，较多见于腭部，常伴有疼痛，尤其是遇食物刺激时明显。防治措施：避免使用含 1∶500 000 肾上腺素的局部麻醉药，避免注射过程中造成局部组织过度苍白或者注入药液过多。

8. 注射针折断　注射针头质量问题或用力过大等不当操作，可能会造成麻醉过程中注射针头折断在软组织内。多见于下牙槽神经阻滞麻醉和上牙槽后神经等深部注射。一旦发生断针，应及时尽早取出，确实无法取出者，应立即转诊口腔颌面外科医生处进行评估处理。

9. 暂时性面瘫　进行下牙槽神经阻滞麻醉操作时，若注射针头不慎刺入过深，导致药物注入腮腺实质内，累及腮腺内面神经，即会造成暂时性单侧面瘫。这种症状一般持续数小时即可自行恢复。

10. 感觉异常　是由于麻醉过程中神经损伤导致出现一系列异常神经症状，可表现为感觉改变和麻木症状。舌神经和下牙槽神经是最易受累的神经。导致感觉异常的原因可能是手术或者注射针头的直接损伤，也可能是局部麻醉药的神经毒性。除了上述原因外，血管收缩药中的防腐剂等成分，也可能造成神经损伤。一般感觉异常多为暂时性、可逆性的，数日至数周不等的时间即可恢复；但偶有特殊情况下，患者麻木症状长时间未能恢复，此时应积极采取给予维生素 B_1、维生素 B_{12} 或激素等进行治疗。若情况未见好转或渐进性加重，建议转诊神经内科会诊治疗。

11. 牙关紧闭　可发生于下牙槽神经阻滞麻醉术后，原因多为注射后出血、肌肉创伤和局部感染。局部热敷，以及张闭口训练是处理牙关紧闭的有效手段。

12. 眼部并发症　口腔局部麻醉可能会造成眼部功能异常，如复视、上睑下垂、瞳孔异常、眼球内陷或失明。造成眼部并发症的原因十分复杂，一般认为在注射麻醉药前进行回抽是有效的预防策略。眼部功能异常一般会在麻醉药作用消失后自行恢复。

第 4 节　镇静、镇痛与舒适化治疗

一、镇　静

镇静（sedation）是指采用药物或非药物的方法使患者紧张情绪、恐惧心理得到改善或者消除，达到精神放松、生命体征平稳，有利于配合诊疗的方法。

二、镇　痛

镇痛（analgesia）是指创伤、炎症、神经疾病、晚期恶性肿瘤及手术后的疼痛常常通过采取药物治疗等措施减轻或者消除。

三、舒适化治疗

舒适化治疗是指在治疗的过程中，通过舒适化的手段，可以使患者能够更好地配合治疗，较以前按压、束缚的手段更加人性化。舒适化治疗采用医学方法，使患者就诊的过程能够舒适化、人性化、无痛化。如患儿进行口腔治疗，可能因为紧张、恐惧，无法配合麻醉、手术，采用此方法可以让患儿安静下来，顺利配合进行麻醉、手术。

第5节 全身麻醉与重症监护

一、全身麻醉

全身麻醉（general anesthesia）简称全麻，是指麻醉药物通过呼吸道、静脉、肌肉等途径进入机体后，产生可逆性痛觉和意识消失，以及反射抑制和肌肉松弛的一种状态。全身麻醉常用于颌面部大型手术及不能配合口腔治疗的儿童，包括术前准备、麻醉实施、术后复苏管理三个阶段。

1. 口腔外科手术全身麻醉特点　与全身其他区域手术麻醉相比，口腔颌面外科全身麻醉具有以下特点：气管插管与术区重叠，造成麻醉与手术操作相互干扰；颌面部炎症、肿瘤等疾病因素，导致维持呼吸道通畅困难；年幼儿童与老年患者比例相对较高；颌面部解剖结构复杂、血供丰富，手术持续时间长且失血较多；恢复期呼吸道并发症多。因此，口腔颌面外科全身麻醉应执行更为严格的标准和程序。

2. 口腔颌面外科常用全身麻醉方法　依据给药途径，全身麻醉可分为吸入麻醉、静脉麻醉和复合麻醉三种类型。在遵循安全、有效的原则下，临床上应根据患者病情特点、手术需要、麻醉条件及术者水平选择合适的麻醉方式。

二、重症监护

全身麻醉手术复苏后需将患者转移至专门的恢复室进行一段时间的严密监护，主要包括循环呼吸功能监测、酸碱及电解质平衡监测、血糖监测、肝肾功能监测、神经系统监测和预防感染等。

自 测 题

1. 局部麻醉注射时必不可少的步骤是（　　）
   A. 注射前回抽
   B. 计算注射的麻醉药量
   C. 针尖斜面背向骨面
   D. 注射前回抽并缓慢注射
   E. 针尖须深入骨膜内
2. 局部麻醉操作的第一步是（　　）
   A. 评估患者健康状况
   B. 准备器械
   C. 获得知情同意
   D. 确保针头未堵塞
   E. 缓慢注射
3. 如果浸润麻醉效果不好时，可采取以下哪一项措施（　　）
   A. 改变进针长度重新注射

B. 重复注射
C. 重新评估操作过程
D. 将麻醉药注射在骨面
E. 将麻醉药注射在骨膜上

4. 下列不良反应，哪项发生率最高（　　）
   A. 中毒反应（过量反应）
   B. 特异质反应
   C. 过敏反应
   D. 晕厥
   E. 休克
5. 下列过量反应预防措施中，（　　）最重要
   A. 缓慢注射　　　　B. 剂量计算
   C. 安抚患者　　　　D. 回抽
   E. 注射部位正确

（曹　威）

第**4**章
牙及牙槽外科

 案例 4-1

患者，男性，23 岁。

主诉：左下后牙肿痛 3 天。

现病史：患者 3 天前晚上进食后出现左下后牙疼痛，持续而剧烈，第二天伴有左面部肿胀，张口受限，吞咽疼痛，无发热。自行口服"人工牛黄甲硝唑"后，疼痛稍缓解。一年前曾有类似牙痛经历，但症状较轻。

既往史：平素体健，患者否认药物过敏史和外伤史等。

专科检查：患者左侧面颊部肿胀，皮肤发红，皮温升高，压痛（+）。张口度约 2 横指。左下第三磨牙部分萌出，远中殆面龈瓣覆盖肿胀的牙龈，龈瓣下方盲袋内可见少量脓液。龈瓣触痛明显。X 线片显示左下第三磨牙近中中位Ⅰ类阻生，双根，根尖往近中弯曲，根尖进入下牙槽神经管。

问题：1. 该患者最可能的诊断是什么？请简述诊断依据。

2. 下颌第三磨牙的拔除难度与哪些因素有关？该患者拔牙可能出现的并发症有哪些？

牙及牙槽外科（dental and alveolar surgery）是口腔颌面外科最基础和常用的部分，口腔科医师必须掌握牙及牙槽外科相关技术。牙拔除术（exodontia）是口腔颌面外科最古老和最基本的手术，是治疗某些牙病的终末治疗手段，也是治疗口腔颌面部牙源性疾病或某些相关全身疾病的外科措施，同时受局部或全身性疾病的影响。拔牙虽是小手术，仍需慎重对待。

牙拔除操作受口腔解剖条件和手术入路的限制，应注意良好的显露术区和对周围健康组织的保护。虽然口腔为有菌环境，但是手术应严格遵循无菌操作外科原则。牙拔除术会造成局部软、硬组织不同程度的损伤，因而需要高度重视微创操作外科原则。牙拔除术可能引起全身反应，或加重全身疾病，因而需要术前评估禁忌证、掌握急救知识和技术。牙拔除术会对患者产生明显的心理影响，因而需要术前充分交流安抚、术中镇静镇痛。

第 1 节　牙拔除术的适应证与禁忌证

一、牙拔除术的适应证

1. 牙体硬组织严重缺损，现有修复手段无法修复的病牙。

2. 根尖周病变过大，不能通过根管治疗、根尖切除等方法治愈的牙齿。

3. 晚期牙周病，Ⅲ度以上松动，常规和手术治疗无法保存的病牙。

4. 损伤折断达龈下、无法保存治疗的牙齿，骨折线上影响骨折愈合的牙齿。

5. 影响美观、咀嚼功能，造成邻近组织病变或邻牙龋坏，不能通过正畸等方法矫正的错位牙。

6. 反复引起冠周炎，或者引起邻牙龋坏、邻牙牙根吸收的阻生牙。

7. 影响恒牙萌出的滞留乳牙，根尖周炎症无法控制的乳牙。

8. 引起正常牙的萌出障碍或错位、造成错颌畸形的多生牙。

9. 引起颌周蜂窝织炎、颌骨骨髓炎、牙源性上颌窦炎等局部病变的病灶牙。

10. 按照修复、正畸或手术治疗计划需要拔除的牙齿。

11. 恶性肿瘤放射治疗前无远期保留价值的牙齿。

12. 由于经济或其他原因，患者要求拔除的牙齿。

牙拔除术的适应证是相对的，与牙医水平理念相关。由于治疗技术的发展，很多过去需要拔除的牙齿，现在可以通过适当的治疗可以保留。

二、牙拔除术的禁忌证

牙拔除术的禁忌证也是相对的，应根据患者全身系统的状态、医师的技术水平、设备药物条件具体对待，高危患者通过适当的治疗和有关科室医生的配合及监护来完成牙拔除术。

以下为牙拔除术的相对禁忌证。

1. **高血压** 患者血压超过 180/100mmHg 或有脑、心、肾器质性损伤者禁拔牙，以防发生高血压危象。有研究表明，高龄高血压患者术前血压控制在 160/90mmHg 以下时，使用复方阿替卡因局部浸润麻醉对血压和心率没有明显影响。

2. **心脏病** 心脏病患者出现心力衰竭症状，心肌梗死发生后6个月内，近期心绞痛频繁发作，心功能Ⅲ～Ⅳ级或有端坐呼吸、发绀、颈静脉怒张、下肢水肿等症状；有三度或二度Ⅱ型房室传导阻滞、双束支阻滞、阿-斯综合征（突然神志丧失合并心传导阻滞）病史者。较重心脏病治疗后心功能代偿良好时，拔牙前需专科会诊，可适当给药，需在心脏监护及充分完善的镇静镇痛措施保护下慎重拔牙，拔牙术后亦需要有正确、有效的处理。心血管病患者使用的局部麻醉药物以2%利多卡因为宜。但如有二度以上传导阻滞则不宜使用。

3. **血液病** 血液病造成凝血功能障碍，拔牙后出血，易伴随出现感染，应治疗、控制、好转后再拔牙。贫血患者血红蛋白80g/L且血细胞比容30%以上，一般可以考虑拔牙。慢性贫血患者，已存在功能代偿，可行凝血相关指标检查，慎重拔牙；再生障碍性贫血、巨幼细胞贫血、缺铁性贫血治疗缓解后，血红蛋白80g/L以上，可以考虑拔牙。急性期白血病患者禁忌拔牙。出血性疾病患者拔牙时血小板计数应高于 $100×10^9$/L。血液病患者必须拔牙时，应有专科医生配合治疗，完善止血，拔牙时选用细针注射局部麻醉药，减少术中损伤，牙槽窝可填入止血剂并予以缝合。

4. **糖尿病** 糖尿病患者空腹血糖超过8.88mmol/L（10mg/dl）不应拔牙。糖尿病患者接受胰岛素治疗者，拔牙时间最好为早餐后1～2小时，术前术后应控制好血糖，可应用抗生素预防感染。

5. **甲状腺功能亢进** 甲状腺功能亢进患者，静息期脉搏超过100次/分，基础代谢率超过20%时禁忌拔牙。需要拔牙时局部麻醉药中勿加肾上腺素，术中镇静，心脏血压监护，术后应抗感染。

6. **月经期** 女性月经期，拔牙可能会引起代偿性出血，应暂缓拔牙。必要时可以行简单牙齿拔除，术中术后应注意止血。

7. **妊娠** 妊娠前3个月和后3个月应慎重拔牙。健康妊娠4～6个月时，可拔除极痛苦、必须拔的牙齿，术前专科会诊，术中安抚患者，放松心情，减少手术创伤。

8. **急性炎症** 急性炎症期，应根据感染部位、波及范围、发展阶段、细菌毒力、拔牙创伤、患者的全身情况等因素综合考虑。对于感染严重、拔除困难、引流不畅、麻醉效果不佳的牙齿，暂缓拔除。对于拔除容易、有助引流、麻醉效果好的牙齿，可以考虑拔除。手术前后须应用抗生素，控制感染，严密观察。

9. **恶性肿瘤病灶内的牙齿** 单纯拔除恶性肿瘤病灶内的牙齿可能引起肿瘤扩散，应视为禁忌，一般应与肿瘤一同切除。放射治疗区域内的牙应于放射治疗前7～10天拔除。恶性肿瘤放射治疗后3～5年内不应拔牙，否则容易引起放射性骨坏死。必须拔牙时，应尽量减少创伤，术前术后给予抗菌药物预防感染，术后密切观察。

10. 肝病　急性肝炎、肝炎活动期、肝功能严重损害者，应暂缓拔牙。慢性肝炎肝功能有明显损害者，患者可因凝血酶原及其他凝血因子的合成障碍，造成术后出血。故术前应做凝血功能检查。异常者应于术前 2～3 天开始，给予足量维生素 K、维生素 C 及其他保肝药物；术后继续给予。对肝炎患者实施手术术中应注意伤口止血，病毒防护，避免医院内感染。

11. 肾病　急性肾病、肾衰竭、严重肾病，应禁忌拔牙或暂缓拔牙。如处于肾功能代偿期，即内生肌酐清除率＞ 50%、血肌酐＜ 132.6μmol/L（1.5mg/dl），临床无症状，可以拔牙。拔牙后应预防感染，以免导致肾病恶化，同时避免使用加重肾脏负担的抗生素及其他药物。

12. 长期接受肾上腺皮质激素治疗　由于肾上腺皮质萎缩，手术刺激可能导致患者危象的发生，术后 20 小时左右是发生危象最危险的时期。此类患者拔牙前应专科会诊，协助治疗。

13. 长期使用抗凝药物　对于冠心病、脑血栓、血管支架置入等患者，应综合考虑停药风险与术后出血风险，术前需专科会诊，术中减少创伤，术后使用填塞、缝合等方法完善止血。

14. 长期使用双膦酸盐　拔牙有引发药物相关性颌骨坏死的风险，应尽量避免拔牙。但对于无法保留且已经导致严重牙周、牙槽骨组织炎症的病灶牙，局部炎症的存在也可能造成药物相关性颌骨坏死，因而可以在患者充分知晓并接受药物相关性颌骨坏死的发生风险，而且全身健康条件允许的前提下尽早拔除病灶牙。

第 2 节　拔牙器械与设备，拔牙的术前检查和准备

一、器 械 准 备

拔牙手术器械种类较多，主要的专用器械有拔牙钳、牙挺、反角高速气动手机等。

（一）拔牙钳

拔牙钳（dental forcep）是拔牙所需的最基本器械，造成的创伤最小。正畸牙拔除时，为减少对减数牙牙槽嵴的损伤，通常不用牙挺，而选择拔牙钳拔除。拔牙钳由钳喙、关节和钳柄构成。钳喙用于拔牙钳夹持患牙牙冠或牙根。一般拔牙钳的两个钳喙左右对称。钳喙的形态为外凸内凹。内凹可使拔牙钳与牙形成面与面的接触。喙缘边缘锐薄，以便安插拔牙钳时使牙龈附着分离，且夹持更为稳固。钳喙有多种形态，旨在与患牙牙冠或牙根的形态相适应。拔牙钳关节使钳喙、柄开闭灵活，在夹持患牙时不会损伤唇、颊或其他软组织。钳柄用于握持，亦有多种形态，以便拔牙时拔牙钳能够避让邻近组织，且握持起来舒适、牢固、稳定。

1. 拔牙钳的类型　拔牙钳按使用对象，可分上颌及下颌前牙、双尖牙、磨牙、乳牙拔牙钳等（图 4-1）。

（1）上颌前牙拔牙钳　用于拔除上颌中切牙、侧切牙及尖牙。特点是钳喙的长轴和钳柄成一条直线。

（2）上颌前磨牙拔牙钳　用于拔除上颌前磨牙。特点是钳喙与钳柄稍弯曲，整体成"S"形。

（3）上颌第一、第二磨牙拔牙钳　用于拔除上颌第一、第二磨牙。特点是颊侧钳喙喙缘中间可见一纵行嵴，使钳喙能与牙颈部根分叉处紧密贴合。

（4）上颌第三磨牙拔牙钳　用于拔除上颌智齿。特点是钳喙的工作端距离关节较长，且有弯曲，以便就位，喙缘中间无纵行嵴。

（5）上颌根钳　用于拔除上颌牙根。特点是钳喙窄长，以便夹持牙根。

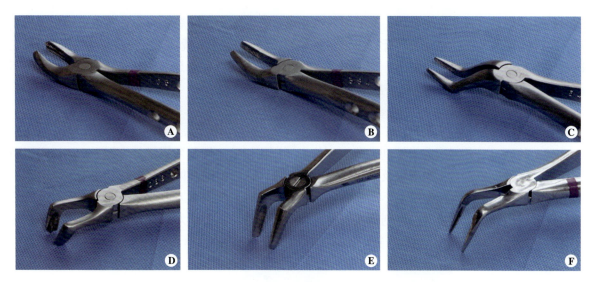

图 4-1　常用拔牙钳

A.（左）上颌磨牙拔牙钳；B.上颌前磨牙拔牙钳（亦称为上颌通用拔牙钳，适用于上颌前磨牙、尖牙和切牙拔除）；C.上颌根钳，适用于残根拔除；D.下颌磨牙拔牙钳；E.下颌前磨牙拔牙钳（亦称为下颌通用拔牙钳，适用于下颌前磨牙和尖牙拔除）；F.下颌根钳，适用于下颌残根和切牙的拔除

（6）下颌前牙拔牙钳　用于拔除下颌中切牙、侧切牙及尖牙。特点是钳喙工作端与钳柄呈 90° 且钳喙较窄。

（7）下颌前磨牙拔牙钳　用于拔除下颌前磨牙。特点是钳柄及钳喙弯曲，外观呈弧形，以便夹持患牙。

（8）下颌第一、第二磨牙拔牙钳　用于拔除下颌第一、第二磨牙。特点是钳喙较宽，两侧均可见纵行嵴，以便与根分叉处严密贴合。

（9）下颌第三磨牙拔牙钳　用于拔除下颌智齿。特点是钳柄直且钳喙较长。

（10）下颌根钳　用于拔除下颌牙根。特点是喙缘更窄、更长。

（11）乳牙钳　乳牙牙冠较恒牙牙冠更短、更小，因此乳牙拔除需要用专用的乳牙钳。

2. 拔牙钳使用方法　一般多为右手握持，将钳柄置于右侧手掌，以示指及中指把握一侧钳柄，另一侧钳柄紧贴掌心，拇指按于拔牙钳关节上，环指与小指深入两钳柄之间，以便分开钳柄。应注意握持区尽量靠钳柄的末端，依据杠杆原理，离支点越远，机械效率越高。也可采用反向握钳法，右手拇指位于钳柄末端一侧。反握法夹持及摇动力度较正握法大。

（二）牙挺

牙挺常用于拔除牢固的或无法直接夹持的患牙，对牙槽突的创伤较大。牙挺由刃、杆、柄三部分组成，按形状可分为直挺、弯挺、三角挺。按挺刃的宽窄和使用功能可分为牙挺、根挺、根尖挺，主要利用杠杆原理、楔的原理和轮轴原理，挺松患牙或使其脱位。其中以轮轴作用效果最佳，最为重要。

牙挺握持有掌握法及指握法。掌握法力量较大；指握法对患牙动度的感觉更为敏锐。

牙挺使用时，其尖端的轴向应与牙根一致，直挺容易使牙轴与挺轴保持一致，弯挺的尖端轴向容易朝向外侧，使用弯挺时应格外注意。牙挺通常可由患牙的近、远中轴角切入，术前应仔细观察 X 线的牙根弯曲状态，选择容易将弯曲牙根脱位的位置插入（图 4-2）；使用牙挺时应以牙槽突顶为支点，绝不能以邻牙作支点，除非邻牙亦

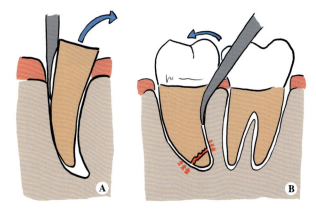

图 4-2　牙挺使用方法

A.弯曲牙根，选择容易将弯曲牙根脱位的位置插入牙挺，以利牙根顺着弯曲弧度脱位；B.错误示范，从不利于牙根脱位的方向插入牙挺，容易发生牙根折断

需同时拔除。颊侧骨板及舌侧骨板一般不应作为支点。拔除阻生牙或颊侧需去骨者可将颊侧骨板作为支点。将牙挺插入牙周间隙，旋转牙挺（轮轴原理），结合小幅度的撬动（杠杆原理），同时向根尖方向推进（楔的原理），辅助牙齿脱位。操作中左手须同时触及患牙和邻牙，感知患牙及邻牙动度，不得使用暴力，应注意保护，防止牙挺滑脱刺伤邻近软组织。

（三）微创拔牙器械

1. **微创拔牙刀**　其刀刃非常锋利且薄，可伸入牙周膜间隙，切断牙周韧带（图4-3）。针对不同形态的牙齿，微创拔牙刀有不同型号及不同的刃口颈部设计，可根据具体情况选择合适型号。微创拔牙刀的结构与牙挺相似，但工作原理不同。微创拔牙刀使用时主要依靠刀刃切割离断牙周膜纤维，并通过楔力原理以达到增隙的目的。微创拔牙刀不可用于杠杆撬动，否则刀刃容易折断。使用微创拔牙刀时需防范意外滑脱，一旦滑脱极有可能刺伤周围软硬组织。

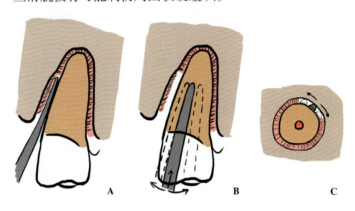

图4-3　微创拔牙刀的工作原理

A. 沿着牙体长轴方向，顺着牙根表面插入牙周膜间隙；B. 顺着牙根表面摆动刀刃，切割牙周膜；C. 横断面图，示微创拔牙刀顺着牙根表面做弧形摆动，切割牙周膜

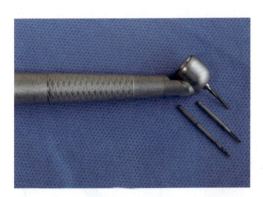

图4-4　拔牙专用的45°反角高速气动手机及不同长度的切割钻

2. **反角高速气动手机**　与一般的牙科手机不同，其机头较短，工作端长轴与机柄呈45°，在拔除下颌阻生第三磨牙时，可充分避开前牙的阻挡，便于多方向地切割牙体，使手术视野更清楚（图4-4）。一般配合使用长裂钻，可有效进行深部切割。喷水方式是以柱状直接喷在钻针尖上，气体则向两侧分散，极大地减少了皮下气肿的发生。另外，因其切割力较强，可有效缩短手术时间，减少手术创伤。

3. **电动马达拔牙手机**　相较于气动手机，电动马达拔牙手机具有下列优势：①扭矩高，切割效率进一步提高；②无喷气，可避免气肿发生；③可外接无菌生理盐水冷却钻针，更符合无菌原则。

4. **超声骨刀**　主要用于切骨，解除阻生牙的骨阻力。超声骨刀具有骨组织识别能力，对牙周软组织、神经和血管等软组织损伤小，使手术过程更加安全。超声骨刀工作时，在刀头和术区，大量的冷却水形成水雾，使创口温度保持在40℃以下，可避免骨灼伤。

（四）辅助器械

常用辅助器械包括探针、口镜、牙龈分离器、刮匙、骨膜分离器、颊部拉钩、橡胶咬合垫、骨凿、骨锤、咬骨钳、骨锉、剪刀、手术刀、持针器等。

拔牙前需要根据患牙的牙位、牙冠大小、牙根的数目和形态、牙体组织破坏程度、周围骨质状况选择合理、适用、效率高的拔牙器械。所有器械都必须经过严格的灭菌消毒，且在有效期之内。

二、术前检查和准备

（一）术前检查与评估

在拔牙术前，对于符合拔牙适应证的患者必须详细询问患者的病史、用药史、过敏史。进行基本的体格检查，必要时测量患者血压、脉率、呼吸等重要生命体征，以及心电图、血液生化检查。

口腔医生还应进行全面的临床和影像学评估。术前应检查是否存在张口受限，影响手术通路；是否患有颞下颌关节紊乱病；是否存在牙列拥挤；是否存在牙齿结构的广泛缺失；是否存在由于牙槽骨的条件而造成的限制；患牙是否存在根管治疗史；患牙牙周组织是否健康、有无窦道、是否存在增生物；邻牙是否松动、有大面积充填体或者冠修复。

影像学评估在计划手术拔牙时是非常重要的。可以使用根尖片、曲面体层片或CBCT检查。影像学检查可以评估患牙是否存在严重根分叉；根管是否扩张；牙髓是否经过治疗；牙根的数量；是否存在牙内或外吸收；是否存在球状根或弯根；牙根长短；牙槽骨骨质是否致密；是否存在根折等。CBCT检查有助于确定牙齿的位置及它们与重要结构，如下牙槽神经和上颌窦的关系。这种详细的评估将使口腔医生能够预测拔牙的困难度，决定手术的路径、器械的选择、技术手法的运用，从而尽量减少并发症的发生。

（二）术前准备

1. 患者的准备　拔牙术前，患者往往紧张焦虑，医师应与患者进行良好的沟通，调整患者心态，取得患者的配合，增强患者对治疗的信心。进行术前谈话应说明可能出现的术中感受、术中术后可能出现的反应和并发症，以及术后注意事项。对所有牙的拔除均应签署手术知情同意书。

2. 术者准备　手术医师首先应当对患者的病情、患牙情况有全面细致的掌握，制订恰当的手术预案。对于各项准备工作进行认真的审查，以冷静、平和、自信的心态去迎接手术。手术之前，术者应当戴好手术帽和口罩，按照标准手法使用洗手液和流动水洗手。

3. 患者体位　拔牙时患者应有合适的体位。拔上颌牙时，患者取卧位，头部稍后仰，使张口时上颌平面与地面呈45°，患者的上颌与术者肩部约在同一水平。拔下颌牙时，患者端坐，使患者大张口时下颌平面与地面平行，下颌与术者肘关节约在同一水平。术者通常位于患者的右前方或右后方。

4. 术区准备　器械、敷料应严格灭菌处理。术前用消毒漱口剂漱口减少细菌量，术区及麻醉进针点用含有效碘1～2g/L的碘伏消毒。复杂的牙拔除术，还应消毒口周及面部皮肤，铺无菌巾，术者常规洗手、消毒、戴无菌手套。

第3节　一般拔牙术基本手术操作

拔牙术前准备就绪后，医生常规洗手、铺巾、选择适宜的麻醉方法进行麻醉，麻醉显效后，认真核对患牙牙位，开始拔牙术操作。

一、分离牙龈

持笔式握持牙龈分离器，自牙的近中或远中，紧贴牙面，插入游离牙龈与牙颈部之间，直达牙槽嵴顶，分离牙冠周围的牙龈附着，防止拔牙时夹伤牙龈，引起牙龈撕裂。

二、挺松患牙

对于牢固的牙、死髓牙、牙冠有大的充填体、冠部破坏大的牙齿，可先用牙挺挺松牙齿，以便用拔牙钳拔除。使用牙挺时，将牙挺刃从患牙近中或远中轴角插入牙根与牙槽骨之间，凹面贴向牙根，以牙槽嵴顶支点，向牙根方向楔入同时旋转挺松牙齿。切记不要以邻牙为支点，以避免损伤邻牙。

三、置放拔牙钳

选择合适的拔牙钳，将钳喙置于患牙颈部的颊舌侧，沿牙面插入已被完全分离的龈沟间隙内，钳喙末端尽量向根方推入，握紧钳柄，夹住患牙。钳喙长轴方向与患牙长轴一致，注意保护唇、颊、舌等软组织，勿将牙龈组织夹入。拔除前须再次核对牙位。

四、拔除患牙

拔牙钳操作方法主要有摇动、旋转、牵引三种。为防止拔牙钳滑脱以及感受患牙及邻牙动度，左手应扶住术区患牙及邻牙，做好保护。

1. *摇动*　主要用于扁根的下前牙、前磨牙及磨牙。钳紧牙齿向唇颊、舌腭侧方向反复摇动，目的是通过缓慢反复的摇动，利用牙槽骨的弹性和韧性，将牙槽窝逐步扩大，并撕断牙周膜。摇动过程中，逐渐加力，慢慢扩大牙槽窝，不要用力过大，切忌使用暴力，否则牙根容易折断。如遇牙根唇（颊）舌（腭）向弯曲，则摇动时向阻力小的一边大幅度摇动，向阻力大的一边小幅度摇动，以免发生断根。

2. *旋转*　主要适用于圆锥形根的上前牙。沿牙齿长轴左右反复旋转，逐渐加大旋转力度，从而撕断牙周膜、扩大牙槽窝。多根牙、扁根牙、弯根牙不能进行旋转，否则会出现断根。

3. *牵引*　通常是使患牙脱位的最后步骤，适用于任何类型的牙。在充分地摇动和旋转之后，将患牙牵引拔除。开始牵引时应与其摇动和旋转相结合，应向阻力小的方向用力，顺势而为。牵引的过程中，逐渐加大沿牙齿长轴的用力，但不要过猛过快，否则在牙脱位的瞬间难以控制，造成断根、对颌牙或软组织的损伤。

五、拔牙创检查及处理

牙齿拔除后应首先检查牙根是否完整、数目是否缺少，如有折断应依据具体情况进一步处理。清除牙槽窝内的牙碎片、牙槽骨碎片、脱落的牙石、炎性肉芽组织、根端小囊肿等，以免引起感染、出血，影响创口愈合。如存在过高牙槽间隔和骨嵴，应用咬骨钳及骨锉予以修整，防止创口愈合后疼痛，利于以后义齿修复。如有牙龈撕裂，或连续多个牙拔除后，应缝合牙龈。用手指垫纱布或棉球按压扩大的牙槽窝颊（唇）舌（腭）侧，恢复原有的大小，利于愈合，减少出血。搔刮拔牙窝使血液充盈牙槽窝。对即将选择种植修复的牙，必要时可以充填具有骨引导再生功能的生物材料或覆盖具有屏障功能的生物膜，以维持牙槽嵴的形态。经上述检查处理后，创口上放置适宜的纱布卷，嘱患者咬紧，半小时后取出。

六、术后医嘱

拔牙后24小时内勿刷牙漱口，2小时后可进温凉软食。勿用拔牙侧咀嚼，避免用舌舔触创口，不宜反复吸吮，保护牙槽窝内血凝块，防止出血。拔牙后24小时内，唾液中混有血丝属正常现象，如有活动性出血，应及时复诊。

第4节 各类牙的拔除方法

在拔除不同部位的患牙时，还要结合患牙的自身牙体解剖形态和周围组织的解剖特点来选择合适的拔除方法。

一、上 颌 牙

上颌前牙区唇侧牙槽骨壁薄，强行用挺，唇侧骨板容易破坏。只要残留牙体能够被拔牙钳夹持，应首先选择用拔牙钳拔除。拔除时偏向唇侧用力摇动。其中因中切牙牙根近圆锥形单根，可加旋转力。上颌侧切牙及上颌尖牙旋转幅度要小。上颌前磨牙单根扁根多见，第一前磨牙有时为双根，颊侧骨板较薄。拔除时颊腭向摇动，用力向颊侧为主。第一前磨牙严禁使用旋转力，容易断根。上颌第一、第二磨牙通常有三根，包括两颊根、一腭根，其颊侧颧牙槽嵴导致颊侧骨质厚。拔除时可先挺松、拔牙钳向颊侧摇动、不能使用旋转力，忌用暴力，以防断根，或使牙根进入上颌窦。若牙齿较为稳固，仅用牙挺及拔牙钳难以拔除，也可通过电钻进行分牙，用牙挺将牙根分离，然后用根钳分别拔除牙根。上颌第三磨牙临床变异大，可融合根，也可多根，远中骨质疏松，阻力小，拔除相对容易。应向远中挺松后拔除，因不能直视牙窝，应注意防止断根及上颌结节骨折。

二、下 颌 牙

下颌前牙区唇侧牙槽骨壁薄，应首选用拔牙钳拔除，下颌牙脱位时应防止碰伤上颌牙。下颌切牙牙根为扁平直根，近远中径小，故安放拔牙钳时应注意避免损伤邻牙。拔除时唇舌向摇动，不能旋转。下颌尖牙牙根为单根，根粗且长，横断面近似三角形，根尖有时弯向远中，拔除时应唇舌向摇动，可稍加旋转力，脱位时防止碰伤上颌牙。下颌前磨牙牙根为锥形单根，横断面为扁圆形，颊侧骨板较薄。拔牙动作主要向颊侧摇动，可稍加旋转力。下颌第一、第二磨牙多双根，根扁平，第一磨牙远中根有时可分为颊、舌两根，第二磨牙根分叉较小，颊侧有外斜嵴，骨壁厚。下颌第三磨牙变异大，阻生多，将作专门论述。拔下颌磨牙，主要向颊侧摇动，或用牙挺挺松后用拔牙钳拔除。双根牙齿可用牛角钳拔除，将钳喙角尖插入根分歧，以牙槽突作支点，握紧钳柄可将患牙自牙槽窝楔出。也可通过牙科手机分牙，用牙挺将牙根分离，然后用根钳分别拔除牙根。

三、残 根 残 冠

残根残冠是牙拔除中经常碰到的患牙类型。如果残留部分有足够夹持的牙量、形态和硬度时，可使用拔牙钳或牙挺直接拔除，亦可先用牙挺挺松后再用拔牙钳拔除。如果残根残冠表面被牙龈覆盖，

难以明确找到牙周膜间隙，则应用手术刀切除覆盖牙龈，暴露牙根和牙槽骨的边界，确认牙周膜间隙

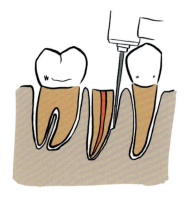

图4-5 拔龈下残根时，如牙根与牙槽骨之间没有间隙，可用车针在牙根与牙槽骨之间制备一道可以插入牙挺的间隙

后，将牙挺插入牙周膜间隙而后拔除患牙。若残存牙体组织已软化，可先用刮匙将软化牙质去除，否则容易引起牙体的折断，牙挺难以有效使用。当患牙牙周膜间隙狭窄或牙根与骨融合，无法明确看清牙周膜间隙时，可用车针在牙根与牙槽骨间制备一道可以分清牙周膜间隙的沟，需要具备一定深度且不能太宽，使牙挺可以顺利插入（图4-5）。尤其在拔除上颌后牙残根残冠时，为防止牙根进入上颌窦，沟的制备显得尤为重要。如果单根牙牙根弯曲肥大，难以拔除时，可用车针沿牙髓腔进行分根，分根方向可根据牙根的形态选择近远中向分根或是颊腭（舌）向分根。分根后可以方便使用牙挺，分块挺出患牙（图4-6）。多根牙的残根残冠如果不松动，应先行分根，分根处用牙挺插入转动，挺松后拔除（图4-7）。

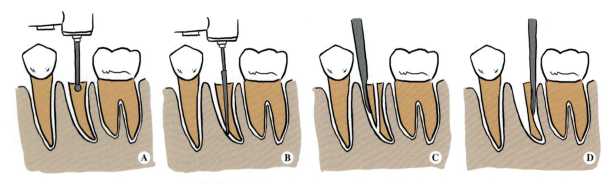

图4-6 拔除弯曲（或肥大）的残根时，可沿牙髓腔进行分根

A.球钻定位根管口；B.沿根管钻入，沿着牙根的长轴方向切分牙根；C.先挺出阻力小的断片；D.挺出剩余牙根

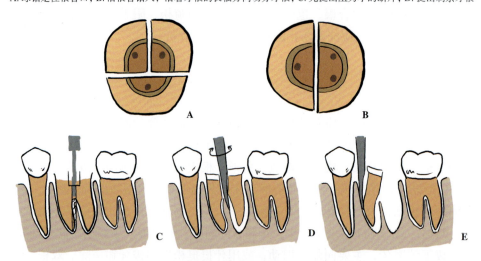

图4-7 多根牙的残根残冠拔除微创方法

A.上颌磨牙分根方法；B.下颌磨牙分根方法；C.分根，将多根牙分成多个独立的单根牙；D.将牙挺插入磨切处的间隙内，转动，挺松牙根；
E.依次拔除牙根

四、断　　根

无论外科医生多么有经验、多么细心，拔除过程中都可能会发生牙根折断。当这种情况发生

时，外科医生应该决定根尖是否可以保留或者拔除。通常出现以下情况可考虑保留断根：①小根碎片（5mm或以下）；②没有根尖周病变；③断根不可见；④断根摘除会导致大量骨质破坏；⑤靠近下牙槽神经；⑥邻近上颌窦；⑦出血不可控。应与患者说明情况，以及决定保留断根的原因。

如断根移位，或者根周组织存在病变时，应将断根拔除。拔除断根时应通过临床或者影像学检查确定断根的位置和大小。对高位的断根可用根钳直接拔除。低位断根可以使用根尖挺插入断根的牙周膜间隙，如果断面是斜面，从断面较高的一侧插入牙挺，更容易挺出（图4-8）。应注意避免过度用力，导致根尖移位至下颌管、上颌窦或下颌下等区域。当根有一个可见的根管时，还可以使用牙髓锉插入到根管，使尖端抵达根尖，随后移除根尖。当多根牙有个别牙根低位折断时，可将三角挺的挺喙插入已拔出牙根的牙槽窝底部，将断根连同牙槽中隔一并挺出。必要时可进行翻瓣操作。切开翻瓣后，为保存颊侧骨壁，可在根尖附近开窗，使用根尖挺探查挺出牙根。

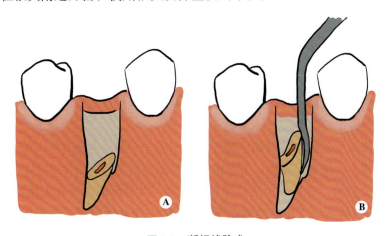

图4-8　断根拔除术

A.制造牙根与牙槽骨之间的间隙；B.使用根尖挺挺出断根（从断面较高的一侧挺出）

第5节　阻生牙拔除术

阻生牙（impacted tooth）是指由于邻牙、骨或软组织的阻碍而只能部分萌出或完全不能萌出，且以后也不能萌出的牙。阻生牙好发于下颌第三磨牙、上颌第三磨牙、上颌尖牙、上颌切牙、下颌第二前磨牙。阻生牙产生主要原因是随着人类的进化，骨量相对小于牙量，萌出空间不足；萌出路径障碍，如多生牙的阻挡或乳牙滞留；牙胚数量、形态和位置异常；牙瘤、囊肿等病变。

一、适应证和禁忌证

1.**适应证**　对有症状和病变或可能引起邻近组织产生症状和病变的阻生牙均应拔除。

（1）冠周炎反复发作的阻生牙。

（2）阻生牙龋坏者。

（3）无对颌牙的第三磨牙。

（4）阻生牙引起食物嵌塞者。

（5）因阻生牙压迫导致邻牙病变者，包括邻牙龋坏、牙周组织破坏、牙根吸收等。

（6）阻生牙导致牙源性囊肿或肿瘤者。

（7）因正畸、正颌治疗需要拔除的阻生牙。

（8）可能为颞下颌关节紊乱病诱因的阻生牙。

（9）被疑为原因不明的神经痛或病灶牙者。

（10）预防下颌骨骨折。

（11）影响义齿修复者。

2. 禁忌证

（1）正位萌出，切除表面软组织后牙冠表面能全部露出并与对颌牙建立咬合关系者。

（2）当邻牙已缺失或无法保留时，如阻生第三磨牙近中倾斜角度不超过45°，可保留作为修复用基牙。

（3）第二磨牙骨质吸收过多，拔除阻生牙后可能导致邻牙严重松动，可姑且同时保留第二磨牙和阻生牙。

（4）可以移植以代替缺失的第一、第二磨牙的第三磨牙。

（5）完全埋伏于骨内无症状的阻生牙，与邻牙牙周无相通，可保留观察。

（6）可以配合正畸治疗的第三磨牙。

（7）如果阻生牙的拔除会造成其周围神经、邻近结构的损坏，可将其留在原位观察。

二、阻生牙拔除术前准备

1. 知情同意　拔阻生牙前需征得知情同意。知情同意书要求医生向患者解释手术的益处和常见的手术风险。

2. 影像学分析　拔阻生牙前必须对第三磨牙进行影像学分析。曲面体层片被广泛使用，因为可以观察到包括颞下颌关节、上颌窦、鼻窦、下牙槽神经管及任何可能存在的需要在拔牙前或拔牙时进行处理的骨内或牙齿相关病变，有助于预测拔牙相关风险。因为曲面体层片无法提供颊舌向位置信息，在某些情况下，CBCT扫描有助于更好地确定下牙槽神经与下颌第三磨牙以及上颌窦与上颌第三磨牙的位置关系。

3. 器械准备　术前需要使用合适的手术器械。在第三磨牙拔除术中，建议使用以下手术器械和用品：15号刀片及刀柄、骨膜分离器、颊拉钩、牙挺、拔牙钳（上下颌第三磨牙拔牙钳或上下颌前磨牙拔牙钳）、持针器、线剪、缝合针及缝线（可吸收或不可吸收）、反角手机和拔牙专用切割钻。

三、阻生牙的分类与拔牙难度评估

（一）下颌阻生第三磨牙的分类

1. 根据下颌阻生第三磨牙牙体长轴与第二磨牙牙体长轴关系分类　可分为垂直阻生、近中阻生、水平阻生、倒置阻生、远中阻生、舌向阻生、颊向阻生七类（图4-9）。

通常来说，垂直阻生和近中阻生比较多见，其次为水平阻生，其他阻生类型少见。近中和垂直阻生的拔除难度相对偏低，水平和远中阻生的拔除难度较高，倒置阻生的拔除难度最高。

2. 根据阻生牙和下颌支前缘相对位置关系分类（图4-10）

Ⅰ类：牙齿的冠部全部位于下颌支前缘的前方。

Ⅱ类：小于50%的牙齿冠部被下颌支覆盖。

Ⅲ类：大于50%的牙齿冠部被下颌支覆盖。

Ⅰ类阻生拔除相对容易，Ⅲ类阻生拔除难度最大。

3. 根据阻生牙相对于第二磨牙𬌗平面的位置关系分类（图4-10）

高位阻生：萌出的第三磨牙𬌗面与第二磨牙的𬌗面齐平或更高。

中位阻生：第三磨牙部分萌出，其𬌗面位于第二磨牙的𬌗面和第二磨牙的牙颈线之间。

低位阻生：第三磨牙的𬌗面低于第二磨牙的牙颈线或与之相平。

拔牙的难度随着阻生牙埋伏的深度增加而加大。

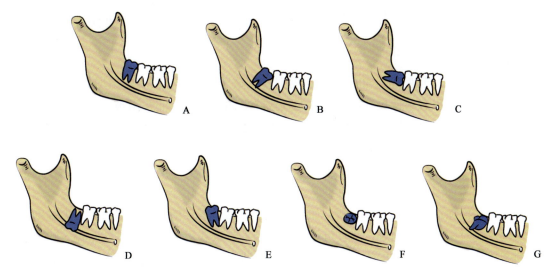

图4-9 根据下颌阻生第三磨牙牙体长轴与第二磨牙牙体长轴关系分类

A.垂直阻生；B.近中阻生；C.水平阻生；D.倒置阻生；E.远中阻生；F.颊向阻生；G.舌向阻生

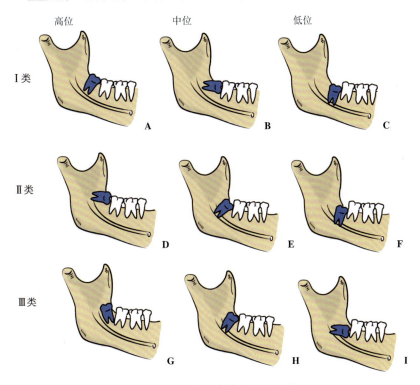

图4-10 下颌阻生第三磨牙分类

A.近中高位Ⅰ类阻生；B.水平中位Ⅰ类阻生；C.垂直低位Ⅰ类阻生；D.水平高位Ⅱ类阻生；E.近中中位Ⅱ类阻生；F.垂直低位Ⅱ类阻生；G.远中高位Ⅲ类阻生；H.近中中位Ⅲ类阻生；I.水平低位Ⅲ类阻生

（二）上颌阻生第三磨牙的分类

上述三分类法在上颌阻生第三磨牙中的应用与下颌几乎一样，但需考虑以下因素：

1. 阻生牙阻生的角度 垂直阻生最常见、远中阻生常见、近中阻生少见、颊腭向及水平阻生比较罕见。角度分类对上颌阻生牙拔除难度的影响刚好相反，垂直和远中阻生相对简单，而近中阻生拔除困难。

2. 阻生牙颊舌向的位置 偏颊向的阻生牙（占多数），因颊侧骨板薄而拔除容易；而偏腭侧的阻生牙拔除难度大。

3. 阻生牙与𬌗平面的关系　上颌阻生牙的拔除难度同样随着埋伏深度的增加而增加。

（三）其他影响阻生牙拔除难度的因素

1. 全身及口腔因素　年龄超过40岁，牙齿周围骨质缺乏弹性，牙根骨阻力增大，拔牙难度增加。肥胖患者和颊脂垫厚的患者会使拔除第三磨牙尤其拔除上颌第三磨牙非常困难。多余的颊组织随着张口向下移动阻挡视野，增大拔牙难度。张口度及咽反射敏感性也与拔牙难度相关。

2. 局部解剖因素牙根形态　牙根成熟度是评估难度和手术计划的最重要因素之一。第三磨牙牙根长度发育至1/3～2/3时，最容易拔除。发育完全的牙根可能靠近下牙槽神经。没有明显牙根结构的不成熟的牙齿很难去除，因为它们没有长轴，会滚动，很难切割。除牙根成熟度外，还应考虑根部的长度。细长的牙根在拔除过程中很容易折断，如果根尖位置靠近下牙槽神经，则拔除根尖难度大、风险高。球状根也可能对拔牙造成困难，并且可能需要大量去骨以获得无阻碍的拔除路径。圆锥形的根部通常最有利于拔牙。因为曲面体层片不能显示颊舌向，所以有时可能难以确定存在何种类型的牙根形态。第三磨牙也可能有额外的牙根，这在曲面体层片上并不明显。当明显容易的拔牙变得困难时，操作者应考虑这些其他可能性，加拍CBCT，明确解剖部位，调整手术技术以适应这些情况。还必须考虑其他一些因素，如牙槽骨的密度、牙周膜或牙囊的宽度、与第二磨牙的距离以及与重要结构（下牙槽神经、上颌窦等）的关系，因为这些因素有助于预判拔牙的难度。

四、下颌阻生第三磨牙的拔除

（一）阻力分析与手术设计

下颌第三磨牙阻生状况复杂，术前必须仔细分析阻力的来源和部位，以确定解除阻力的方法，这是顺利拔除阻生牙的关键。

下颌阻生第三磨牙拔除时的阻力有三类。

1. 冠部阻力　分为软组织阻力和骨阻力。

（1）软组织阻力　来自于第三磨牙上方覆盖的龈瓣，该龈瓣质地较韧，包绕牙冠时保持相当的张力，从而对第三磨牙远中向脱位形成阻力。解除该阻力的方法是切开。若其冠部远中龈瓣覆盖不多时，常无阻力。当龈瓣覆盖超过冠部远中1/2时，常产生阻力，需通过切开、分离解除。

（2）骨阻力　来自于牙冠周围的骨组织，主要是牙冠外形高点以上的骨质。单从X线片判断该阻力时，常有误差，应结合临床检查如牙位高低和骨覆盖程度来进行判断。垂直阻生时，冠部骨阻力多在远中；近中或水平阻生时，冠部骨阻力多在远中和颊侧。解除该阻力的方法是分切牙冠或（和）去骨。

2. 根部阻力　来源于牙根周围的骨组织，是拔牙时需克服的主要阻力，其阻力大小主要与以下情况有关。

（1）牙根的数目和形态　单根牙、根分叉不大者、融合根、锥形根、特短根的根部阻力较小，拔除时用挺出法即可；多根牙、根分叉过大者、牙颈部倒凹大者、肥大根、U形根、特长根的根部阻力较大，解除该阻力常需分根和（或）去骨达根长的1/3甚至1/2以上。

（2）根尖形态　根尖无弯曲、根尖弯向远中、根尖未形成者，根尖部阻力较小，拔除较容易；颊舌侧或根尖弯曲方向不一致、根尖弯向近中、根端肥大者，根尖部阻力较大，拔除较困难。

（3）阻生牙倾斜度　垂直阻生时，牙根长轴与脱位方向一致，根部阻力较小；近中阻生时，倾斜度较大，根部阻力较大；水平阻生时，倾斜度约为90°，根部阻力也更大；倒置阻生时，倾斜度超过90°，冠、根部阻力均达到最大，拔除最困难。

（4）周围骨质情况　与中老年人相比，年轻人根周骨质疏松，牙周间隙明显，拔除时更容易；当出现明显炎性骨吸收时，根部阻力较小，容易拔除；因慢性炎症导致根周骨粘连或骨硬化，则根部阻力变大，拔除较困难，该情况多见于中老年患者。

去除根部骨阻力的方法包括分根、去骨和增隙。单纯去骨创伤较大，因此术中应综合利用分根等多种方法。

3. **邻牙阻力** 是指第二磨牙在拔除第三磨牙时产生的妨碍脱位运动的阻力。其阻力大小一般根据第三磨牙与第二磨牙的接触程度和阻生位置而定。但不能仅依靠X线片显示的两牙接触的紧密程度来决定阻力大小，还与第三磨牙的牙位高低、牙根长短有关。Thoma曾提出，在X线片上，以近中阻生第三磨牙的根尖为圆心，以根尖到冠部近中牙尖的距离为半径画弧线，如弧线与第二磨牙冠部远中面相重叠，可判断会有阻力。解除邻牙阻力的方法包括分冠和去骨。

合理的手术方案要根据阻力分析、器械设备条件和术者操作经验来设计。手术方案应包括：麻醉药物的选择和麻醉方法；黏骨膜瓣的设计；确定解除阻力的方法、估计去骨量和去骨部位、分开牙体的部位、牙脱位的方向。阻力分析和手术方案的制订主要根据影像结果，而影像结果往往与临床实际情况存在一定偏差，因此要根据术中出现的问题及时调整术前设计的方案，不应机械地执行。

（二）拔除步骤

下颌阻生第三磨牙拔除术是一项较为复杂的手术，术中应严格遵守无菌原则。

1. **麻醉** 充分和深度的麻醉至关重要。拔除下颌第三磨牙时，通常进行下牙槽神经、舌神经、颊长神经一次性阻滞麻醉，以及常在第三磨牙的颊侧近中、颊侧远中角和远中注射含血管收缩剂（肾上腺素）的药物。最常用的麻醉剂是2%利多卡因（含1：100 000肾上腺素）。可以采用计算机控制口腔无痛局部麻醉仪来进行麻醉操作，提高患者的舒适度。麻醉效果可通过询问患者拔牙侧的下唇是否麻木及用骨膜剥离器来检测。

2. **切开和皮瓣设计** 高位阻生时一般不需切开。对于中低位阻生，需切开翻瓣。下颌阻生第三磨牙拔除时，皮瓣可采用袋型瓣切口或三角瓣切口，前者是从第三磨牙颊侧外斜嵴开始，向前切开至第二磨牙远中偏颊处，再沿第二磨牙颊侧龈沟向前切开至第二磨牙近中（短袋型切口）或继续沿龈沟向前扩展至第一磨牙近中（长袋型切口）。有时为了易于翻瓣且术野更清晰，往往需要在第二磨牙远中或近中颊面轴角处附加一个减张切口，即向前下斜行与龈缘约呈45°，长度不应超过移行沟底。该方法就是三角瓣切口（图4-11）。无论哪种方法，都应始终遵循皮瓣设计的基本原则：皮瓣顶点应窄于底部，以确保皮瓣的血液供应在顶端部分不受影响；皮瓣需全层切开至骨膜下，抬起时应以防止组织或骨膜撕裂的方式进行；附加切口的高度与基底部长度之比不应超过2：1。

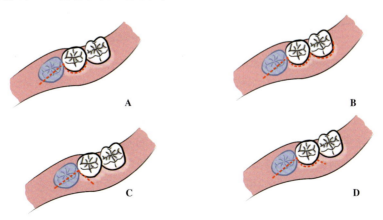

图4-11 下颌阻生牙拔除常用手术切口

A.短袋型切口；B.长袋型切口；C.远颊三角瓣切口；D.近颊三角瓣切口

3. 翻瓣　将骨膜分离器刃缘朝向骨面插入到牙槽骨与骨膜之间，从近中切口前端开始，沿牙槽嵴表面逐步向后推进，即全程需沿骨面翻起。如因反复炎症导致组织粘连，应进行锐剥离，以避免组织撕裂。原则上，翻瓣的范围以显露术区即可，以减轻术后肿胀。

4. 去骨　在操作过程中尽量将创伤降到最低，因此拔牙过程应遵守"少去骨，多分牙"的原则。根据具体情况，设计最合理的去骨及分牙方案，以建立牙齿脱位通道。去骨的目的是显露牙冠。最好选用外科专用切割手机和钻去骨。去骨的量和部位根据牙面骨质的覆盖程度而定。在去除颊侧及远中牙槽骨时，可仅磨除贴近患牙的一部分牙槽骨，这样在增隙的同时又保持了牙槽骨的高度。为避免损伤到舌神经、第二磨牙及其牙周骨质，舌侧及近中牙槽骨原则上不能去除。垂直阻生时，去骨量要达到牙冠各面外形高点以下；近中和水平阻生时，颊侧应达近中颊沟之下，远中到牙颈部以下。

5. 分牙　目的是解除邻牙阻力、减小骨阻力。包括截冠和分根。优点是创伤小、时间短、并发症少。可选择用电钻法进行分牙，最常用的方法是用车针将牙分成近中和远中两个部分（不可颊舌向贯穿磨透整个患牙，因为患牙舌侧面邻近舌侧骨板，舌侧骨板本身较薄，为避免损伤舌神经及舌侧软组织，切割时通常需余留患牙舌侧少部分牙体组织）。

当近中部分仍存在邻牙阻力时，可用车针横断截开近中部分的釉牙骨质界处，将牙分割成牙冠和牙根两个部分，先取出牙冠，再挺出牙根。如果是多根牙，可用车针先将牙根分割成多个单根后再分别挺出（图4-12）。

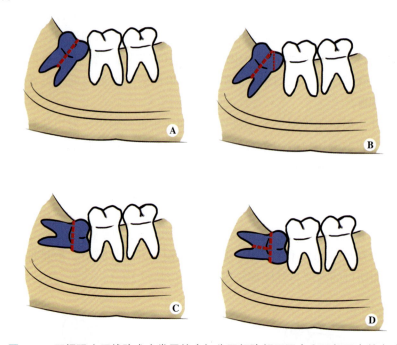

图4-12　下颌阻生牙拔除术中常用的磨切分牙解除邻牙阻力和牙根阻力的方法

A. 纵向分牙；B. 磨除抵住邻牙的牙尖，解除邻牙阻力，如剩余部分牙根阻力大，无法脱位，可进一步行纵向分牙；C. 截断牙冠；D. 截冠后如果牙根无法脱位，可进一步分根

6. 拔出患牙　在完全解除邻牙阻力、基本解除骨阻力的基础上，根据患者具体情况，选择合适的牙挺，插入牙周间隙，分别挺松或基本挺出患牙分割后的各个部分，最后用拔牙钳使其完全脱位，以减少牙挺滑脱和误吸、误吞牙体发生的可能。挺牙时不能使用暴力，要注意保护邻牙及周围骨组织，即手指要接触患牙、邻牙，感知两牙的动度，同时抵于舌侧，以控制舌侧骨板的扩张幅度，避免舌侧骨板骨折、邻牙及下颌骨的损伤或患牙的移位。

对分牙后拔出的患牙，应拼对拔出的牙体组织，以检查其完整性，如发现较大缺损，应仔细检查拔牙窝，取出残片，避免遗留。

7. 拔牙窝的处理 对于拔牙窝内的碎片或碎屑，应用生理盐水进行清洗和（或）用强吸的方法进行彻底的清理。可用刮匙刮除粘连在软组织上的碎片，但不可过度搔刮牙槽窝，否则会损伤残留在牙槽骨壁上的牙周膜而影响伤口的愈合。

在水平阻生牙或近中阻生牙冠部分的下方以及垂直阻生牙的远中部分常存在肉芽组织，X线上显示为月牙形的低密度区。探查时，若为松软脆弱、易出血的炎性肉芽组织，应予以刮除；若为韧性、较致密的纤维结缔组织，则不必刮除，以利于伤口的愈合。低位阻生时，牙冠周围常有牙囊包绕，拔牙后常与牙龈相连，为避免形成残余囊肿，应将其去除。

扩大的牙槽窝应压迫复位。锐利的骨边缘应进行修整。游离的折断骨片应取出，而骨膜附着较多的骨片应予以复位。

避免过多的唾液进入拔牙窝，因为唾液与血液混合后形成的血凝块质量不佳，影响伤口的愈合。为预防出血，可将止血材料放入拔牙窝内。

8. 缝合 缝合的目的包括：复位组织瓣以利于愈合；缩小拔牙创，避免异物进入，保护血凝块；减少术后出血。缝合时不应过于严密，即第二磨牙切口转折处、远中可不缝，这样做在达到缝合目的的同时，又使伤口内的出血和反应性产物及时引流，可有效减轻术后肿胀及血肿。

缝合时，按先近中再远中的顺序进行。要先缝合组织瓣的解剖标志点（切口的切角和牙龈乳头），避免缝合时组织瓣发生移位。缝合完成后压迫止血，同一般牙拔除术，即用消毒棉卷覆盖拔牙创并嘱患者咬紧。

9. 术后医嘱 与一般牙拔除术相比，下颌阻生第三磨牙拔除后创伤较大，常伴有肿胀、疼痛、开口受限等，术后可予以间断冷敷及适当使用抗生素。术后应告知患者注意疼痛反应，疼痛程度往往随去骨量的增加而增加。根据拔牙的复杂性，可以提供止痛药。布洛芬止痛效果好，也有助于减轻水肿。同时嘱患者无须长时间服用止痛药，因为持续使用止痛药可能会掩盖急性术后并发症（如感染）的症状。告知患者纱布上有唾液和血液，可能呈现大量血液浸泡纱布的外观。实际上，只要纱布呈粉红色且未被鲜红血液浸透，就都是正常的。早上患者枕头上可能有少量血液，也是正常的。应向患者提供口腔卫生指导，避免直接在手术部位或缝线上刷牙。应告知患者避免吸烟。进软食，避免食用辛辣食物，以免刺激拔牙窝的组织。患者进食后应仔细漱口，避免用力吐唾沫。48小时内也应避免使用吸管。吐唾沫可能移除血块，使患者易患干槽症。术后大约1周拆线随访。

第6节　拔牙术中及术后并发症

拔牙作为一个有创的操作，可能在术中和术后出现一些并发症。并发症重在预防，要求手术医师术前仔细、全面地检查掌握应拔患牙及周围组织情况，制订详尽的手术方案，术中坚持外科原则进行操作，及时发现并处理预先未考虑到的问题。术后医嘱交代明确。如已发生并发症，则应及时完善处理。

一、术中并发症

1. 软组织损伤 软组织损伤可能发生在拔牙部位或其附近，或远离拔牙部位。拔牙部位的软组织损伤通常是由于使用牙挺或拔牙钳造成的创伤。牙挺的放置方式应确保牙脱位不会对牙龈乳头或牙龈组织造成损伤。应正确使用牙挺，防止滑脱和组织损伤。龈瓣设计不当也会导致组织损伤，龈乳头应包括在龈瓣内，并避开器械。拔牙钳应避免放置在牙龈组织上，在下颌牙齿上使用牛角钳时尤其如此。组织的撕裂常见于刀片的意外划伤，或者下颌第三磨牙舌侧组织和上颌第三磨牙远中组织周围的骨膜分离操作不当。在远离拔牙窝的部位，嘴唇和脸颊也可能会受伤。长时间牵拉嘴唇会导致唇部和口角皲裂。这可以通过术前术中在口角处涂抹含油软膏来预防。

2. 牙及牙根断裂或移位 牙根折断是拔牙术中常出现的并发症。造成牙根折断的原因和处理方法在前文中已说明，预防方法主要是应了解各类牙齿的解剖形态特点，必要时行影像学检查，拔牙方法和器械的选择使用要适当。牙齿或牙根碎片的移位在上颌骨或下颌骨均可发生。在下颌骨，牙齿或者断根可以移位到下颌骨舌侧骨膜下，或进入口底。这通常是由于舌向力推动牙齿或牙根突破薄弱的舌侧骨皮质造成，进入口底往往发生在下颌阻生智齿拔除时。断根如在黏膜下，可用左手手指向上向颊侧推挤，有时可使其退回牙槽窝；也可去除部分舌侧骨板，直视下用止血钳或刮匙将其取出。如牙根远离牙槽窝，需拍摄X线片定位，根据牙根所在的位置决定取出方法。上颌牙齿可以移入上颌窦或颞下间隙。这是因为阻生第三磨牙周围有薄薄的骨质将其与上颌窦或颞下间隙分离。为防止移位至颞下间隙，应在上颌结节处放置牵开器，拔出时用力应向颊侧和下方。预防移位至上颌窦也是如此。如果拔除大部分上颌牙齿后仍有一个小的根尖，可根据情况考虑保留断根。如果牙或牙根进入颞下间隙，不可盲目探查，以免引起出血，应观察2～3周待其顺重力下移至上颌结节黏膜转折处时再取出。如果拔牙过程中牙根未完全进入上颌窦窦腔内，通常可直视下发现并取出；如果牙齿或牙根移入上颌窦，可CBCT扫描定位牙齿，使用翻瓣去骨法取出，颊侧翻瓣后，去除颊侧骨板至窦底，如未找到牙根，可向上去除部分窦前壁骨板。取出牙根后，窦底穿孔大者可转瓣严密缝合；穿孔小者可与一般拔牙后处理相同。术后应使用抗生素和滴鼻剂防止上颌窦感染。牙齿或牙齿碎片可能会被移位到患者的后口咽部。如果患者咳嗽或呼吸困难，应高度怀疑牙齿已经脱落进入气道，并应立即进行急救。如果患者没有咳嗽或呼吸困难，牙齿可能已经被误吞，患者应转到急诊科做胸部和腹部X线片检查。

3. 骨组织损伤 在拔除上、下颌前牙或上下颌第三磨牙时，由于上下颌唇侧牙槽骨、上颌结节处、下颌智齿舌侧牙槽骨骨质较薄弱，用力不当会造成牙槽骨骨折。颌骨骨折在第三磨牙手术中并不常见，可能导致的因素包括阻生牙埋伏位置极深、下颌骨萎缩或与阻生牙相关的囊肿等。在这些情况下，术前计划至关重要。在避免暴力拔牙的同时，可能需要分牙和合理的去骨量。如果术中怀疑有颌骨骨折，应中止手术，除非牙齿可以很容易拔除。拍摄曲面体层片来记录骨折的位置和位移，根据情况决定行颌骨固定或手术治疗。

4. 邻牙或对颌牙损伤 在手术过程中，相邻牙齿可能会脱位和移动。大面积龋坏的牙齿可能断裂，相邻的修复体可能移位。使用牙挺时，不应以邻牙为支点。应根据情况采用合适的拔牙方法，如拔牙钳拔牙或牙科手机分牙，以减少拔牙所需的作用力。过于暴力牵引拔出牙齿时，有时也会损伤对颌牙齿。牵引拔出牙齿时，用力要适当，并应用左手手指阻挡保护对颌牙齿。

5. 口腔上颌窦交通 在许多情况下，上颌窦衬里紧挨着上颌前磨牙及磨牙的牙根，拔牙过程中可能造成口腔上颌窦交通。如果在拔牙时怀疑有口腔上颌窦交通，术者应首先通过直视确定是否存在，然后在拔牙部位用探针轻轻探测，以感觉上方骨壁。如果这两种技术都不能显示出上颌窦交通，那么应该捏住患者的鼻孔，指示患者轻轻地鼓气，拔牙窝内漏气表明存在口腔上颌窦交通。如果直径2mm左右小的穿孔，可按拔牙后常规处理，待其自然愈合。如果穿孔最大直径为2～6mm，则可以将明胶海绵插入该部位以堵住穿孔，并严密缝合，嘱患者尽量少打喷嚏或用力擤鼻涕。愈合观察几周穿孔仍不闭合，考虑穿孔直径太大或者患者存在上颌窦炎等原因。如果穿孔的大小大于7mm，则应通过利用皮瓣来初步闭合该部位。皮瓣的基底部要减张切开，充分延长皮瓣；为能使皮瓣与腭侧对位，往往需要将拔牙窝颊侧牙槽嵴顶高度降低，为缝合严密，需采用垂直褥式缝合加间断缝合法。如果患者存在上颌窦炎导致穿孔处迟迟不愈合，则可给予抗生素控制感染，同时用生理盐水从穿孔处向窦内多次冲洗，上颌窦消炎后有可能会自然愈合。若观察3个月仍不闭合，可考虑行上颌窦根治术和上颌窦瘘修补术。

6. 神经损伤 在拔除阻生第三磨牙的患者中，约0.5%～5.3%的患者会出现下牙槽神经或舌神经的神经功能障碍，患者会自觉感觉减退、感觉异常或感觉迟钝。下牙槽神经损伤会出现同侧下唇和颊部的麻木。舌神经损伤会出现同侧舌体麻木或感觉异常，以及味觉障碍。如果影像学表现为根管形态的变异、根管处根尖变暗和根管中断，则下牙槽神经损伤风险增加。所有接受手术拔除阻生第三磨牙的患者均应在术后约1周接受随访。此时，应该评估神经功能。治疗下牙槽神经损伤可使用减轻水肿、减压的药物，如地塞米松、地巴唑等；促进神经恢复药物，如维生素B_1、维生素B_6、维生素B_{12}等；亦可理疗。下牙槽神经损伤大多半年内恢复；但也有相当一部分不能恢复，需术前与患者交代。

7. **术中出血**　是指拔牙过程中过多出血的现象。原因有局部和全身因素两种。全身因素主要是血液病和高血压，拔牙前应询问病史，进行术前评估，避免因凝血功能异常而引发全创面渗血。局部因素主要是术中切口损伤血管、拔牙时撕裂牙龈等，较大血管出血应予结扎止血。牙槽窝出血可以用骨蜡或明胶海绵填塞出血口，必要时需要碘仿纱条填塞止血。

8. **其他**　患者张口过大、拔牙时间过长等可引发颞颌关节损伤，关节脱位。所以术中要托住患者下颌。若发生关节脱位，应立即复位，限制下颌活动。牙拔除术中可能发生牙挺、车针、缝合针等器械折断，应及时取出。若断端嵌入邻近软组织甚至误吞误吸，需按照异物取出原则和程序处理。

二、拔牙术后并发症

1. **拔牙后出血**　在最初48小时内有少量渗出是正常的，即使少量血液与唾液混合也会出现类似大量出血的症状。除非患者的纱布表现为饱和的深红色或鲜红色，否则不必引起关注。术后48小时以上的出血情况应进行评估。它通常是刷牙或咀嚼而直接损伤血凝块的结果。如果没有确定明显的出血来源，应对可能的潜在凝血障碍进行医学评估。术后出血超过72小时，即使是轻微的，也可能是危险的。术后出血的控制方式类似于术中出血。出血部位应进行冲洗和探查，以检查是否有明显的来源。直接压迫是控制出血的主要手段，通常通过咬纱布或手指按压的直接压迫可以止血。肾上腺素浸润局部麻醉药也可以起到暂时的止血作用。压迫无效时，可在牙槽窝内放置可吸收明胶海绵和局部止血剂，缝合来控制出血。

2. **拔牙创感染**　常规拔牙术后急性感染少见，拔牙术后急性感染主要发生在下颌智齿拔除术后。术后急性感染表现为拔除部位疼痛和肿胀加剧，可能为化脓性。72小时后肿胀增加、疼痛加剧、牙关紧闭、发热、吞咽困难或吞咽痛。急性感染的治疗方式是建立引流系统，拆除缝线打开龈瓣，进行大量冲洗。使用青霉素或克林霉素进行抗感染治疗。骨膜下感染大多在术后4～12周，通常是由黏膜瓣下留下的碎片引起。治疗方法是切开、引流、使用抗生素，重新评估，直到感染清除。

3. **拔牙术后疼痛**　牙拔除时，创伤造成的代谢分解产物和组织应激反应产生的活化物质刺激神经末梢，引起疼痛。拔除阻生的第三磨牙后患者往往自觉疼痛。疼痛持续时间与拔牙困难程度和患者年龄相关。可提供适量的止痛药，以控制术后疼痛。

4. **拔牙术后肿胀**　肿胀在大约72小时达到高峰。为防止术后肿胀，黏骨膜瓣的切口尽量不要越过移行沟底，切口缝合不要过紧。在某些情况下，术中可以使用类固醇。术后冰敷或加压包扎可缓解疼痛，减轻肿胀。肿胀通常在5～7天内消退。若疼痛或肿胀持续时间长或加重，需进一步评估处理。

5. **拔牙术后开口困难**　多由于拔除下颌阻生牙时，颞肌深部肌腱下段和翼内肌前部受创伤及创伤性炎症激惹而产生反射性肌痉挛所致。术后可用热敷或理疗帮助恢复正常开口度。

6. **干槽症**　也被称为"纤维溶解性牙槽炎"。干槽症多见于下颌后牙，占58%～92%，发生率依次为下颌第三磨牙、下颌第一磨牙、下颌第二磨牙，其他牙少见，前牙发生率最低。

干槽症的诊断标准为拔牙2～3天后有剧烈疼痛，并可向耳颞部、下颌区或头顶部放射，一般镇痛药物不能止痛；拔牙窝内空虚，或有腐败变性的血凝块，腐臭味强烈。

干槽症的治疗原则是通过彻底的清创及隔离外界对牙槽窝的刺激，以达到迅速止痛、促进愈合的目的。治疗方案是通过传导阻滞麻醉，在完全无痛的情况下彻底清创。使用3%过氧化氢溶液棉球反复擦拭，以去除腐败坏死物质，直至牙槽窝清洁，棉球干净无臭味；不要用刮匙反复搔刮牙槽骨壁，只在有大块腐败坏死物时用刮匙。用生理盐水冲洗牙槽窝。将碘仿纱条（可加丁香油和2%丁卡因）填入拔牙创，先将纱条的一端填入牙槽窝底部，再依次叠列严密填满牙槽窝，松紧适度，最后将纱条末端塞入牙槽窝深部避免松脱，也可缝合两侧牙龈。经上述处理后，绝大多数可完全或基本止痛。如无明显疼痛，次日可不再换药。10天后去除碘仿纱条，此时牙槽窝虽空虚，但骨壁表面有一层肉芽组织覆盖，不需再放新碘仿纱条。牙槽窝待1~2个月后才能长满结缔组织。

预防干槽症的发生应重视减少手术创伤，保护血凝块，注意口腔卫生和术后适当休息。目前除术中处理外，主要的预防思路是在拔牙创内填塞各类抗感染、保护血凝块、减小拔牙创体积的物质，这些均取得了一定的效果。比较简便易行的方法是牙槽窝内置入碘仿海绵（可吸收性明胶海绵浸入10%碘仿液，晾干后剪成小块），使用后干槽症发生率为0%~1.2%。

第7节　牙槽外科门诊手术

一、牙槽突修整术

1. **适应证**　牙槽突区突出的尖或嵴造成疼痛者，牙槽突骨尖或骨嵴、前牙牙槽突前突、上下颌间隙过小等妨碍义齿就位者。

2. **手术方法**　应在拔牙后2~3个月骨质改建稳定时进行。手术可视具体情况选择局部浸润或阻滞麻醉，单独小骨尖，可视具体情况直接用手挤压修复或用钝器垫以纱布，锤击钝器将其修复。小范围的修整术，可作弧形切口，较大范围的修整可选用角形切口或梯形切口，蒂在牙槽嵴底部，切开时注意保护重要的解剖结构（神经、血管）。翻瓣时骨膜剥离器要伸入骨膜下，全层剥离黏骨膜瓣。可使用咬骨钳或车针去除多余的骨尖、骨突、骨嵴。注意去骨量应适度。去骨后，用骨锉挫平骨面，生理盐水冲洗术区，彻底清除骨屑，复位软组织瓣，在组织瓣的表面触摸检查骨面是否平整，缝合伤口。术后1周拆线（图4-13）。

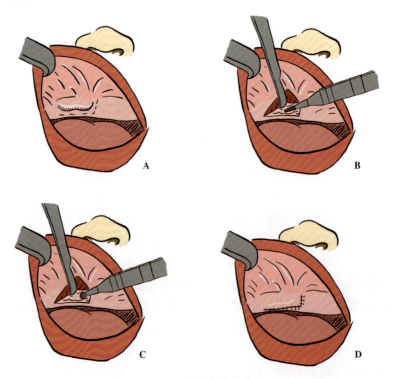

图4-13　牙槽突修整术

A.沿着骨隆突的边界外作弧形切口；B.裂钻磨除骨性隆突；C.球钻修平；D.缝合伤口

二、腭隆突修整术

1.适应证　腭部骨性隆突造成全口义齿就位困难、翘动、压痛或后堤区封闭不良等问题者。

2.手术方法　术前应拍摄CBCT，评估腭隆突与鼻腔的位置关系，以免造成口鼻瘘。如术后使用腭护板，应术前取模。较小腭隆突，可行线性切口，较大腭隆突可于切口前后两侧行松弛切口。翻瓣充分显露腭隆突，用车针磨除多余骨质，应避免整块凿除腭隆突，因易穿通鼻腔。若使用单面骨凿，其斜面应与腭护板平行去除骨质。去骨后，用较大球钻平整骨创面。冲洗，缝合创口。可用碘仿纱布打包或使用腭护板进行术区压迫，防止血肿。

三、下颌隆突修整术

1.适应证　妨碍义齿安装者、患者自觉不适者。

2.手术方法　沿舌侧龈缘切开，由于隆突处黏膜较薄，切口范围应超过隆突两侧各约两个牙位的长度，避免黏膜被牵拉撕裂、小心剥离黏骨膜瓣，拉钩牵开黏膜瓣，车针去除多余骨质，骨锉或较大球钻磨平骨面，冲洗创面后缝合创口。术后嘱患者用湿纱布压迫术区半小时，防止血肿形成。

四、上颌结节肥大修整术

1.适应证　颌间距离减小影响义齿修复者、形成倒凹影响义齿就位者。

2.手术方法　若软组织过于肥厚，可采用牙槽嵴顶入路；若软组织无过度肥厚，则可采用颊侧入路，可保存角化黏膜，有助于修复义齿的承托。翻瓣后去除多余骨组织及部分软组织，骨锉修整、冲洗清洁术区后缝合。

五、唇系带矫正术

1.适应证　儿童上唇系带附着于牙槽突中切牙间，导致形成两中切牙间隙者；老年患者牙槽嵴吸收萎缩，唇系带附着近牙槽嵴顶，妨碍义齿的固位者。

2.手术方法　唇系带矫正术可在局部浸润麻醉下，在前庭沟做基底宽大的V形切口以游离系带，应彻底切除系带直到骨面，中切牙间的结缔组织纤维必须从牙面向切牙乳头进行楔形切除，两侧对位缝合关闭菱形缺损，垂直向黏膜进行间断缝合，遗留小缺损可任其二期愈合（图4-14）。

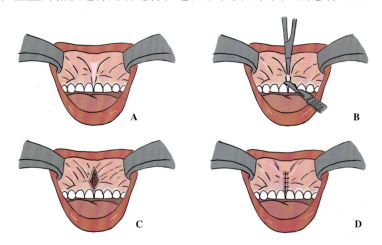

图4-14　上唇系带矫正术

A. 术前显示上唇系带附丽过低；B. 切开唇系带，切除中切牙间的结缔组织纤维；C. 切除后形成的创面；D. 缝合后效果

六、舌系带矫正术

1. **适应证**　舌系带过短造成舌运动受限，舌尖难以上抬，卷舌音和舌腭音发音障碍者；老年患者下颌牙槽突萎缩，导致舌系带附着近牙槽嵴顶，影响义齿的固位者。

2. **手术方法**　舌系带矫正术通常在局部浸润麻醉下，缝线穿过距舌尖约1.5cm处的舌体中央，以便牵拉舌尖，更好地暴露术野，使舌系带保持紧张，用刀片或剪刀水平向剪断舌系带直至舌尖在开口时能接触到上颌前牙的舌面为止。纵向拉拢缝合创口。术中应注意避免损伤下颌下腺导管及开口处的乳头（图4-15）。

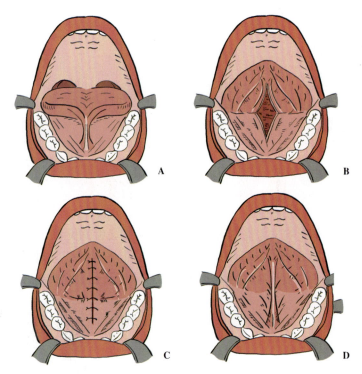

图4-15　舌系带矫正术

A. 术前显示舌系带过短，舌尖难以上抬；B. 横行切开舌系带，直至舌尖在开口时能接触到上颌前牙的舌面；C. 纵向缝合伤口；D. 愈合后效果

第8节　自体牙移植

如前文所述，可以移植以代替缺失的第一、第二磨牙的第三磨牙属于阻生牙拔除的禁忌。对于存在缺牙的病例，如有条件合适的阻生牙（或多生牙）可供移植，应当考虑自体牙移植的修复方案。自体牙移植是指将同一个人的牙齿移植变换位置，从无功能位置移植到功能牙位，并使之在新的位置重新愈合，行使咬合功能，从而替代、修复缺失的功能牙（图4-16）。

一、适　应　证

1. 患牙因残根、残冠、外伤、折裂、畸形、肿瘤等原因无法保留需要拔除或已经缺失。

2. 供牙健康无功能且牙根发育期在 Moorrees 4 期以上（即形成牙根长度的 2/3 以上）、冠根形态和大小与受植区相接近；受植区间隙和牙槽骨骨量（包括高度和宽度）足够，能完全容纳供牙。

3. 患者全身状况良好，无拔牙禁忌证，同意移植手术并接受相关的风险。

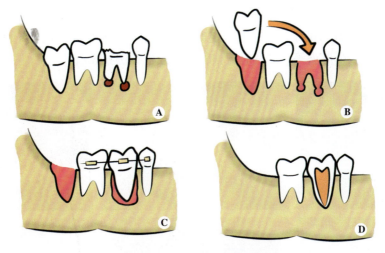

图 4-16　自体牙移植步骤示意图

A. 46残根需要拔除，可采用48移植替代46；B. 采用微创方法拔除46，拔出48；C. 修整46拔牙窝，预备洞形，将48植入到46窝洞内，与邻牙粘接固定；D. 固定期结束后，拆除固定，根管治疗已完成，牙周膜愈合

若患者同时满足上述 3 个条件，则可行自体牙移植术。

二、禁 忌 证

1. 供牙本身存在严重病变或畸形，如牙周附着丧失过多、牙根过度弯曲、根分叉过大、根管系统过于复杂或根管钙化不通。

2. 受植区缺隙的近远中向宽度、与对颌牙的颌龈距离相比供牙牙冠明显不足（缺隙无法容纳供牙牙冠）；受植区牙槽骨有明显缺损、畸形或病变（受植区牙槽骨无法容纳供牙牙根）。

3. 患者有严重的口腔或基础疾病，尤其是重度牙周炎、骨代谢疾病等。

上述3个条件中，若患者具备其中之一，则不建议行自体牙移植术。

三、诊 疗 程 序

1. 术前检查　通过口腔检查及影像学检查（CBCT）测量分析待拔除的患牙及受植区情况、供牙及供牙区情况，评估是否符合适应证，排除禁忌证。

2. 术前准备　根据术前检查结果，对供牙和受植区进行初步测量和匹配，并确定手术方案；预制三维（3D）打印的供牙模型，必要时根据计算机辅助设计软件制作手术导板和预成夹板。术前预防性应用抗菌药物。

3. 微创拔牙　采用规范化微创操作拔除患牙，拔出供牙。应尽可能保护供牙牙根上附着的牙周膜，将供牙置于保存液中待用，尽量减少供牙的离体时间。

4. 预备受植区牙槽窝　受植区窝洞预备，使之能够容纳供牙牙根。预备时，宜采用低速动力系统或超声骨刀，并全程水冷却降温，避免高温对窝洞周围骨质造成热损伤。

5. 试植供牙　将供牙模型试植入受植窝内，必要时进一步修整窝洞，直至供牙模型与受植窝相匹配。

6. 移植供牙　应根据邻牙和对颌牙支持尖的位置，将供牙置于最合适的三维位置。

7. 固定　采用非刚性材料如牙科固位纤维或个性化预成牙弓夹板，将移植牙与邻牙连接固定，维持4～8周。移植牙的愈合期间，需消除咬合干扰，避免受力。固定期结束后拆除固定材料。

8. 根管治疗　对于牙根完全发育的供牙，术后 2～4 周移植牙具有一定稳定性后开始根管治疗（图4-17）。对于未完全发育的供牙，建议术后定期进行临床和影像学观察直至牙根完全发育；如观察期内出现牙根吸收、根尖周感染等，需及时行根管治疗或根尖诱导成形术。

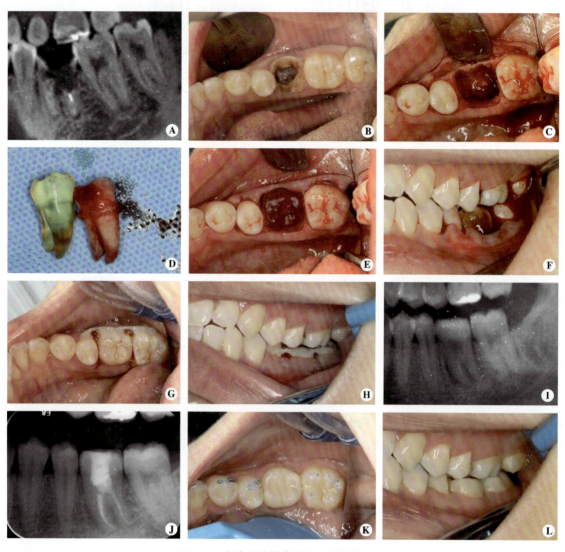

图 4-17　自体牙移植病例（38移植到36）

A. 术前 X 线片；B. 术前口内情况；C. 拔出 36 并修整拔牙窝洞形；D. 拔出的 38 及供牙 3D 打印模型；E、F. 将供牙模型试植到 36 窝洞内；G、H. 将供牙植入 36 窝洞内，与邻牙粘接固定，消除咬合接触；I. 术后即刻 X 线片；J. 术后 1 年随访 X 线片；K、L. 术后 1 年随访时的口内情况

四、自体牙移植

自体牙移植以天然牙恢复牙列缺损，是生物相容性最好的修复方式。移植牙保留了牙齿的本体感受，可恢复受植区牙和牙周组织的解剖生理结构。移植牙的牙周膜具有引导骨再生作用，利于维持牙周骨量的稳定。牙周膜愈合的移植牙可以被动萌出，适应性地自动调整位置，行使咬合功能，也可以通过正畸牵引，进一步调整牙齿的位置。

自体牙移植涉及多个口腔亚专科，需要多学科协作完成，是一种较为复杂的修复技术。自体牙移植技术也存在诸多缺点：供牙来源受限，符合适应证的病例不多；外科手术复杂，对完整拔出供牙的手术要求高；智齿的根管系统复杂、变异较大，存在根管治疗失败的风险；可能发生牙根吸收、牙齿松动，甚至脱落等并发症。

自测题

1. 以下哪种情况应暂缓拔牙（   ）
   A. 妊娠第4、5、6个月
   B. 糖尿病患者的空腹血糖控制在8.88mmol/L（160mg/dl）以下
   C. 甲状腺功能亢进患者治疗后心率低于100次/分
   D. 急性智齿冠周炎伴嚼肌间隙感染
   E. 高血压患者血压控制在21.3～13.3kPa（160/100mmHg）以下

2. 牙拔除时可使用旋转力的牙为（   ）
   A. 上颌中切牙   B. 上颌双尖牙
   C. 上颌磨牙   D. 下颌中切牙
   E. 下颌双尖牙

3. 关于翻瓣去骨拔除断根的方法，下列哪项是正确的（   ）
   A. 瓣的顶部应宽于基底部
   B. 瓣应尽量小
   C. 翻瓣时应将骨膜保留在骨面以防术后骨感染
   D. 保证足够去骨间隙，防止去骨时损伤软组织
   E. 缝合后应无须切口下方有骨支持

4. 患者，女性，36岁，昨日拔36后，拔牙创出血不止，检查见36拔牙创舌侧牙龈撕裂约1cm，局部渗血明显，正确止血方法为（   ）
   A. 全身药物止血   B. 缝合止血
   C. 压迫止血   D. 碘条填塞
   E. 颈外动脉结扎

5. 患者，男性，24岁，1周前拔除38水平中位阻生牙，术后下唇麻木，至今未恢复，此症状产生的原因最可能的是（   ）
   A. 局部麻醉时损伤神经
   B. 术后肿胀引起神经功能障碍
   C. 术中损伤下唇造成麻木
   D. 术中损伤舌侧骨板造成麻木
   E. 拔牙过程中损伤下牙槽神经

6. 患者，男性，27岁，4天前经去骨、劈开拔除右下近中阻生智齿。现出现持续性剧痛，并向耳颞部放射，检查见拔牙窝空虚，牙槽骨壁表面有灰白色假膜覆盖。最可能的诊断是（   ）
   A. 牙槽突骨折
   B. 拔牙后正常反应
   C. 干槽症
   D. 邻牙在拔牙时受到损伤
   E. 邻牙急性根尖周炎

7. 患者，男性，36岁，16残冠，根尖病变。拔除过程中，远中颊根折断，取根时，牙根突然消失，捏鼻鼓气时拔牙窝内有气体溢出。拍摄X线片显示患者为低位上颌窦，移位的牙根已进入上颌窦，但仍位于拔牙窝附近，此时最佳处理方法是（   ）
   A. 观察
   B. 刮匙搔刮取根
   C. 从穿孔处冲洗吸出断根
   D. 于穿孔处开窗取根
   E. 上颌窦根治术

（张婷婷 周丽斌）

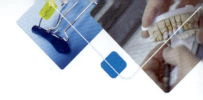

第5章
种植外科

案例 5-1

患者，男性，27岁。

主诉：左上一颗后牙缺失一年求修复。

现病史：患者一年前因龋牙严重，拔除左上后牙一颗，拔除后左侧牙齿咀嚼效率差，要求修复缺失牙。

既往史：患者否认系统疾病史及药物过敏史和外伤史等。

专科检查：26牙缺失，25、27牙无松动，无倾斜，26缺牙区近远中向距离1cm，牙槽嵴丰满，咬合检查26缺牙区牙槽黏膜与对颌牙距离7.4mm。

问题：1. 该患者还要做哪些检查和评估？

2. 该患者可选的修复方案有哪些？

第1节 口腔种植学的发展简史

口腔种植学（oral implantology）是20世纪中期发展起来的一门口腔临床分支学科，与口腔众多学科交叉，其中有关外科的内容被称为种植外科。

口腔种植体（oral implant）亦称牙种植体，是指起支持、固位作用的植入物。种植牙的历史可追溯到4000年前的中国和2000年前的埃及，考古发现古代人类尝试使用雕刻的竹棒、钉子形状的贵金属器具代替缺失牙。在早期的欧洲、中东和中美洲，人们试图用各种同种或异种材料的植入来代替缺失牙，如人和动物的牙齿、雕刻的骨头、贝壳等。Brånemark经过10年的基础及临床研究，于1965年首次提出"骨结合"理论，并把钛和钛合金的种植体成功应用于临床，1977年Brånemark报告了10年的临床研究应用结果，骨结合概念得到了国际同行的公认。在该理论的指导下，口腔种植学得到了迅速发展，牙种植体系统快速发展，形成了独立的种植外科体系及其理论，并随学科发展而不断完善。

我国口腔医学及生物材料学学者于20世纪70年代末涉足口腔种植领域，1980年，口腔种植学被列入高等医学院校教材内容中。1995年，中国成立了全国口腔种植义齿协作组，为口腔种植技术快速传播和发展奠定了基础。2002年，成立了中华口腔医学会口腔种植专业委员会。2010年，我国将口腔种植学列入二级学科。此后，经过不断地进行国际交流、学习和实践，口腔种植学在我国得到飞速发展并走向成熟。

第2节 口腔种植的应用解剖及生物学基础

一、口腔种植的应用解剖

（一）缺牙后牙槽骨的改变

人体咬合力通过牙周膜传递到牙槽骨，这种生理刺激可调节颌骨的吸收与改建，保持颌骨相对平衡。当牙齿缺失后，这一平衡机制被破坏，尤其全牙列缺失后多种因素（包括全身因素和机械压迫刺激等）参与，导致牙槽骨萎缩或吸收。

全口牙齿缺失后，由于上颌骨牙槽基部位置靠后，骨质吸收方向为向上向内，而下颌骨牙槽基部靠前，骨质吸收方向为向下向外，骨吸收结果造成上下颌弓之间呈现反殆趋势。

牙槽骨形态学改变为种植体植入术及种植义齿的设计制作带来困难。因此，从解剖学、组织学的角度对缺牙后的牙槽嵴进行分类评估，对种植修复方案的设计及实施至关重要。

（二）牙槽骨萎缩的分类

1. 形态学分类　根据临床和X线表现，目前具有代表性的分类是由Lekholm和Zarb提出的（图5-1）。

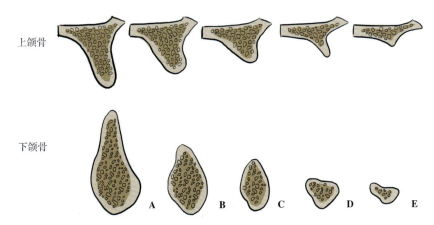

图5-1　牙槽骨萎缩的Lekholm和Zarb分类

A.大部分牙槽嵴尚存；B.发生中等程度的牙槽嵴吸收；C.发生明显的牙槽嵴吸收，仅基底骨尚存；D.基底骨已开始吸收；E.基底骨已发生重度骨吸收

2. 骨的质量分类　根据骨皮质与骨松质的含量比例及骨松质疏密程度，将颌骨质量分为4个级别（图5-2）。

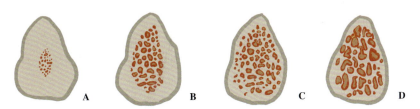

图5-2　颌骨质量分类

A. Ⅰ类，颌骨几乎完全由均质的骨皮质构成；B. Ⅱ类，厚层的骨皮质包绕骨小梁密集排列的骨松质；C. Ⅲ类，薄层的骨皮质包绕骨小梁密集排列的骨松质；D. Ⅳ类，薄层的骨皮质包绕骨小梁疏松排列的骨松质

骨皮质有利于种植体的稳定，骨松质血供丰富，有利于种植体表面成骨，骨皮质与骨松质骨量比例相当最有利于种植体骨结合。种植较理想的骨质为Ⅱ类和Ⅲ类，其次是Ⅰ类，最后为Ⅳ类。当颌骨萎缩时，种植常需同期或延期植骨；当颌骨严重萎缩时，需谨慎制订种植方案。

目前牙槽骨萎缩的分类常用口腔CBCT检查辅助判断，而骨的质量分类则采用骨密度仪检测更准确。

（三）上颌骨种植的应用解剖

上颌骨解剖形态不规则，种植手术操作主要涉及上颌骨体部及牙槽突。

1. 上颌骨体部解剖　　上颌骨骨质较下颌骨疏松，骨皮质较薄。上颌窦为空腔，位于上颌骨体部中心，开口于中鼻道。上颌窦由多个骨壁组成的四角锥形空腔，磨牙牙根离上颌窦较近，有的牙根突入上颌窦内，根尖没有骨质间隔，仅覆以上颌窦黏膜，其中上颌第一磨牙根尖距离上颌窦最近。上颌窦黏膜和上颌窦前外侧壁有上牙槽后动脉和上牙槽前动脉的血管，行上颌窦前外侧壁开窗窦底提升术时应注意保护及彻底止血。

缺牙后牙槽骨发生萎缩，术前应根据CBCT仔细测量窦嵴距，骨量满足常规种植体长度者直接种植，若窦嵴距较低者，应做上颌窦底提升后同期或延期种植。约1/3的上颌窦底存在骨分隔，且骨分隔多呈颊腭向走行，若分隔在种植手术区，则增加了上颌窦提升术的难度与风险。

2. 牙槽突解剖　　上颌骨牙槽突前牙区较窄，后牙区较宽，上颌牙槽窝的唇、颊侧骨板较薄，腭侧较厚，只有上颌第一磨牙区的颊侧骨板因有颧牙槽嵴而增厚。上颌前牙区牙槽突并非垂直向下方，而是略向唇侧倾斜，种植时应注意植体的位置方向和角度，以免导致唇侧骨壁穿通。上颌切牙及尖牙的根尖上方为鼻底，紧邻鼻腔。两侧中切牙之间腭乳头深面为切牙孔，内有鼻腭神经血管束。在施行上颌种植手术时应注意上述解剖结构，避免种植体穿通鼻腔或上颌窦，导致种植体感染失败。

切牙区牙槽嵴至鼻底间、尖牙区鼻腔与上颌窦之间通常骨量较充足，被视为种植安全区。

（四）下颌骨种植的应用解剖

下颌骨是一块独立的骨，分为下颌支和下颌体，左右侧在正中合为一整体，下颌种植手术绝大多数在下颌体区域进行。下颌牙齿缺失后，后牙区的骨吸收程度通常较前牙区严重。

下颌体为弓形，分内外两面及上下两缘。内面正中有两突起为上颏嵴和下颏嵴，颏嵴上孔的存在率较高，有神经血管通过，如手术中损伤血管，可能出现严重的口底出血。

自颏嵴斜向后上的下颌骨内侧骨性隆起为内斜线。下颌体外面正中隆起部分为颏正中联合，正中联合两侧近下颌骨下缘处各有一个隆起为颏结节，由其伸向后方与下颌支前缘相连的骨嵴称为外斜线。外斜线在第二磨牙至升支前缘区较厚，离下牙槽神经血管远，是较好的供骨区。

在相当于第一、第二前磨牙下方，下颌体下缘稍上方有颏孔，其内有颏神经。在行颏孔区种植手术时，种植体应距离颏孔至少2～3mm，以避免损伤颏神经。下颌牙列缺失，骨吸收严重者颏孔可位于黏膜下，嵴顶上缘，术中应注意保护颏神经。

下颌骨骨质致密，有上下骨皮质，种植体容易获得良好的初期稳定性，此外前牙根尖下5mm至下颌骨下缘之间的骨质，可作为自体骨移植的供骨区。缺牙后两颏孔间骨质仍相对丰富，且无下牙槽神经主干经过，此处为种植安全区。但下颌切牙区牙缺失后骨宽度往往不足，种植手术往往需要配合植骨。

下颌骨内有下颌管，其内有下牙槽神经、血管，下牙槽神经向前走行出颏孔为颏神经。下颌管的后2/3约相当于第二、第三磨牙区靠近下颌骨的舌侧壁，在前磨牙区则距离颊侧骨壁近。种植体根端应距离下颌管上缘至少2mm，以免损伤神经，引起下唇、颏部的感觉障碍。

二、口腔种植的生物学基础

天然牙的牙周组织由牙龈、牙周膜、牙槽骨和牙骨质组成，它们共同完成支持牙齿的功能，而种植义齿的周围组织与天然牙虽有区别，但种植体与周围牙龈及牙槽骨也应有良好的龈结合和骨结合。

（一）种植体与骨组织间的界面

1. 骨结合　　骨结合理论由瑞典哥德堡大学的Brånemark教授经过对钛种植体长达10余年的实验研究后首次提出，是牙种植成功的重要标志和现代口腔种植学的理论基础。骨结合是指牙种植体与具有活性的骨组织产生持久性的直接骨性接触，界面无纤维组织介入，并将其定义为"负载的种植体表面与周围发育良好的骨组织之间在结构和功能上的直接结合"。

良好的机械稳定性是实现种植体骨结合的必要条件，没有良好初期稳定性的种植体必然导致种植体周围的纤维结缔组织包绕，甚至合并感染而脱落。这种稳定性由种植体颈部充足的骨皮质及富含骨小梁结构的骨松质共同实现。

预备种植窝的过程，骨膜、骨组织血管等受到创伤，有出血和凝血块的形成，这些黏附于种植体表面的凝血块对于骨愈合十分重要。此后毛细血管开始长入凝血块，巨噬细胞和多核巨细胞出现，多种因子参与骨的吸收和形成，此过程为创伤的愈合过程，而骨结合将在这一系列创伤愈合过程中逐步实现。

🔗 链接　骨结合术语的来源

20世纪60年代中期，先后在瑞典 Lund 大学和 Gothenburg 大学工作的生理学家 Per- Ingvar Brånemark 对高分化的组织因机械、化学、热损伤及放射等造成的病变的愈合问题进行研究。其目的是确定发生损伤后组织再生的必要条件。其中有关的动物实验研究是为了确定通过骨组织再生修复骨缺失，在这些动物实验研究中，Brånemark 使用了钽和高纯度钛金属材料制成光学窥管植入实验动物的骨缺失部位，利用活体显微镜进行观察。在实验结束时一个有趣的现象发生了，那就是植入的钽窥管很容易地被取出，而高纯度钛金属制作的窥管在不破坏周围骨组织的情况下无法取出，它与其周围的骨组织牢固地结合在一起，并且没有发生任何炎症和组织排异反应。为了描述这一现象，Brånemark 创造了"骨结合"（osseointegration）一词。

2. 种植体骨结合状态的确认方法　①临床检查：种植体无松动，金属杆叩击时发出清脆的声音，也可采用共振频率分析；②X线检查：种植体与骨组织紧密贴合无透射间隙；③动物实验的组织学结果：成骨细胞的突起包绕附着于种植体表面，骨细胞成熟，界面无结缔组织。

（二）种植体与软组织间的界面

口腔种植体与人体其他部位的植入体最大的不同是，它是一个与口腔相通的开放系统。种植体的长期临床效果不仅取决于植入颌骨后的良好骨结合，而且在很大程度上取决于种植体周围的软组织愈合，取决于软组织愈合后形成的软组织鞘的良好封闭作用。

1. 龈界面　指牙龈软组织与种植体接触形成的界面。牙龈和骨膜中结缔组织的胶原纤维黏附在种植体表面形成生物学封闭，其分为龈沟上皮和下方的屏障上皮。该屏障上皮与天然牙周围的结合上皮类似，是隔绝种植体周围骨组织与口腔环境的重要屏障，种植体植入成功率与牙龈封闭的质量呈正相关。有学者认为，种植体周围的龈沟上皮与种植体之间存在半桥粒（hemidesmosome）样的连接方式，但没有超微结构的研究证实。

紧密环绕在种植体颈部的结缔组织和上皮结构形成了良好的软组织封闭。但这一结构也十分脆弱，易被外力因素破坏，当种植体的骨结合不良（种植体有松动）、口腔卫生较差、种植体周围的牙龈是活动牙龈或牙龈受到创伤时，这样完整的封闭不可能形成。

另外，种植修复体穿龈部分的物质表面微形态与龈附着有很大关系，此处要求非常光洁。粗糙表面不利于种植体与牙龈的结合，较易产生菌斑和牙结石附着，引起牙龈炎症，以致破坏生物封闭状态。

2. 生物学宽度　与天然牙类似，种植体周围由屏障上皮和结缔组织附着共同构成种植体的生物学宽度（biological width，BW），即从屏障上皮最冠方到牙槽嵴顶之间长度的总和（3～4mm）。正常生理条件下，种植体生物学宽度是相对恒定的，当炎症、机械损伤等原因引起屏障上皮向根方迁移时，则也会引起牙槽骨的相应吸收。

第3节　口腔种植材料及相关器械

一、口腔种植材料

1. 种植体的材料及分类　种植体作为一种植入性材料，应当具备良好的生物相容性、化学稳定性、优异的机械性能、可操作性。钛和钛合金表面极易形成菲薄的氧化膜，此氧化膜惰性程度很高，能有效地防止钛被进一步氧化和腐蚀，是目前最理想的人体植入金属材料，物理和机械强度与颌骨相匹配，生物相容性良好，主要类型有工业纯钛（Ti）、钛合金（六铝四钒钛，Ti-6Al-4V），以及新型的钛锆合金（TiZr合金）。但纯钛颜色灰暗，能透过较薄的黏膜，影响薄龈型患者的美学效果。而陶瓷类种植体如氧化锆，美学效果出众，但韧性低、脆性大，其加工方式和表面处理技术仍需更深入的研究，远期效果需要进一步观察和验证。

近年来用于牙列缺损和缺失修复的牙种植体主流设计是纯钛或钛合金材料的柱状与根形种植体。按照基台与种植体是否是一个整体可分为一段式和两段式种植体；根据种植体颈部设计的不同可分为骨水平和软组织水平种植体。目前临床上多用两段式、粗糙表面、实心的螺纹种植体（不同种类的骨内种植体，见图5-3）。

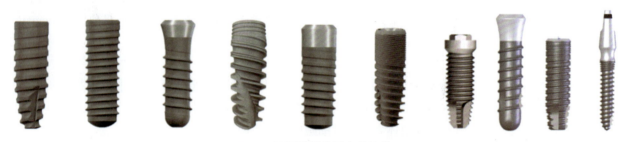

图 5-3　不同种类的骨内种植体

2. 口腔植骨材料

（1）骨移植材料　其生物机制主要基于3个方面：①骨传导（osteoconduction）：作为支架为新骨沉淀提供一个合适的物理架构，使邻近的骨组织沿支架长入；②骨诱导（osteoinduction）：内含骨诱导蛋白，诱导局部未分化间充质细胞分化为骨原细胞和成骨细胞；③骨发生（osteogenesis）：内含骨原细胞，能够分泌骨基质并逐渐矿化成骨。

目前，口腔骨缺损修复材料常用的包括自体骨、同种异体骨、异种骨和人工合成骨修复材料。其中，自体骨是骨移植的"金标准"，它同时具有骨传导、骨诱导和骨生成作用，主要取自上颌结节、下颌升支外斜线处、下颌颏部、髂骨及种植窝预备时自体骨碎屑等，但其存在二次创伤、数量有限等缺点。同种异体骨指来自同一物种的不同个体的骨组织，一般取自尸体，主要包括新鲜冷冻骨、冻干骨、脱矿冻干骨。异种骨主要指来自动物、海藻、珊瑚等的骨组织或骨样组织，其通过物理或化学方法去除其中的有机成分，从而避免或减少传播疾病的风险，最常见的是脱蛋白牛骨基质。人工合成骨修复材料包括磷酸钙（羟基磷灰石、磷酸钙、双相磷酸钙等）、生物活性玻璃、聚合物等。

（2）屏障膜　是引导骨再生（guided bone regeneration，GBR）的必要材料，其原理在于隔离结缔组织细胞长入，为骨组织的生长创造封闭空间，需要具备良好的生物相容性、维持空间能力、选择性细胞隔离作用、组织整合功能等。目前临床应用的屏障膜主要分为可吸收屏障膜和不可吸收屏障膜。前者包括胶原膜、合成聚酯膜，在愈合过程中可降解吸收，不需二次手术取出，缺点是膜的机械性较差，不能独立维持缺陷空间，往往需要联合自体骨、骨代替材料一起使用。后者主要包括聚四氟乙烯膜、钛膜，其细胞隔离和维持空间能力强，但是缺乏组织整合能力，需二次手术取出，且并发症发生率较高。

二、口腔种植器械

1. 种植外科动力系统

（1）种植机 是口腔种植外科基本设备，包括种植手机、种植主机、蠕动泵、马达、钻头等，具有低转速、高扭矩的特点，可有效降低热损伤。

（2）超声骨刀 也是种植外科常用的种植设备之一，通过高频超声振荡切割骨组织，可以有效降低软组织和神经血管的损伤风险，可用于上颌窦提升、骨劈开、自体骨取骨等手术。

2. 手术器械 常规外科手术器械集中置于一个手术包中，便于管理、消毒和使用。包括手术刀柄、骨膜剥离子、口镜、线剪、组织镊、缝合镊、止血钳、牵引器、颊拉钩、刮匙、吸唾管、麻醉注射器等。

种植工具盒收纳种植植入器械，不同种植系统钻针和种植体的形状、直径、长度、刻度线不同，在选择某种种植系统后，应匹配相对应的种植工具，才能精确预备，更好地实现远期效果，主要包括定位钻、先锋钻、扩孔钻、延长杆、颈部成形钻、攻丝钻、深度指示杆、适配器、棘轮扳手、螺丝扳手等。

除上述器械之外，上颌窦底内、外提升器械，骨劈开、骨挤压器械，测量尺等也常用于种植手术中。

第4节 口腔种植手术

一、适应证和禁忌证

1. 适应证 在患者全身健康条件和口腔卫生条件良好，能耐受手术过程，做到定期复查，且无严重不良咬合习惯的前提下，缺牙区骨量充足或通过外科手段可修复骨缺损，均可考虑种植修复。具体如下：①部分或个别缺牙，邻牙健康不愿作为基牙者；②磨牙缺失或游离端缺牙的修复；③牙列缺失，传统全口义齿修复固位不良者；④活动义齿固位差、无功能、黏膜不能耐受者；⑤对义齿修复效果要求高，而常规义齿无法满足者；⑥种植区有足够高度和宽度的健康骨质；⑦口腔黏膜健康，种植区有足够宽度的附着龈；⑧肿瘤或外伤所致单侧或双侧颌骨缺损，需功能性修复者；⑨耳、鼻、眼-眶内软组织及颅面缺损的颌面部赝复体固位。

2. 禁忌证 ①严重的系统性疾病，如心肌梗死后6个月内，人工瓣膜植入术后15～18个月，进展期的恶性肿瘤，严重的肾功能不全患者，或因其他系统疾病不能承受手术者；②口腔内有急、慢性炎症，或者确诊为艾滋病（AIDS）；③失控的内分泌系统疾病，如严重糖尿病，血糖过高或已有明显并发症者，应在糖尿病得到控制后方可手术；④颌骨放射治疗术后的患者；⑤静脉注射过双膦酸盐类的患者；⑥长期应用糖皮质激素的患者，可能导致骨质疏松，种植时应考虑骨质条件；⑦严重习惯性磨牙症患者；⑧心理/精神障碍患者；⑨无法配合手术及术后无法维护好口腔卫生患者。

二、种植外科基本原则

1. 无菌原则 是种植外科手术的首要原则。预防种植体植入后感染主要措施包括手术环境、手术器械、种植系统配套器械、术者、术区和种植体的消毒和灭菌等方面均遵循无菌原则。

2. **微创原则** 主要指避免发生机械损伤和热损伤，包括切口长度及剥离范围够用即可、避免粗暴操作、过度损伤口腔软硬组织，避开重要解剖结构（如鼻底、上颌窦、颏孔、下牙槽神经管），避免骨灼伤等。研究骨热损伤的临界温度是47℃，超过47℃ 1分钟，就会造成骨细胞坏死，可通过逐级预备窝洞、根据不同种植系统的建议控制转速（最高转速不超过2000r/min）、充分冷却种植窝、采用锋利的手术器械、控制行程扭矩、提拉式钻孔等来防止种植窝过热。

3. **以修复为导向** 种植外科手术的最终目标是实现最理想的功能和美学效果，因此种植体的植入原则应以修复为导向。在美学区以最佳修复体位置和最佳美学效果为目标，但应避免轴向偏唇。非美学区以最佳修复体位置为目标，在正确三维位置和轴向植入种植体，尽量保证殆力沿种植体长轴传导。

4. **种植体表面无污染** 种植体表面特性是实现种植体骨结合的重要因素。术中应减少种植体暴露时间，避免表面污染，此外，异体蛋白和脂质会影响骨结合的正常进行，术前应彻底清洗种植手术器械、术中避免种植体表面与唾液、皮肤汗渍、手术器械、手套接触，防止污染种植体表面。

5. **种植体的初期稳定性** 是种植体骨结合的重要影响因素，也是获得继发稳定性、实现骨结合的前提。在微动超过150μm的情况下，种植体和骨组织会形成纤维性结合，最终导致种植失败。在种植手术中，种植位点骨皮质的厚度和密度、种植体的长度和直径、种植体的外形、种植窝的预备精度、级差备洞等都会影响种植体的初期稳定性。种植体旋入的扭力≥0.35N·m时视为初期固位良好，低于此值应采用埋入式植入或延长愈合期。

6. **无干扰性愈合** 在种植体愈合的过程中，应避免不利因素如口腔微生物环境、过早负载等对骨结合的影响。在手术过程中，应去净种植窝周围的软组织、拔牙创内的牙根残片、牙槽嵴碎片，术后无张力严密关创等。此外，应避免种植体愈合期的干扰性负荷，为种植体-骨结合创造稳定的环境条件，种植体负荷过大导致微动超过150μm可影响种植体的骨结合，因此，应慎重选择即刻修复或即刻负重的适应证。

7. **无张力伤口初期关闭** 种植手术应遵循无张力创口初期关闭原则，否则容易产生黏骨膜瓣缺血坏死、创口裂开、术后感染、牙槽嵴过度吸收、黏膜退缩、骨结合和骨增量失败等并发症，因此术中当黏骨膜张力过大时应采取适当的减张措施。

8. **受植区要求** 缺牙间隙的近远中径至少6mm，龈殆距离至少7mm；种植体唇颊、舌腭侧骨质应健康，且厚度不应少于1.5mm；种植体间距离不能少于3mm；种植体与天然邻牙间的距离不能少于1.5mm；种植体根端距离下颌管上缘不能少于2mm。一般情况下，种植体长度不应少于8mm。另外健康的附着龈可减轻唇颊、舌肌的运动对种植体周软组织的牵拉作用，有效封闭组织，减少菌斑附着，维持种植体的健康，这在前牙美学区更为关键。因此在切口设计时尽量保留附着龈，在附着龈不足时可通过牙龈移植等方法增加附着龈的质和量。

三、术前设计

1. **种植体数目和分布** 多种因素会影响种植体数目的确定，包括缺失牙数量、位置、种植位点的骨密度和骨量、牙弓形态、对颌牙的形态和副功能习惯等，另外，患者年龄、全身情况、期望值等也会影响种植体数目的确定。对颌牙是天然牙应增加种植体数目，对颌牙是可摘义齿可减少种植体数目。牙列缺失的种植体支持的覆盖义齿常规负荷方案通常是上颌至少4颗种植体，下颌至少2颗种植体；牙列缺失的种植体支持式固定式修复体的常规负荷方案需要6～8颗种植体。

2. **种植体长度和直径的选择** 影响种植体长度的主要因素包括上颌窦底、鼻底、下颌管和颏孔的位置。通常标准直径种植体，以10mm长度为基准，窄直径种植体原则上长度应大于10mm。一般把长度低于6mm的种植体称为短种植体，应用短种植体时应选择粗直径种植体，或者多颗短种植体夹板式相连。

种植体直径设计影响因素包括缺牙位点、牙槽嵴的唇舌向宽度和近远中向宽度、种植体周围牙槽嵴的长期稳定、形成合理的牙龈轮廓等。在种植位点骨量充足情况下种植体直径的常规建议：①上颌侧切牙和下颌切牙选择细直径种植体；②上颌切牙、上下尖牙、前磨牙选择标准直径种植体；③上下磨牙选择标准直径或粗直径种植体。

3. 种植体的植入位置和轴向　以修复为导向，在正确的三维位置（近远中向、颊舌向、冠根向）和轴向进行种植，可实现种植体周围骨组织和软组织长期稳定的要求。种植体周围骨质宽度应满足受植区要求。如果计划用螺丝固位修复体，种植体轴向处于修复体舌隆突或𬌗面位置，多颗牙做连冠或桥体修复时，种植体轴向相平行，便于修复体的就位。

4. 种植体植入时机　①Ⅰ型种植（即刻种植）：拔牙同期植入种植体，拔牙位点没有任何骨和软组织愈合；②Ⅱ型种植（软组织愈合的早期种植）：拔牙后4～8周植入种植体，拔牙位点软组织愈合，未发生临床意义的骨愈合；③Ⅲ型种植（部分骨愈合的早期种植）：拔牙后12～16周植入种植体，拔牙位点软组织愈合，并有部分骨愈合；④Ⅳ型种植（延期种植）：拔牙后6个月及以上植入种植体，拔牙位点完全骨愈合。

可根据患者是否有缩短周期的期望，拔牙位点的健康状态，种植体周围骨缺损的三维变化和形态等考虑种植体植入时机。

5. 骨增量和软组织增量　种植手术需建立在充足和健康的种植体周围骨和软组织的基础之上，当骨量和软组织量不足时应选择合适的外科手术。常用的骨增量程序包括引导骨再生、上颌窦底提升、外置法骨移植、夹层骨移植、牵引成骨术、下牙槽神经移位等。软组织改建方法包括软组织移植和软组织成形，软组织移植包括如种植位点的游离龈瓣移植、带蒂软组织瓣移植和上皮下结缔组织瓣等。

6. 种植美学　牙列美学区是指大笑时可以见到的牙列范围，包括牙、牙龈及牙槽骨。前牙区和部分口裂较大的前磨牙区都属于美学区范畴。前牙美学区种植需同时考虑美学和功能，美学区种植在种植外科有区别于非美学区的技术要点和要求。

种植体垂直向位置：以两段式骨水平种植体来说，种植体颈部应位于未来修复体理想龈缘下3～4mm，过浅或过深均有可能造成种植体外露或修复体龈缘退缩，引发美学风险。

根据牙周组织的生物或生理特征可将牙龈分为薄龈生物型和厚龈生物型。厚度≥2mm的牙龈称为厚龈生物型，厚度≤1.5mm的牙龈称为薄龈生物型。厚龈生物型有利于种植修复体抵抗炎症及创伤，具有一定抵御牙龈退缩的能力，厚龈患者种植美学风险较薄龈者偏低。

牙槽骨充足的骨量是决定种植美学的解剖学基础。在美学区，为了更好维持种植体周围软组织颈缘的稳定性，防止种植体边缘自然骨吸收带来的不利影响，目前学者普遍认为美学区植体唇侧骨壁或骨增量后的厚度保持2mm之上。有基骨的支持，才有充足的牙龈，有了充足的基骨，种植体也才能植入在正确的三维位置。只有种植美学区骨与牙龈的长久稳定，才能实现良好的种植美学修复效果。

四、术 前 准 备

1. 实验室检查　主要进行血液常规检查。包括血常规、凝血功能、传染性疾病和血糖等项目，如有系统性疾病则进行针对性的检查。

2. 口腔情况检查　口腔检查包括口内剩余软、硬组织质和量的检查，邻牙及对颌牙情况，牙列与咬合，修复空间，口腔卫生情况，有无副功能运动，颞下颌关节等。

3. 影像学检查　通过X线，尤其是CBCT充分了解患者缺牙区骨量、骨质情况，重要解剖部位如上颌窦、颏孔、下颌神经管的形状和位置。

4. 牙周治疗　术前1周完成常规全口牙周洁治，口腔卫生状况良好、无活动性牙周炎方可手术。

5. 签署知情同意书　术前应与患者充分沟通交流，告知整个种植手术的治疗方案、手术周期、费用、复诊次数、预期效果等，让患者知晓术中、术后可能存在的并发症和处理方法以及种植失败的风险，征得患者同意并签署知情同意书。

6. 口腔照片留存　术前用专业照相机记录患者面相及口内情况，包括口内牙列、软硬组织情况、严重缺损患者还应记录患者正面像和侧面像等资料，前牙美学区还应记录笑线、口角等位置。

7. 口内模型制取和导板制作　制取口内上下颌模型，转移颌位关系，术前设计种植体植入的位置、数目、分布、方向等，必要时设计导板辅助种植。

8. 术前用药　术前1~2小时预防性使用口服抗生素，如阿莫西林、罗红霉素等。

五、治疗程序

以埋入式种植为例，首先经过种植专科门诊检查并签署知情同意书，经过2次手术完成种植体的植入并连接上部结构，最终完成种植义齿修复。

1. 一期手术　将种植体植入缺牙部位的牙槽骨内，术后7~10天拆线。

2. 二期手术　常规一期手术3~4个月后（上颌4个月，下颌3个月），待种植体完成骨结合，安装穿龈的愈合基台。二期手术后14~30天取模，制作种植桥架及义齿。

六、种植手术步骤

1. 常规消毒铺巾　术前用0.12%氯己定等漱口水反复多次含漱，消毒口腔，范围包括口腔前庭、固有口腔、口咽等；用碘伏或乙醇对口周进行消毒，上至眶下，下至上颈部，两侧至耳前；铺无菌孔巾。

2. 麻醉　口腔种植主要采用局部浸润麻醉方法，可配合相关区域的神经阻滞麻醉。

3. 切开翻瓣　切口类型主要包括H形切口、T形切口、角形或梯形切口、一字形切口，翻瓣过程中用剥离子小心剥离切口两侧黏骨膜瓣，充分暴露术区。

4. 修整牙槽嵴　刮匙或球钻修整去除与骨面粘连的纤维结缔组织，刮除拔牙后可能残留的肉芽组织，完整暴露骨面，防止植入时将其带入种植窝内，影响骨愈合。对于有骨突、骨尖的骨面或在颌间距离不足的情况下，用直径3mm左右球钻或咬骨钳去除，防止影响软组织愈合，并增加颌间距离。

5. 种植窝预备（图5-4）

（1）定位　在种植体植入的中心位置定位，可使用球钻或定位钻，预备浅凹。

（2）导向　用先锋钻按照预定方向预备窝洞，确定种植方向和深度。放相应直径的指示杆，根据邻牙和对颌牙的位置检查种植方向、深度和位置，存在误差时可用侧切钻调整位置至预期。

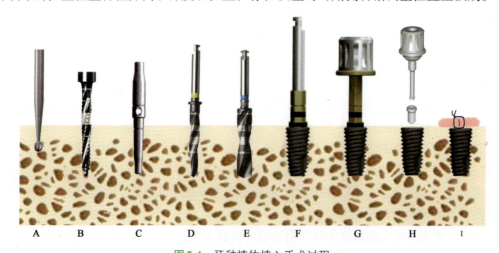

图5-4　牙种植体植入手术过程

A.定位；B.导向；C.安放指示杆；D、E.逐级扩孔；F.植入种植体；G.测量扭矩；H.安装封闭螺丝；I.缝合

（3）扩孔　确定种植位置、方向和深度后，按照从细到粗的顺序逐级备洞，提拉式扩孔，并用4℃0.9%氯化钠溶液充分冷却，防止热损伤。扩孔过程中也应使用指示杆再次确认种植的轴向是否有偏差。

（4）颈部成形　许多种植体的颈部与体部外形差别较大，需完成颈部成形，其可以避免牙槽嵴顶的骨皮质发生热损伤和承受过大压力，对于骨质较硬的种植区，可用硬骨钻进行扩孔，同时对于有锥度的种植体还可以实现更理想的初期稳定性。但注意颈部成形仅适合下颌骨骨皮质较厚的Ⅰ类和Ⅱ类骨质。

（5）螺纹成形　也叫攻丝，指在种植区骨密度较高时（Ⅰ类和Ⅱ类骨质），在种植窝内壁提前预备出螺纹形状，便于种植体植入，防止热损伤。上颌骨因骨质较疏松，很少使用攻丝。

6. 植入种植体　种植体表面螺纹有一定自攻能力，用机用或手动旋入器顺时针旋入种植体，避免手套、牙、唾液等物触及种植体表面，种植体植入中测量扭矩。

7. 安装封闭螺丝或愈合基台　根据种植体是否暴露于口腔分为埋入式种植和非埋入式种植。埋入式种植安装封闭螺丝，严密缝合创口，种植体被埋于软组织下，不暴露于口腔，避免种植体愈合受到咬合力的影响，但需进行二次手术。非埋入式种植是将愈合基台暴露于口腔内，缩短了治疗周期，但患者应保持良好的口腔卫生，防止菌斑聚集引起种植体周围炎和骨吸收。

8. 缝合　常用的缝合方法包括间断缝合、水平褥式缝合、垂直褥式缝合、连续缝合等，保证创口无张力严密缝合，无活动性出血。缝线材质多采用光滑的尼龙缝线可明显减少软垢附着，有利于清洁。

9. 二期手术　对于埋入式种植体需进行二期手术，取出封闭螺丝，安装愈合基台，常规是在一期手术后3～4个月，种植体与骨组织发生骨结合后进行。局部麻醉下切开龈黏膜和骨膜，暴露并取下封闭螺丝，修整和清除种植体表面的骨和软组织，根据牙龈厚度、缺牙间隙的大小选择合适直径和高度的愈合基台，缝合创口。并做必要的软组织处理，形成穿龈袖口。

七、术后处理和注意事项

1. 影像学检查　术后拍摄根尖X线片、曲面断层片或者CBCT检查种植体的位置、方向和深度是否符合预期，如果位置偏斜或碰到重要解剖结构应及时处理。

2. 术后用药　①术后常规口服抗生素预防感染3～5天，必要时静脉应用抗生素；②术后若患者感觉局部疼痛，可酌情服用非甾体抗炎药；③术后使用氯己定含漱液或浓替硝唑含漱液等含漱1～2周；④手术创伤较大的患者，可适量口服糖皮质激素类药物如醋酸地塞米松3天，减轻局部水肿。

3. 术后注意事项　①术后24小时不刷牙，不过度漱口，24小时后使用软毛刷小心刷牙，注意保护创口并保持清洁；②若为非埋入式植体，口内愈合帽可用棉签或纱布蘸漱口水轻轻擦拭；③术后1周避免剧烈运动；④术后尽量不吸烟、饮酒；⑤轻度水肿可用冰块局部冷敷，严重者可适量口服糖皮质激素类药物如醋酸地塞米松；⑥口内若有原义齿，需调磨缓冲后才能戴用；⑦术后避免进食较硬食物，避免挤压创口，造成骨移位；⑧常规术后7～10天拆线。

八、种植区骨量不足的处理

1. 引导骨再生术　引导骨再生术基于引导组织再生（guided tissue regeneration，GTR）技术发展而来。其原理是根据各类组织细胞迁移速度不同的特点，将屏障膜置于软组织和骨缺损之间建立生物屏障，创造一个相对封闭的组织环境，阻止结缔组织和成纤维细胞进入骨缺损区，允许生长能力、迁移速度较慢的前体成骨细胞优先进入骨缺损区，优势生长，同时保护血凝块，减缓压力，实现缺损区的骨修复性再生。为解决种植术前牙槽骨局部骨量不足，种植术中种植体周围骨缺损及种植术后种植体周围炎引起的骨吸收提供了有效的治疗方法。

屏障膜分为不可吸收与可吸收两大类，不可吸收膜有聚四氟乙烯膜、钛膜，可吸收膜有聚乳酸膜、聚乙烯酯膜、共聚物膜、胶原膜等。

2. 上颌窦底提升术 上颌磨牙区缺牙后，窦嵴距不足以满足常规种植体植入者，需进行上颌窦底提升术来解决骨量垂直高度不足的问题。

（1）侧壁开窗法（图5-5） 适用于上颌窦底至牙槽嵴顶之间骨量高度不足3mm者。重点操作如下：①切口、翻瓣：切口设计应避开计划侧壁开窗的位置，通常选择牙槽嵴顶正中切口，如不同期行种植体植入术则可将切口置于牙槽嵴顶的颊侧，近远中分别设计附加切口拐向前庭沟，切开黏膜、骨膜，分离起黏骨膜瓣，显露上颌窦外壁骨面，勿伤及眶下神经。②开窗：通常设计为矩形或椭圆形，下缘位于上颌窦底向上3～5mm处，顶边高度参考拟提升高度。用超声骨刀或小球钻在上颌窦外侧壁开窗的前、后、下缘，轻轻磨除骨质，显露并保护淡蓝色上颌窦黏膜，开窗口上缘磨除半层骨壁。③分离上移黏骨膜瓣：轻敲击窗体骨板，使其在上缘发生骨折并保持部分连接。抬起上颌窦底黏膜，并将该骨板向上颌窦内、上旋转形成新的上颌窦底的位置，一般上移不超过15mm，勿造成上颌窦黏膜穿孔。④在窦底与提升的骨板之间植入人工骨，可混合自体骨屑。使用屏障膜完全覆盖开窗区，缝合。⑤术后6～7个月后行种植体植入术。

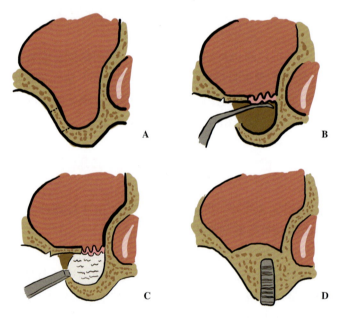

图5-5 侧壁开窗法上颌窦底提升术

A. 上颌窦外侧骨开窗；B. 分离上移黏骨膜瓣；C. 窦底植骨；D. 6～7个月后种植体植入

（2）经牙槽嵴顶上颌窦底提升术 适用于窦底至牙槽嵴顶剩余骨高度大于5mm，且需要提升的高度小于5mm，牙槽嵴有足够宽度的个别牙种植。①切开翻瓣：牙槽嵴顶切开，翻起黏骨膜瓣；②制备种植窝：常规制备种植窝，深度预备至低于上颌窦底1～2mm处；③冲顶上颌窦底骨壁：使用顶端为凹槽的骨冲压器轻轻敲击，造成窦底骨壁青枝骨折，连同上颌窦底黏膜向上抬起2～5mm，务必保证上颌窦黏膜的完整性，才可植入骨代替材料，并植入种植体。

3. 牙槽嵴劈开术 又称牙槽嵴扩张术，这种手术适用于牙槽嵴宽度不足，而高度尚能满足种植需要的情况。通过手术方法，将牙槽嵴从中间劈开，形成完整的颊、舌侧皮质骨板，将种植体植入劈开的间隙内，剩余的间隙则填入骨代用品。如果劈开仍不能满足种植体初期稳定性的要求，或者不能保持在正确的位置和方向时，可先植入骨代用品，二期进行种植手术。

4. 外置法植骨技术 是指将块状骨嵌贴于受区骨面，增加牙槽嵴骨量的手术方法。在众多骨增量技术中，外置法植骨技术是应用较多的骨增量手术，这种手术可有效地改善严重吸收牙槽突的高度和厚度，使原本不能种植或难以种植患者的骨量达到满足牙种植的基本要求。

第5节 即刻种植

即刻种植（immediate implant placement）是指拔牙后即刻进行种植体植入的方法，有效利用了牙槽窝形态植入种植体，可缩短治疗周期，患者接受度高，且研究显示即刻种植与延期种植的种植体存留率无显著差异。目前的大多数动物实验研究及临床研究证据表明，即刻种植并不能减少拔牙后的牙槽骨骨吸收。

即刻种植有严格的适应证，要求根方有3～5mm的骨量，保证植体能获得良好的初期稳定性，在美学区要求拔牙窝唇侧骨壁厚度在1mm以上，且植体植入后植体唇侧面到唇侧牙槽骨壁外侧面的距离至少有2～3mm以上，间隙内可植入吸收速度低的骨代替材料。

上前牙美学区是即刻种植的美学高风险区域，适应证要严格把握，对于条件不理想的患者采用早期种植，有助于降低美学风险。对于存在较大骨缺损的前牙，可以进行拔牙位点保存，植入骨替代材料6个月后延期种植。

第6节 数字化技术的应用

近年来，随着影像学设备的精度不断提高，计算机辅助种植设计软件、口腔扫描软件和3D打印设备逐步完善，数字化技术在口腔种植治疗中的应用逐渐成熟，数字化种植外科导板、动态导航已在临床工作当中大量应用，光学导航机器人在临床中亦有使用。数字化的技术在种植手术前就为医师提供种植体及周围组织的三维位置关系，种植术中极大地提高了精准度，减小了手术创伤，缩短了手术时间，降低了种植并发症的发病率。口腔种植数字化成为口腔种植专业的发展趋势。

数字化种植外科主要包括数字化种植方案设计和计算机引导手术实施。

数字化方案设计是种植术前将患者CBCT信息与口腔颌骨、牙齿等信息匹配后，在软件中模拟出未来的种植体植入位置、方向、深度等，用于制作数字化静态导板或动态导航方案。

依据手术实施引导方式可分为静态导板和动态导航，静态导板辅助种植目前应用较为广泛，可分为牙支持式导板、黏膜支持式导板、骨支持式导板。动态导航实施术中可依据计算机导航信息，随时调整术中引导方案，但设备价格较昂贵。

第7节 口腔种植手术的并发症及成功标准

一、种植手术并发症及处理

1. 术中出血　术中大量出血可能是剥离黏骨膜瓣时损伤血管，或者患者有未控制的高血压，长期服用抗凝药，备孔或去骨时损伤血管。如果下颌骨种植窝内有血液大量涌出则可能损伤了下牙槽动脉，上颌骨手术中损伤腭降动脉或鼻腭动脉的鼻中隔支也会出现类似情况，经上颌窦侧壁开窗时有可能损伤来自眶下动脉或上牙槽后动脉的分支。在下颌尖牙区和前磨牙区，颏下及舌下动脉可能贴近下颌骨舌侧骨板经过，甚至走行于骨膜下。手术备洞时方向偏差或因解剖变异损伤上述血管可引起口底血肿，若未及时发现处理，可能导致窒息。术中出血的处理主要针对出血的来源予以止血。

2. 窦腔黏膜穿通　上颌窦区种植常常面临窦嵴距降低，前牙区面临嵴顶至鼻底距离不足，在进行上颌窦区种植或窦底提升术时上颌窦黏膜可能穿通，而前牙种植时鼻底穿通。若造成术后种植体感染，须及时取出种植体。

3. 神经损伤　术中钻头或种植体穿入下颌神经管或颏孔是种植手术比较严重的损伤，如果在植入种植体前发现，应考虑是否植入种植体及选择足够安全的种植体长度。如在植入后拍摄X线片发现，应及时取出种植体或将种植体旋出一定深度。

4. 邻牙损伤及侧壁穿孔　术前设计时保证种植体距邻牙至少1.5mm，备洞时倾斜，轴向和预期有偏差可能导致邻牙损伤及侧壁穿孔。如骨穿孔后不影响三维位置或初期稳定性可考虑骨增量手术。

5. 术后并发症　①术后急性感染，表现为种植区肿胀、疼痛、创口红肿、分泌物渗出，后期可有脓肿或窦道形成；②种植体骨结合不良，包括骨结合不完整或没有骨结合，只有纤维结合，引起种植体松动或脱落；③术后出血及皮下瘀斑，术后24小时内的持续出血或明显血凝块形成属于术后出血，要及时止血；④创口裂开，主要原因有缝合不当、附着龈缺乏、创口感染、过渡性义齿的压迫、术区有瘢痕组织、抽烟酗酒等不良习惯。根据裂口大小和是否伴有感染决定是否重新缝合。

二、种植义齿成功的标准

口腔种植义齿修复的目的是最大限度地改善口腔及牙颌功能与形态。目前评估种植义齿成功标准具有代表性的是我国学者1995年在珠海召开的全国种植义齿学术工作研讨会上提出的标准。

1. 种植体行使支持和固位义齿的功能条件下，无任何临床动度。
2. 种植体周围骨界面X线检查无透射区。
3. 垂直方向的骨吸收不超过种植手术完成时种植体在骨内部分长度的1/3。
4. 种植后无持续和（或）不可逆的下牙槽神经、上颌窦、鼻底组织的损伤、感染、疼痛、麻木、感觉异常等。

以上标准中任何一项未能达到，均不视为成功。按照上述标准，5年成功率应该达到85%以上，10年成功率应达到80%以上。

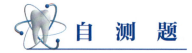

自 测 题

1. 全口牙齿缺失后，上下颌骨牙槽骨吸收方向分别为（　　）　　（　　），以避免损伤颏神经
   A. 向下向内，向上向外　B. 向上向外，向下向内
   C. 向下向外，向上向内　D. 向上向内，向下向外
   E. 以上均不正确

   A. 0.2～0.3mm　　　　B. 1～2mm
   C. 2～4mm　　　　　D. 1～1.5mm
   E. 2～3mm

2. 上颌种植安全区是指（　　）
   A. 切牙区牙槽嵴至鼻底间的区域
   B. 上颌两尖牙之间的区域
   C. 切牙区牙槽嵴至鼻底间、尖牙区鼻腔与上颌窦之间的区域
   D. 尖牙区鼻腔与上颌窦之间的区域
   E. 两上颌窦之间的区域

4. 两相邻种植体间的距离应至少（　　）
   A. 2mm　　　B. 3mm　　　C. 4mm
   D. 5mm　　　E. 6mm

5. 以下哪个是种植手术术中并发症（　　）
   A. 急性感染　　　　　B. 邻牙折断
   C. 张口受限　　　　　D. 上颌窦腔黏膜穿通
   E. 种植体骨结合不良

3. 在行颏孔区种植手术时，种植体应距离颏孔至少

（张旭辉　罗　锴）

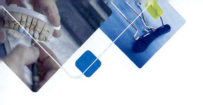

第6章
口腔颌面部感染

第1节 概　论

感染是指病原微生物对宿主异常侵袭导致微生物与宿主之间相互作用，引起机体产生防御为主的一系列全身及局部组织反应的疾病。

口腔颌面部感染具有的特点。

1. 颌面部的口腔、鼻腔与外界相通，其特殊的解剖结构和适宜的温度、湿度均有利于细菌的生长繁殖，正常时即有大量的微生物存在，当机体抵抗力下降时，更易发生感染。

2. 牙和牙周组织的患病率较高，颌面部的感染常源于牙体和牙周疾病。

3. 口腔颌面部存在着许多相互连通的潜在性筋膜间隙，其间含有疏松的结缔组织，感染易于扩散和蔓延。

4. 颜面部的血液循环丰富，鼻唇部静脉又常无瓣膜，致使在鼻根至两侧口角区域内发生的感染易向颅内扩散，此区域被称为面部的"危险三角区"。

5. 面颈部具有丰富的淋巴组织，感染可沿相应淋巴途径扩散，发生区域性淋巴结炎。

6. 面颈部感染还可以通过颈深筋膜沿气管前间隙、内脏血管隙和内脏血管后隙向颈部和纵隔扩散，形成更为广泛和严重的颈部及纵隔脓肿。

7. 口腔颌面部为消化道、呼吸道的起始端，且组织疏松，特别是口底及咽旁一旦发生感染，组织水肿反应快而明显，轻者影响进食、吞咽，重者影响呼吸，甚至引起窒息。

一、口腔颌面部感染的致病微生物与感染类型

口腔颌面部的感染，可由单一致病菌引起，但临床上以多种致病菌引起的混合感染更为多见。根据致病菌的不同，可将口腔颌面部感染分为化脓性感染和特异性感染两类。其中以化脓性感染最常见。

1. **化脓性感染**　致病菌通常为金黄色葡萄球菌、溶血性链球菌、大肠埃希菌、铜绿假单胞菌等，其中金黄色葡萄球菌致病力最强。它们多存在于菌斑、口腔黏膜和龈沟内，这些细菌可以导致龋病、牙龈炎和牙周炎等疾病。当它们通过病变的牙髓或者牙周组织进一步侵入深层时，就导致了牙源性的颌面部感染。近年来由于应用了厌氧培养技术，证实了口腔颌面部感染存在厌氧菌属，如类杆菌属、消化链球菌属等，其检出率极高，有时甚至可达100%，它表明口腔颌面部感染多为需氧菌和厌氧菌的混合感染。在这种混合性感染的环境中，由于需氧菌对氧的消耗，使感染后期厌氧菌数量增加，在以腐败坏死为主的感染中，厌氧菌更为多见。

2. **特异性感染**　是由某些特殊病原菌引起的特定类型的感染性疾病，如结核病、放线菌病、梅毒、破伤风等。其病理变化、临床过程和治疗均有别于化脓性感染。

二、口腔颌面部感染的途径

口腔颌面部感染的途径主要有以下5种。

1. 牙源性 致病菌通过病变牙或牙周组织进入机体引起的感染称牙源性感染。牙髓及牙周感染可向根尖、牙槽骨、颌骨及颌面部疏松结缔组织间隙扩散。因为龋齿、牙周炎、智齿冠周炎等疾病为临床上最常见的疾病，故牙源性途径是口腔颌面部感染的主要来源。

2. 腺源性 口腔、上呼吸道感染时，细菌可经淋巴途径，引起相应区域淋巴结的化脓性感染。淋巴结感染可穿过淋巴结被膜向周围扩散引起颌面部蜂窝织炎。

3. 损伤性 继发于损伤后的感染，病原体通过损伤的皮肤、黏膜或拔牙创进入组织，如颌骨的开放性损伤及深部的异物滞留，都可能带入细菌引起感染。

4. 血源性 指机体其他部位的化脓性病灶通过血液循环引起的口腔颌面部化脓性感染。

5. 医源性 指医务人员进行麻醉、手术、穿刺等操作时，未严格遵守无菌技术而将细菌带入机体，造成继发性感染。

三、口腔颌面部感染的临床表现

（一）局部症状

化脓性炎症的急性期，病情发展迅速，局部表现为红、肿、热、痛和功能障碍，引流区淋巴结肿痛等典型症状，这些症状也是诊断局部感染的基本依据，但其程度因发生的部位、深浅、范围大小不同而存在差异。

炎症累及咀嚼肌可导致不同程度的张口受限，病变位于口底、舌根、咽旁，可有进食、吞咽、言语，甚至呼吸困难。腐败坏死性蜂窝织炎的局部皮肤弥漫性水肿，呈紫红色或灰白色，无弹性，有明显凹陷性水肿，由于组织间隙有气体产生可触及捻发音。当急性炎症局限成脓肿后，由于主要感染菌种的不同，其脓液性状也有差异。例如，金黄色葡萄球菌一般为黄色黏稠脓液；链球菌常常为淡黄或淡红稀薄脓液，有时由于溶血而呈褐色；铜绿假单胞菌的典型脓液一般为翠绿色，稍黏稠，有酸臭味；混合性细菌感染则为灰白或灰褐色脓液，有明显的腐败坏死性臭味；结核分枝杆菌的脓液为稀薄浑浊，暗灰色似米汤，夹杂有干酪样坏死的冷脓肿；放线菌感染的脓液中夹杂有硫黄颗粒。感染的慢性期，由于病变组织有大量的单核细胞浸润，正常组织破坏后由增生的纤维结缔组织代替，局部形成较硬的炎性浸润块，并出现不同程度的功能障碍。有的脓肿形成未及时治疗而自行破溃，则形成长期排脓的瘘口。当机体抵抗力减弱或治疗不彻底时，慢性感染可再度急性发作。

（二）全身症状

全身症状因细菌的毒力及机体的抵抗力不同而有差异，其表现也有轻重之分。局部反应轻微的炎症可无全身症状；反之，局部炎症反应较重的，全身症状也较明显。全身症状包括畏寒、发热、头痛、全身不适、乏力、食欲减退、尿量减少、舌质红、舌苔黄等。实验室检查可见白细胞总数增高，中性粒细胞比例上升，核左移。病情较重且病程较长者，由于代谢紊乱，可导致水与电解质平衡失调、酸中毒，甚至出现肝和肾的功能障碍。严重感染伴有败血症或脓毒血症时，可发生中毒性休克。此时患者全身反应低下，多器官功能衰竭，如脉搏微弱、血压下降、体温和白细胞计数不升高或低于正常时，均提示病情严重。

慢性炎症的患者多表现为局部炎症久治不愈，长期排脓或反复发作，可伴有持续低热的全身症状。因长期处于慢性消耗状态，患者可表现为全身衰弱和营养不良，以及出现不同程度的贫血。

四、口腔颌面部感染的诊断及治疗

（一）诊断

根据发病原因及临床表现，并配合影像学检查（B超、X线及CT）及穿刺检查和活检等，大多可做出正确诊断。如果诊断及时有效、治疗得当，可缩短病程、防止感染扩散和恶化。

炎症初期，感染区的红、肿、热、痛、功能障碍等是主要表现，也是诊断局部感染的基本依据。在炎症局限形成脓肿后，波动感又是诊断浅部脓肿的重要特征。深部脓肿，尤其是位于筋膜下层的脓肿，一般很难查到波动感，但压痛点比较明显，按压脓肿区的表面皮肤常出现不能很快恢复的凹陷性水肿。

对于深部脓肿，为了确定有无脓肿或脓肿的部位，可以用穿刺法协助诊断，必要时还可以借助B超、CT和MRI等辅助检查，特别是增强CT对于深部脓肿的诊断很有意义。并且可以在B超和CT的引导下进行深部脓肿的穿刺或者局部药物注入，进行脓液涂片及细菌培养来确定细菌的种类。必要时可进行药物敏感试验，以选择合适的抗菌药物。如怀疑有菌血症时，可多次抽血细菌培养以明确诊断。血常规中的白细胞检测是观察感染进展的基本方法之一，在重度感染或大量抗生素应用下，白细胞计数可无明显增加，但有核左移及中毒性颗粒的出现。影像学检查对颌骨骨髓炎的诊断、病变范围、破坏程度或形成死骨的部位等都能提供可靠的依据。

对于颌骨或深部间隙感染，以及皮肤、黏膜上久治不愈的溃疡或炎性硬结等，还需同恶性肿瘤及囊肿鉴别。同时还应注意区分化脓性感染和腐败坏死性感染。

（二）治疗

口腔颌面部感染的治疗应针对病原体和机体两个方面。增强患者机体的抵抗力，调整紊乱的生理功能是治疗的基础；针对病原体进行抗生素治疗，切开引流并清除炎症产生的脓液和坏死组织，尽早去除病灶，是缩短病程，减少急性炎症反复发作的重要措施。

1. 局部治疗 适用于感染早期，注意保持局部清洁，减少局部活动度，避免不良刺激，特别对面部疖、痈应严禁挤压，以防感染扩散。在炎症形成脓肿前，外敷中草药有消肿、镇痛的效果。常用药物有六合丹、金黄散等。也可用0.1%依沙吖啶（利凡诺）溶液、0.1%呋喃西林溶液等局部湿敷。注意：急性炎症期不宜热敷，以免引起炎症扩散。

2. 手术治疗 口腔颌面部感染的手术治疗可达到脓肿切开排脓和清除病灶两个目的。

（1）脓肿切开引流术

1）切开引流的目的 ①使脓液或腐败坏死物质迅速排出体外，防止感染扩散，减轻全身中毒症状；②解除局部疼痛、肿胀，预防窒息发生；③引流颌周间隙脓液，避免发生颌骨骨髓炎；④预防感染向颅内和胸腔扩散或侵入血液循环，并发海绵窦血栓性静脉炎、脑脓肿、纵隔炎、败血症等严重并发症。

2）切开引流的指征 ①局部疼痛加重，并呈搏动性跳痛，皮肤表面肿胀、发红、光亮、压痛明显、有波动感，或呈凹陷性水肿，经穿刺抽出脓液者；②急性化脓性感染经药物治疗5～7天，肿痛不消、体温不降，有明显全身中毒症状者；③口底蜂窝织炎，特别是腐败坏死性感染或小儿颌周蜂窝织炎出现呼吸、吞咽困难，应及时切开减压，防止或缓解呼吸困难及炎症的继续扩散；④脓肿已自行溃破，但引流不畅者，应扩大引流，去除感染物质；⑤结核性脓肿，经反复治疗无效或皮肤发红已经接近自溃时，可切开引流。

3）切开引流的要求 ①切口应在脓肿最低处，以便引流通畅；②切口应尽量选择在隐蔽位置，一般首选经口内引流。口外引流应顺面部皮纹方向切开，同时应注意避开邻近的神经、血管和唾液腺及其导管；③一般切开至黏膜下或皮下即可，用血管钳直达脓腔钝性分离，应避免在不同组织层次中形成多处通道，以减少扩散，保证引流通畅；④手术应准确轻柔，对面部危险三角区的脓肿切开后，应严禁挤压，以防感染向颅内扩散。

4）切开引流的方法　①常规消毒铺巾后，麻醉下切开皮肤、皮下组织或黏膜组织，然后用血管钳钝性分离至脓腔，并扩大创口，如有多个脓腔存在，必须贯通，以便于彻底地引流；②用1%～3%过氧化氢溶液、生理盐水或抗生素液冲洗脓腔；③建立引流，一般口内多用碘仿纱条、橡皮片进行引流，口外可用橡皮片、盐水纱条等进行引流；④适时更换引流物，直到脓液排净为止。

（2）清除病灶　口腔颌面部感染多为牙源性感染，感染控制后，往往忽略病灶牙，这样会导致感染反复发作，因此对病灶牙必须彻底治疗或拔除。对颌骨骨髓炎，应在急性炎症控制后，及早进行死骨及病灶清除术。

3. 全身治疗

（1）支持治疗　口腔颌面部感染并发全身中毒症状，应给予全身支持治疗，以维持电解质平衡，减轻中毒症状，提高机体抵抗力。对高热及进食困难的患者，除给予高蛋白、高热量、富含维生素B和维生素C、易消化的食物外，根据病情还应静脉输入适量葡萄糖液或葡萄糖盐水及维生素C，以补充营养。病情严重者可少量多次输入新鲜血液，增强机体抵抗力。对高热患者，可采用物理降温或谨慎使用退热药物。

（2）抗感染药物治疗　大多数情况下，对局限、表浅的化脓性感染，机体状况良好，无全身症状者，只需局部处理，可不用抗感染药物治疗。对于较重的深部感染或全身感染，抗感染药物的应用是治疗炎症的基本方法。必须明确，抗感染药物的应用并不能代替外科治疗的基本原则。

为制订合理、有效的用药方案，必须熟悉各种抗菌药物的性能，掌握各种抗菌药物的适应证和联合用药原则，预防可能发生的不良反应。避免长期、无针对性大剂量滥用，以免引起耐药菌株的增加，导致更加棘手的二重感染出现。因此，临床应用抗生素应遵循以下基本原则：①诊断为细菌性感染者，方有指征应用抗菌药物；②用药前尽可能明确病原菌并进行细菌培养和药物敏感试验；③掌握可选药物的适应证，尽量避免使用无指征或指征不强的药物；④依据患者生理、病理、免疫状态调整用药剂量或选择药物种类；⑤能用单一抗生素控制的感染，不采用联合用药，可用窄谱抗菌药物者不用广谱药物；⑥掌握适当的用药剂量，用药量过大造成药物浪费和毒副作用增加，用药量不足可造成病情迁延或细菌产生耐药性；⑦严格联合用药的指征，对病原菌尚未明确的感染，单一药物不能控制的感染，可根据作用机制的不同选择两种以上药物联合应用；⑧掌握预防用药适应证，手术前后合理应用抗感染药物。

临床治疗中，病原菌的种类并不是一开始就能确定的。因此，早期应根据感染来源和临床表现，以及脓液性状和脓液涂片检查等初步估计病原菌的种类来经验性选择抗菌药物。但对严重感染者，应尽早进行血液或脓液的细菌培养和药物敏感试验，作为临床用药的依据。一般来说，葡萄球菌属所致的各种感染以青霉素为首选治疗药物，但对产生青霉素酶的葡萄球菌株可以使用耐青霉素酶的半合成青霉素类如苯唑西林、氯唑西林、万古霉素等。链球菌属均以青霉素为首选，对青霉素过敏者可用大环内酯类和林可霉素类。大肠埃希菌应选用喹诺酮类和头孢菌素类药物。铜绿假单胞菌可选用庆大霉素、头孢他啶等。类杆菌选用甲硝唑、克林霉素、氯霉素等。结核分枝杆菌常以异烟肼、利福平、吡嗪酰胺和乙胺丁醇作为抗结核的首选药物，其他药物如对氨基水杨酸钠、卷曲霉素等作为对首选药物耐药或患者不能接受的备选药。口腔颌面部感染多为厌氧菌和需氧菌的混合感染，宜早期有针对性地应用足量有效抗生素。在治疗中病原菌种可发生变化，如出现耐药菌株及新的混合感染菌，应将用药的种类和方法作相应调整。用药途径可口服，也可肌内注射，病情严重者应静脉滴注。

（3）激素的应用　对因局部水肿导致呼吸困难者，或合并败血症、脓毒血症及出现感染性休克者，可在使用大剂量有效抗生素的同时，加用肾上腺皮质激素类药物。激素具有退热、消炎、抗毒、减轻水肿、升压等作用，可减轻病理损害和改善临床症状。常用的激素类药物有皮质醇（氢化可的松）、泼尼松、地塞米松等，使用原则是疗程短、剂量适度，对重症患者也有主张大剂量短时间应用。激素能抑制机体免疫功能，削弱机体的抵抗力，促进感染扩散和掩盖临床症状。应用过量可出现库欣综合征，长期用药后突然停药还可能发生反跳现象，对神经、消化系统和骨组织也有一定副作用，故临床上在使用时应特别慎重。

第2节 智齿冠周炎

智齿冠周炎是指第三磨牙萌出不全或阻生时，牙冠周围软组织发生的炎症。临床上以下颌第三磨牙冠周炎最常见，上颌第三磨牙冠周炎发生率相对较低，且临床症状较轻，并发症少，治疗相对简单。本节主要介绍下颌智齿冠周炎。

一、病　因

人类在进化过程中，由于食物结构的改变，带来咀嚼器官的退化，造成颌骨长度与牙列所需长度的不协调。下颌第三磨牙是牙列中最后萌出的牙，因萌出位置不足，往往会导致不同程度的阻生。阻生智齿萌出过程中，牙冠可部分或全部为龈瓣覆盖，龈瓣与牙冠之间形成较深的盲袋，食物及细菌极易嵌塞于盲袋内难以清除（图6-1）。加之冠部牙龈常因咀嚼食物而损伤，形成溃疡。当全身抵抗力下降、局部细菌毒力增强时可引起冠周炎的急性发作。

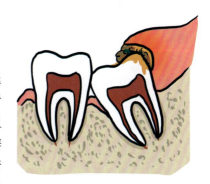

图6-1　龈瓣与牙冠之间形成较深的盲袋

二、临床表现

智齿冠周炎主要发生在18～30岁智齿萌出期和最终萌出不全而阻生的青壮年患者。其常以急性炎症的形式出现。

急性智齿冠周炎的初期，一般全身无明显反应，患者自觉患侧磨牙后区胀痛不适，当进食咀嚼、吞咽、开口活动时疼痛加重。如病情继续发展，局部可呈自发性跳痛或沿耳颞神经分布区产生放射性痛，口内龈瓣的红肿加剧，重者可波及舌腭弓和咽旁软组织。炎症侵犯到咀嚼肌时，可引起肌肉的反射性痉挛而出现不同程度的张口受限，甚至牙关紧闭而影响进食。同时由于口腔卫生不良，出现口臭、舌苔变厚、患牙龈袋处有咸味分泌物溢出。

随着局部症状加剧，全身症状逐渐明显，可出现不同程度的发热、畏寒、全身不适、食欲减退等。实验室检查示白细胞总数升高，中性粒细胞比例上升。

慢性冠周炎在临床上多无明显症状，仅局部有轻度压痛、不适。口腔局部检查，多数患者可见智齿萌出不全，如为低位阻生或牙冠被肿胀的龈瓣全部覆盖时，需用探针探查，才可在龈瓣下查出未全萌出的智齿；智齿周围的软组织及牙龈发红，伴有不同程度的肿胀，龈瓣边缘糜烂，有明显的触痛，龈袋内可挤压出脓液；病情严重者，炎性肿胀可波及舌腭弓和咽侧壁，伴有明显的开口困难；化脓性炎症局限后，可形成冠周脓肿，有时可自行溃破。相邻的第二磨牙可有叩击痛，有时第二磨牙远中颈部可因阻生牙等局部因素导致龋坏，在检查时应多加注意，切勿遗漏。此外，通常会伴有患侧下颌下淋巴结的肿胀、压痛。

三、扩散途径及并发症

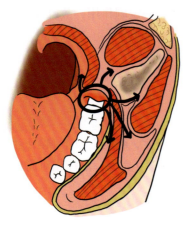

图6-2 下颌第三磨牙冠周炎的
不同扩散途径

冠周炎的急性期若治疗不及时，炎症可直接蔓延或经淋巴管扩散，而引起邻近组织器官或筋膜间隙的感染。其扩散途径如下（图6-2）。

1. 向磨牙后区扩散，形成骨膜下脓肿，脓肿继续向外穿破，可在咬肌前缘和颊肌后缘间的薄弱处形成皮下脓肿，当炎症穿破皮肤后，可形成久治不愈的面颊瘘。

2. 感染沿下颌骨外斜线向前扩散，可在相当于第一磨牙颊侧黏膜转折处形成脓肿或破溃成瘘，形成牙龈瘘。

3. 感染沿下颌升支外侧面向后方扩散，可引起咬肌间隙蜂窝织炎或脓肿，并可引起下颌升支外侧面边缘性骨髓炎。

4. 感染沿下颌升支内侧向后扩散，可引起翼下颌间隙感染或下颌升支内侧面边缘性骨髓炎，以及咽旁间隙感染或扁桃体周围脓肿。

5. 感染沿下颌体内侧、向下方扩散，可引起舌下间隙、颌下间隙蜂窝织炎，甚至口底蜂窝织炎。

四、诊断及鉴别诊断

根据病史、临床症状和检查所见，一般不难作出正确诊断。用探针检查可触及未萌出的智齿牙冠存在。X线检查可帮助了解未全萌出或阻生牙的生长方向、位置、牙根的形态及牙周情况，在慢性冠周炎的X线片上，有时可发现牙周骨质阴影（病理性骨袋）的存在。

必须注意，在下颌智齿冠周炎合并面颊瘘或下颌第一磨牙颊侧龈瘘时，可被误认为第一磨牙的炎症所致，特别在第一磨牙及其牙周组织存在病变时，更易误诊，此外，应与第二磨牙远中颈部深龋引起的根尖周炎、第三磨牙牙龈的恶性肿瘤相鉴别。

五、治　　疗

智齿冠周炎的治疗原则是在急性期应以消炎、镇痛、切开引流、增强全身抵抗力的治疗为主；当炎症转入慢性期后，若为不可能萌出的阻生牙则应尽早拔除，以防感染再发生。主要治疗措施如下。

1. 局部冲洗　智齿冠周炎的治疗以局部处理为重点，局部处理又以清除龈袋内的食物碎屑、坏死组织、脓液及局部用药为主。常用0.9%氯化钠溶液、1%～3%过氧化氢溶液或1∶5000高锰酸钾溶液、0.1%氯己定（洗必泰）溶液等反复冲洗龈袋，至溢出液清亮为止。擦干局部，用探针蘸2%碘酊、碘甘油或少量碘酚液探入龈袋内，每日1～3次，并用温热水等含漱剂漱口。

2. 全身治疗　根据局部炎症和全身反应程度及有无其他并发症，选择抗菌药物及全身支持疗法。

3. 切开引流术　如龈瓣附近形成脓肿，应及时切开并放置引流条进行引流。

4. 冠周龈瓣切除术　当急性炎症消退，对有足够萌出位置且牙位正常的智齿，可在局部麻醉下切除智齿冠周龈瓣，以消除盲袋，便于智齿正常萌出（图6-3）。

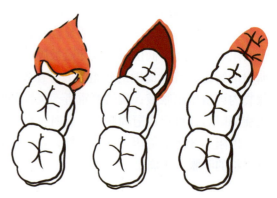

图6-3 龈瓣切除术

5. 下颌第三磨牙拔除术　下颌第三磨牙牙位不正，无足够萌出位置；对颌的第三磨牙位置不正或者已拔除者；以及冠周炎反复发作者，均应尽早拔除。伴有颊瘘者，在拔牙的同时应切除瘘管刮尽肉芽，缝合面部皮肤瘘口。

第3节　口腔颌面部间隙感染

口腔颌面部间隙是指位于组织内部的筋膜间、筋膜与肌肉间、肌肉与骨膜间，以及骨膜间潜在的间隙，它们通常为脂肪、血管神经束、淋巴组织和疏松结缔组织所充实，只有当感染发生时才会出现。在这些间隙内发生的弥漫性化脓性感染统称为间隙感染。口腔颌面部间隙感染均为继发性，常见为牙源性或腺源性感染，损伤性、医源性、血源性感染较少见。感染起初可以局限于一个间隙，由于各筋膜间隙互相连通，从而波及相邻的几个间隙，形成弥散性蜂窝织炎或脓肿。感染多为需氧菌和厌氧菌引起的混合感染，也可为葡萄球菌、链球菌等引起的化脓性感染，或厌氧菌等引起的腐败坏死性感染。口腔颌面部间隙感染主要表现为急性炎症过程，病情发展迅速，全身和局部症状均很明显。若机体抵抗力降低，细菌毒力增强，感染还可向颅脑、纵隔等处发展，甚至导致全身化脓性感染等严重并发症。以下根据感染所在解剖位置，分别就各间隙感染的特点及治疗要点分述如下。

一、眶下间隙感染

1. 解剖标志　眶下间隙位于眼眶下方、上颌骨前壁与面部表情肌之间。上界为眶下缘，下界为上颌骨牙槽突，内界为鼻侧缘，外界为颧骨。间隙内，有出自眶下孔的眶下血管和神经及面部表情肌之间的脂肪及结缔组织。此外，该间隙内还有面动脉、面静脉经过（图6-4）。

2. 感染来源　眶下间隙感染多来自上颌尖牙及上颌第一前磨牙或上颌切牙的根尖周化脓性炎症或牙槽脓肿；此外，可因上颌骨骨髓炎的脓液穿破骨膜，或上唇底部及鼻侧部化脓性炎症扩散至眶下间隙引起。

3. 临床特点　眶下区肿胀，上、下眼睑及颧部皮肤水肿，鼻侧、上唇及颊部也出现反应性水肿，鼻唇沟消失。在口内，可见上颌前庭沟肿胀，并有明显压痛。脓肿形成后可触及波动感。由于肿胀及炎症激惹眶下神经，可引起不同程度的疼痛。眶下间隙感染可向眶内直接扩散，形成眶内蜂窝织炎，亦可沿面静脉、内眦静脉、眼静脉向颅内扩散，并发海绵窦血栓性静脉炎。

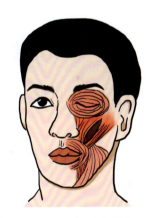

图6-4　眶下间隙解剖位置

4. 治疗　眶下间隙感染蜂窝织炎阶段可全身应用抗菌药物；一旦脓肿形成应及时行进切开引流。按低位引流原则常在口内上颌前牙及前磨牙区口腔前庭黏膜转折处作切口；横行切开黏骨膜达骨面，用血管钳向尖牙窝方向分离脓肿，使脓液充分引流，生理盐水冲洗脓腔，留置橡皮引流条进行引流（图6-5）。待炎症控制后应立即处理病灶牙。

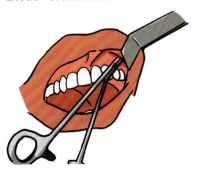

图6-5　眶下间隙脓肿切开引流术

二、颊间隙感染

1. 解剖标志　颊间隙有广义与狭义之分。广义的颊间隙是指在颊部皮肤与颊黏膜之间颊肌周围的间隙。其上界为颧骨下缘，下界为下颌骨下缘，前界从颧骨下缘至鼻唇沟经口角至下颌骨下缘的连线，后界浅面相当于咬肌前缘，深面为翼下颌韧带。间隙内含有颊脂垫、腮腺导管、颊淋巴结、上颌淋巴结，并有面神经分支、面动脉、面静脉通过。狭义的颊间隙系指咬肌与颊肌之间存在的一个狭小筋膜间隙，颊脂垫正位于其中。颊间隙借血管、颊脂垫及脂肪结缔组织与颞下间隙、颞间隙、咬肌间隙、翼下颌间隙、眶下间隙相通，成为感染相互扩散的通道（图6-6）。

2. **感染来源**　颊间隙感染来源常见于上、下颌磨牙的根尖周脓肿或牙槽脓肿。感染穿破骨膜，侵入颊间隙；也可由颊部皮肤损伤、黏膜溃疡继发感染，或颊、颌上淋巴结的炎症扩散所致。

3. **临床特点**　颊间隙感染的临床特点取决于脓肿形成的部位，在颊部皮下或黏膜下的脓肿，病程进展缓慢，肿胀及脓肿的范围较为局限。但感染波及颊脂垫时，则炎症发展迅速，肿胀范围波及整个颊部，并可向相通的间隙扩散，形成多间隙感染。

4. **治疗**　脓肿形成后，应按脓肿部位决定由口内或从口外进行切开引流。脓肿接近黏膜侧，可做口内切开引流。切口应在脓肿的低位，即口腔前庭或下颌龈颊沟之上切开。颊部皮下脓肿可在脓肿下方沿皮肤褶皱线切开（图6-7）。广泛颊间隙感染则应该从下颌骨下缘以下1～2cm处作平行于下颌骨下缘的切口，从切开的皮下向上潜行钝性分离进入颊部脓腔。但应注意避免损伤面神经的下颌缘支及面动脉、面静脉等。

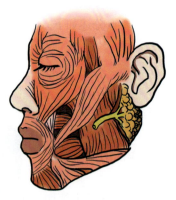
图6-6　颊间隙解剖位置

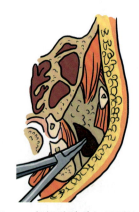
图6-7　颊间隙脓肿切开引流术

三、颞间隙感染

1. **解剖标志**　颞间隙位于颧弓上方的颞区，颞肌将其分为颞浅与颞深两间隙；通过脂肪结缔组织与咬肌间隙、颞下间隙、翼下颌间隙、颊间隙相通。

2. **感染来源**　颞间隙感染常由咬肌间隙、翼下颌间隙、颞下间隙、颊间隙感染扩散引起。耳源性的感染如化脓性中耳炎、颞骨乳突炎、颞部疖痈及颞部损伤的继发感染也可波及颞间隙。

3. **临床特点**　取决于是单纯颞间隙感染或伴有相邻多间隙感染，肿胀范围可仅局限于颞部或同时有腮腺咬肌区、颊部、眶部、颧部等区广泛肿胀。病变区表现为凹陷性水肿、压痛、咀嚼痛和不同程度的张口受限。脓肿形成后，颞浅间隙脓肿可触及波动感，颞深间隙脓肿则需借助穿刺抽出脓液才能明确诊断。颞肌肥厚，筋膜致密，深部脓肿难以自行穿破，脓液长期积存于颞骨表面，可引起颞骨骨髓炎。颞骨鳞部骨壁薄，内、外骨板间板障少，感染可直接从骨缝或通过进入脑膜的血管蔓延，导致脑膜炎、脑脓肿等并发症。

4. **治疗**　继发于相邻间隙感染的颞间隙蜂窝织炎，可因其他间隙脓肿切开引流后，颞间隙内的炎症也随之消退。但颞间隙脓肿形成后则需要做切开引流，根据脓肿的深浅、脓腔的大小可采用不同形式的切口：浅部脓肿可在颞部发际内作单个皮肤切口即可；深部脓肿可作两个以上与肌纤维方向一致的直切口；当疑有颞骨骨髓炎时，可沿颞肌附着作弧形皮肤切口，切开颞肌附着，由骨面翻起颞肌，使颞鳞部完全敞开引流。需要注意的是在行弧形切口时，切忌在颞肌上作与肌纤维相交的横行切口，因为切断颞肌的同时可损伤颞肌的神经、血管，破坏颞肌的功能。如为多间隙感染，还应在下颌下区另作切口行上下贯通式引流。

颞间隙脓肿切开引流后，如肿胀没有消退，脓液也没有减少，同时探得骨面粗糙，经X线片确定已发生骨髓炎时，应积极行死骨及病灶清除术，以免进一步发生颅内感染。

四、颞下间隙感染

1. **解剖标志** 颞下间隙位于颅中窝底。前界为上颌结节及上颌颧突后面，后界为茎突及茎突诸肌，内界为蝶骨翼突外板的外侧面，外界为下颌升支上份及颧弓，上界为蝶骨大翼的颞下面和颞下嵴，下界借助翼外肌下缘平面与翼下颌间隙分界。该间隙中的脂肪组织，上颌动静脉，翼静脉丛，三叉神经上、下颌支的分支分别与颞、翼下颌、咽旁、颊、翼腭等间隙相通；还可借眶下裂、卵圆孔和棘孔分别与眶内、颅内连通，借翼静脉丛与海绵窦相通。

2. **感染来源** 可从相邻间隙，如翼下颌间隙等感染扩散而来；也可因上颌结节、卵圆孔、圆孔阻滞麻醉时带入感染；或由上颌磨牙的根尖周感染或拔牙后感染引起。

3. **临床特点** 颞下间隙位置深且隐蔽，感染发生时外观表现常不明显，仔细检查可发现颧弓上、下及下颌升支后方有轻微肿胀，伴有不同程度的张口受限，脓肿形成后不易触到波动感，一般需要借助穿刺抽出脓液才能明确诊断。但颞下间隙感染时常存在相邻间隙的感染，因此可伴有颞部、腮腺咬肌区、颊部和口内上颌结节区的肿胀，以及出现合并间隙感染的相应症状。临床表现中如果有同侧眼球突出、眼球运动障碍、眼睑水肿、头痛、恶心等时，应警惕海绵窦血栓性静脉炎的可能性。

4. **治疗** 应积极应用大剂量抗生素治疗。若症状缓解不明显，经口内（上颌结节外侧处）或口外（颧弓与下颌切迹之间）途径穿刺有脓时，应及时切开引流。切开引流途径可由口内或口外进行。口内在上颌结节外侧前庭黏膜转折处切开，以血管钳沿下颌支喙突内侧向后上分离至脓腔，口外切开多沿下颌角下作弧形切口，切断颈阔肌后，通过下颌支后缘与翼内肌之间进入脓腔。若伴有相邻间隙感染，原则应与相应间隙贯通一并引流。

五、咬肌间隙感染

1. **解剖标志** 咬肌间隙位于咬肌与下颌升支外侧骨壁之间。前界为咬肌前缘，后界为下颌升支后缘，上平颧弓下缘，下以咬肌在下颌升支附着为界。由于咬肌在下颌升支及下颌角附着宽广紧密，故潜在性咬肌间隙存在于下颌升支上段的外侧部位，借颊脂垫、咬肌神经、血管与颊、翼下颌、颞、颞下等间隙相通（图6-8），咬肌间隙感染为最常见的颌面部间隙感染之一。

2. **感染来源** 主要来自下颌智齿冠周炎、下颌磨牙的根尖周炎、牙槽脓肿；亦可因相邻间隙如颞下间隙、翼颌间隙及颊间隙的感染扩散引起，偶可有化脓性腮腺炎波及引起。

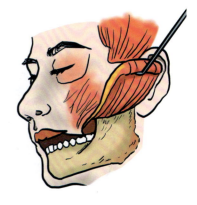

图6-8 咬肌间隙解剖位置

3. **临床特点** 咬肌间隙感染的典型症状是以下颌升支及下颌角为中心的咬肌区肿胀、充血、压痛，伴有明显的张口受限及开口疼痛。由于咬肌肥厚坚实，脓肿难以自行溃破，也不易触到波动感。若炎症在1周以上，且压痛点局限或有凹陷性水肿，经穿刺有脓液时，应积极行切开引流，否则由于长期脓液蓄积，易形成下颌骨升支的边缘性骨髓炎。

4. **治疗** 咬肌间隙蜂窝织炎时除全身应用抗生素外，局部可用物理疗法或外敷中药；一旦脓肿形成应及时切开引流。咬肌间隙脓肿切开引流的途径，虽可从口内翼下颌皱襞稍外侧切开，分离进入脓腔引流，但因引流口常在脓腔之前上份，体位引流不畅，炎症不易控制，发生边缘性骨髓炎的机会也相应增加。因此，临床常用口外途径切开引流（图6-9）。口外切口从下颌后缘绕过下颌角，距下颌下缘2cm处切开，切口长3～5cm，逐层切开皮下组织、颈阔肌及咬肌在下颌角区的部分附着，用骨膜剥离器，由骨面推起咬肌进入脓腔，引出脓液。冲洗脓腔后填入盐水纱条。次日换敷料时抽去纱条，换置橡皮管或橡皮条引流。如有边缘性骨髓炎形成，在脓液减少后可早期实施病灶刮除术，术中除重点清除骨面死骨外，不应忽略咬肌下骨膜面附着的病灶小碎片及坏死组织，以利于创口早期愈合。

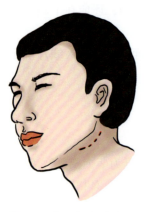

图6-9　咬肌间隙脓肿口外切口

六、翼下颌间隙感染

1. 解剖标志　翼下颌间隙位于下颌升支内侧骨壁与翼内肌外侧面之间，前为颞肌和颊肌，后为腮腺鞘，上为翼外肌的下缘，下为翼内肌附着于下颌升支处，呈底在上、尖在下的三角形。此间隙中有从颅底卵圆孔出颅的下颌神经分支及下牙槽动、静脉穿过，借疏松结缔组织与相邻的颞下、颞、颊、下颌下、舌下、咽旁、咬肌等间隙相通，经颅底血管、神经还可通入颅内（图6-10）。

2. 感染来源　主要来自下颌智齿冠周炎及下颌磨牙根尖周炎症扩散所致；其次是下牙槽神经阻滞麻醉时消毒不严格或拔下颌智齿时创伤过大，引起翼下颌间隙的感染；此外，相邻间隙如颞下间隙、咽旁间隙的炎症也可波及。

3. 临床特点　发病急，全身反应重。常先有牙痛史，伴渐进性张口受限，咀嚼食物及吞咽疼痛；继而感觉面侧深区疼痛，并放射到耳颞部。口腔检查可见翼下颌皱襞处黏膜水肿，下颌支后缘稍内侧可有轻度肿胀、深压痛。由于感染位置深，即使脓肿已形成，面部肿胀也不明显，临床难以直接触及波动感，一般需穿刺才可确定，因而常延误诊断，致使炎症向邻近间隙扩散，可形成颞下、咽旁、下颌下等多间隙感染，导致病情复杂化。

4. 治疗　感染的初期应全身应用足量抗生素，以控制炎症的发展和扩散。脓肿的切开引流可从口内或口外进行。口内切开因受张口度的限制，较少采用；口外途径具有易于暴露间隙及有利于姿势引流的优点。口内切口在下颌支前缘稍内侧，即翼下颌皱襞稍外侧，纵行切开2～3cm，血管钳钝性分开颊肌后，即可沿下颌支内侧进入翼下颌间隙（图6-11）。

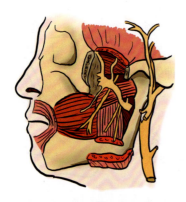

图6-10　翼下颌间隙解剖位置

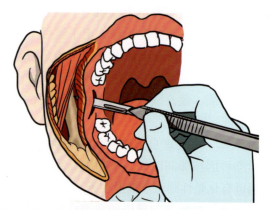

图6-11　翼下颌间隙脓肿口内切开引流术

口外切口与咬肌间隙切口比较相像，暴露分离下颌角下缘时，应将部分翼内肌附着及骨膜切开，用骨膜分离器剥开翼内肌后，进入间隙放出脓液，用生理盐水和1%～3%过氧化氢溶液冲洗脓腔后放置橡皮管或橡皮条引流。

七、舌下间隙感染

1. **解剖标志**　舌下间隙位于舌和口底黏膜之下，下颌舌骨肌及舌骨舌肌之上。前界及两侧为下颌体的内侧面，后部止于舌根。颏舌肌及颏舌骨肌将舌下间隙分为左右两部分，两者在舌下肉阜深面相连通。舌下间隙后上与咽旁间隙、翼下颌间隙相通，后下通入下颌下间隙。

2. **感染来源**　感染主要来自下颌牙的牙源性感染，其次为口底黏膜损伤、异物、溃疡，以及舌下腺、下颌下腺导管的炎症均可引起舌下间隙感染。

3. **临床特点**　临床典型表现为一侧或双侧的舌下肉阜或颌舌沟区口底肿胀，黏膜充血，舌体被挤压抬高、肿胀、僵硬，影响言语及吞咽。脓肿形成后在口底可扪及波动感，感染可经舌系带黏膜下扩散至对侧舌下间隙，严重者因口底肿胀，呈"双重舌"而不能闭口并流涎。感染波及舌根部时，可出现呼吸困难。如感染为唾液腺来源，下颌下腺导管口可有脓液排出。相邻间隙受累时可出现相应颌周及下颌下脓肿的临床症状。

4. **治疗**　脓肿形成后，一般在口底肿胀最明显或波动区，与下颌体平行切开黏膜（图6-12），钝性分离进入脓腔引流。注意勿损伤舌神经、舌动脉、下颌下腺导管。对已溃破者，沿溃破口稍扩大置入引流条即可。一旦形成下颌下脓肿，仅从口底引流则效果不好，应及时由下颌下区进行切开引流。

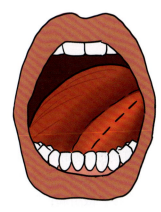

图6-12　舌下间隙脓肿口内切口

八、咽旁间隙感染

1. **解剖标志**　咽旁间隙在咽腔侧方的咽上缩肌与翼内肌和腮腺深叶之间。前界为翼下颌韧带及下颌下腺上缘，后为椎前筋膜。间隙呈一个倒立的锥体形，底在上为颅底的颞骨和蝶骨，尖朝向下方止于舌骨。由茎突及附着其上诸肌将该间隙分为前后两部，前部称咽旁前间隙，后部为咽旁后间隙。前间隙小，其中有咽深动、静脉及淋巴疏松结缔组织；后间隙大，有出入颅底的颈内动、静脉，第Ⅸ～Ⅻ对脑神经及颈深上淋巴结等。咽旁间隙与翼下颌、颞下、舌下、下颌下及咽后诸间隙相通。血管神经束上通颅内，下连纵隔，可成为感染蔓延的途径。

2. **感染来源**　多为牙源性，特别是下颌智齿冠周炎，以及腭扁桃体炎和相邻间隙感染扩散。偶继发腮腺炎、耳源性炎症和颈深上淋巴结炎。

3. **临床特点**　局部症状主要表现为咽侧壁红肿、腭扁桃体突出，肿胀可波及同侧软腭、腭舌弓和腭咽弓，腭垂被推向健侧；如伴有翼下颌间隙、下颌下间隙炎症时则咽侧及颈上部肿胀更为广泛明显。

患者自觉吞咽疼痛、进食困难、张口受限；若伴有喉水肿，可出现声音嘶哑，以及不同程度的呼吸困难和进食呛咳。咽旁间隙感染如处理不及时，可导致严重的肺部感染、败血症和颈内静脉血栓性静脉炎等并发症。

咽旁间隙感染还有两个特点：①间隙内含有疏松结缔组织，血管丰富，一旦感染，感染性坏死物质极易扩散和吸收，可引起难以控制的致死性全身脓毒菌血症；②源于口底、咽喉、中耳等处的感染累及咽后、咽旁、下颌下间隙等处的颈深筋膜间隙时，感染可通过筋膜间隙的平面扩散，并因呼吸、胸内负压及重力的作用更易向下蔓延而形成纵隔脓肿。

临床上应注意与局部表现相类似的疾病，如咽侧部发展迅速的恶性肿瘤、囊性病变继发感染相鉴别，诊断时应重视询问病史，如出现胸痛、呼吸困难，全身中毒症状明显时，要考虑纵隔感染。胸部X线片、胸部CT检查及食管造影对诊断有重要价值，尤其是CT检查能有效显示早期纵隔感染。

4. 治疗 咽旁间隙位置深，脓肿形成与否一般采用穿刺方法确诊。穿刺系经口内翼下颌皱襞内侧进入咽上缩肌与翼内肌之间；抽出脓液后立即行切开引流。口内途径切开引流术：张口无明显受限的患者，可在翼下颌皱襞稍内侧，纵行切开黏膜层，黏膜下用血管钳顺翼内肌内侧钝性分离进入脓腔。黏膜切口不宜过深，以防误伤大血管和神经。

口外途径切开引流术：以患侧下颌角为中心，距下颌骨下缘2cm作约5cm长的弧形切口；分层切开皮肤、皮下、颈阔肌后，顺翼内肌之内侧，用血管钳向前、上、内方向钝性分离进入咽旁间隙；放出脓液后以生理盐水冲洗创口，用盐水纱条或橡皮条引流。口外途径远不如口内途径易于接近脓腔，操作要求较高，除非严重牙关紧闭一般均选用口内途径。

九、下颌下间隙感染

1. 解剖标志 下颌下间隙位于下颌下三角内，周围边界与下颌下三角相同。间隙内包含下颌下腺和下颌下淋巴结，并有面动脉、面前静脉、舌神经、舌下神经通过。该间隙向上经下颌舌骨肌后缘与舌下间隙相续；向后内毗邻翼下颌间隙、咽旁间隙；向前通颏下间隙；向下借疏松结缔组织与颈动脉三角和颈前间隙相连。因此下颌下间隙感染可蔓延成口底多间隙感染。

2. 感染来源 多见于牙源性感染，如下颌智齿冠周炎、下颌后牙根尖周炎、牙槽脓肿等向下颌下间隙直接扩散引起；腺源性感染为另一重要感染源，尤其是婴幼儿更为多见，如上呼吸道感染引起下颌下淋巴结炎的结外感染扩散所致。此外，化脓性下颌下腺炎、下颌骨骨髓炎及邻近间隙的感染也可波及此间隙。

3. 临床特点 多数下颌下间隙感染是以下颌下淋巴结炎为其早期表现。临床表现为下颌下区丰满，检查有明确边界的淋巴结肿大、压痛。化脓性下颌下淋巴结炎向结外扩散形成蜂窝织炎。下颌下间隙蜂窝织炎临床表现为下颌下三角区肿胀，下颌骨下缘轮廓消失，皮肤紧张、压痛，按压有凹陷性水肿。脓肿形成后，中心区皮肤充血可触及明显波动。下颌下间隙因与舌下间隙相续，感染极易向舌下间隙扩散，此时可伴有口底后份肿胀、舌运动疼痛、吞咽不适等症状（图6-13）。下颌下间隙感染应注意与化脓性淋巴结炎和由导管阻塞引起的下颌下腺炎相鉴别。牙源性感染者发病较急，腺源性感染者发病较缓。

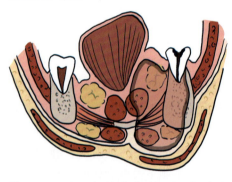

图6-13 下颌下间隙脓肿引起舌下间隙脓肿的解剖关系

4. 治疗 下颌下间隙形成脓肿时范围较广，脓腔较大，但若为淋巴结炎引起的蜂窝织炎，脓肿可局限于一个或数个淋巴结内，则切开引流时必须分开形成脓肿的淋巴结包膜方能达到引流的目的。下颌下间隙切开引流的切口部位、长度应参照脓肿部位、皮肤变薄的区域决定。一般在下颌骨体部下缘以下2cm作与下颌骨下缘平行的切口；切开皮肤、皮下、颈阔肌后，用血管钳钝性分离进入脓腔。如系淋巴结内脓肿应分开淋巴结包膜，同时注意多个淋巴结脓肿的可能，术中应仔细检查，予以分别引流。

十、颏下间隙感染

1. 解剖标志 颏下间隙位于舌骨上区，为以颏下三角为界的单一间隙。间隙内有少量脂肪组织及淋巴结，此间隙借下颌舌骨肌、颏舌骨肌与舌下间隙相隔。两侧与下颌下间隙相连，感染易相互扩散。

2. 感染来源 主要为腺源性感染。下唇、颊部、舌尖、口底舌下肉阜、下颌前牙及牙周组织的淋巴回流可直接汇于颏下淋巴结，故以上区域的各种炎症、溃疡、损伤等均可引起颏下淋巴结炎，然后继发颏下间隙蜂窝织炎。

3. **临床特点** 由于颏下间隙感染多为淋巴结炎扩散引起，故病情一般进展缓慢，早期仅局限于淋巴结的肿大，临床症状不明显。当淋巴结炎症扩散至结外后，才引起间隙蜂窝织炎，此时肿胀范围扩展至整个颏下三角区，皮肤充血、发红，有压痛。脓肿形成后局部皮肤呈紫红色，扪压有凹陷性水肿及波动感。感染向后波及下颌下间隙时可表现出相应的症状。

4. **治疗** 脓肿形成后，可在颏下肿胀最突出处作横行皮肤切口，分开颈阔肌达颏下间隙，建立引流。

十一、口底多间隙感染

口底多间隙感染，即口底蜂窝织炎，是指包括舌下、颌下、颏下等口底多间隙的广泛急性感染，被认为是颌面部最严重且治疗最困难的感染之一。随着诊治水平及有效抗菌药物的合理使用，近年来本病已罕见。其感染常波及颈部的筋膜间隙。感染可以是金黄色葡萄球菌为主的化脓性口底蜂窝织炎，也可以是厌氧菌和腐败坏死菌引起的腐败坏死性口底蜂窝织炎，后者又称路德维希咽峡炎，临床上全身及局部反应均较严重。当口底多间隙感染没有得到及时有效的控制时，感染有可能沿颈深筋膜间隙向下扩散至颈部甚至到达纵隔形成更为严重的颈部多间隙感染或纵隔脓肿。急性下行性纵隔脓肿的病例有所增加，这是一种发展迅速的致死性疾病，死亡率高达40%～50%，应引起临床的重视。

1. **感染来源** 感染多来自下颌牙的根尖周炎、牙周脓肿、第三磨牙冠周炎、口腔及颌骨骨髓炎，也可继发于下颌下、颏下化脓性淋巴结炎及扁桃体炎，还可为口咽部感染、口腔软组织及颌骨损伤等引起。化脓性感染的病原菌以金黄色葡萄球菌和链球菌为主；腐败坏死性感染则常是厌氧性、腐败坏死性细菌的混合感染。

2. **临床特点** 化脓性病原菌引起的口底蜂窝织炎，早期常在一侧舌下或颌下区出现红肿和疼痛，随着感染的扩散很快波及口底诸间隙，导致双侧舌下、下颌下及颏部出现弥漫性肿胀、口底组织抬高、流涎，舌体被压迫向后退，双侧颈上份皮肤肿胀明显，下颌下缘轮廓消失变粗呈牛颈状。患者常有吞咽、进食及呼吸困难等症状。全身症状严重者，多伴有发热、寒战，体温可达39～40℃以上，白细胞总数增多，中性粒细胞比例升高。

腐败坏死性病原菌引起的口底蜂窝织炎表现为软组织的广泛水肿，因机体抵抗力比较差，故病情发展更为迅速、广泛。感染区组织僵硬、青紫、无弹性，可出现凹陷性水肿。颌周有自发性剧烈的疼痛、烧灼感。如果伴有产气病原体感染的情况时，可出现皮肤紧绷发亮，扪及捻发音。肿胀范围可上至面颊部，下至锁骨水平，严重者甚至可达胸上部。若肌肉坏死，皮下组织软化溶解，液体积聚而有波动感。常有舌根水肿、压迫会厌，容易出现呼吸困难，患者多呈半坐位，严重者可出现"三凹"征。由于全身中毒反应明显，机体防御能力下降，体温反而不高，白细胞总数也不高，呼吸短促，脉快而弱，血压下降。如不及时处理，可发生窒息，或因并发败血症、感染性休克、心肌炎、纵隔炎等而危及生命。

3. **治疗** 口底多间隙感染的主要危险是窒息和全身中毒，因此必须进行全面而及时的抢救。一方面要应用大剂量的广谱抗菌药物，并根据细菌培养及药物敏感试验及时调整用药，同时给予补液、输血等全身支持疗法；另一方面要及时做广泛的切开引流，以减轻组织的压力，排出毒素。若有呼吸困难症状，应尽早切开气管，防止发生窒息。早期行广泛切开引流。切开引流时，可沿下颌骨下缘下2～3cm处作与下颌骨下缘平行的切口达两侧颌下区，再沿中线由颏下到舌骨作纵行切口使切口形成倒"T"形（图6-14）。切开皮肤、皮下组织及颈阔肌，钝性分离至脓腔。有时可切断部分口底肌，以保持引流通畅。

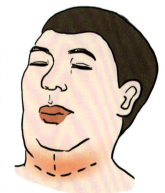

图6-14 口底间隙蜂窝织炎口外切口

腐败坏死性感染，肌肉组织呈灰黑色，恶臭，脓液呈稀水状。对此，应用3%过氧化氢溶液或1∶5000高锰酸钾溶液反复冲洗，每日4～6次，以改变厌氧环境和充分引流为目的。创口内置橡皮管或盐水纱条填塞引流。

第4节 颌骨骨髓炎

细菌感染及物理或化学因素使颌骨产生的炎性病变，称为颌骨骨髓炎。其定义不是单纯的局限于骨髓腔内的炎症，而是指包括骨膜、骨皮质、骨髓及骨髓腔中的血管、神经在内的颌骨组织炎症的总称。根据颌骨骨髓炎的临床病理特点和致病因素的不同，颌骨骨髓炎可分为化脓性颌骨骨髓炎、特异性颌骨骨髓炎及物理和化学因素引起的颌骨骨坏死而继发感染的骨髓炎。

临床上以化脓性颌骨骨髓炎最为常见，特异性骨髓炎较少见。随着恶性肿瘤放射治疗的广泛应用，由放射性骨坏死引起的颌骨骨髓炎也相应增多。化学因素引起的骨坏死并继发骨髓炎症者，以前多见为牙髓失活剂三氧化二砷应用不当。近10年来，由于双膦酸盐被应用于治疗多发性骨髓瘤、转移性骨肿瘤、成人骨质疏松症，发生化学性骨坏死并发骨髓炎者，呈现增多趋势，所以应引起高度重视。本节重点介绍常见的化脓性颌骨骨髓炎。

一、化脓性颌骨骨髓炎

化脓性颌骨骨髓炎多发生于青壮年，男性多于女性，约为2∶1，以16～30岁发病率最高。化脓性颌骨骨髓炎约占各类型颌骨骨髓炎的90%以上。由于解剖学的特点，下颌骨骨髓炎较上颌骨骨髓炎常见，病情也比上颌骨严重。这主要是由于下颌骨骨质较致密，且周围有强大的咀嚼肌附着，一旦发生化脓性感染，不易穿破骨壁引流，致使感染沿下颌管扩散。此外由于下牙槽动脉无吻合分支，若血管栓塞，则易形成大片死骨。而上颌骨骨壁较薄、骨质疏松、营养孔较多，且附着较薄的表情肌，若发生炎症易于引流。同时上颌骨血供丰富，动脉分支多而又有侧支吻合，颌骨营养障碍及坏死的机会较少。婴幼儿化脓性颌骨骨髓炎则以上颌骨最多见。

（一）病因

1. 致病菌 主要为金黄色葡萄球菌，其次是溶血性链球菌，以及肺炎链球菌、大肠埃希菌、变形杆菌等，临床以混合菌感染多见。

2. 感染途径

（1）牙源性感染 为最常见的感染途径，约占化脓性颌骨骨髓炎的90%，一般常在机体抵抗力下降和细菌毒力强时由急性根尖周炎、牙周炎、第三磨牙冠周炎等牙源性感染直接扩散引起。

（2）损伤性感染 因口腔颌面部皮肤和黏膜损伤与口内相通的开放性颌骨粉碎性骨折或火器伤伴异物存留均有利于细菌直接侵入颌骨内，引起损伤性颌骨骨髓炎。

（3）血源性感染 临床上多见于婴幼儿，且上颌骨多见，同时多伴有颌面部或机体其他部位化脓性病变及败血症等，但有时也可无明显全身病灶。

（二）临床表现

根据颌骨骨髓炎的临床发展过程和病因、病理特点，将颌骨骨髓炎分为中央性颌骨骨髓炎和边缘性颌骨骨髓炎两种类型。

1. 中央性颌骨骨髓炎 多在急性化脓性根尖周炎及根尖脓肿的基础上发生，向骨髓腔内发展。炎症病变始发于骨髓腔内，再由颌骨中央向外扩散而累及骨皮质及骨膜，称为中央性颌骨骨髓炎（图6-15）。绝大多数发生在下颌骨。根据临床发展过程，常分急性期和慢性期。

（1）急性期　由于细菌的毒性、全身状态、炎症发展的严重程度与病变的范围不同。其临床表现也有明显差异。本病起病急剧，多以患病部位剧烈的疼痛为主诉，同时兼有明显的全身中毒症状，体温可达39～40℃，白细胞总数高达$20×10^9$/L以上，中性粒细胞增多，并伴有头痛、食欲缺乏、便秘、嗜睡等症状。进入化脓期后，患者全身抵抗力下降，常出现中毒症状及局部症状加重。炎症如经血行播散，可引起脓毒症。颌骨骨髓炎发病的初期，炎症常局限于牙槽突或颌骨体部的骨髓腔内。因为炎症被致密骨板包围，不易向外扩散，患者自

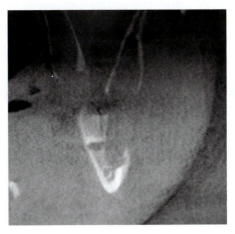

图6-15　中央性颌骨骨髓炎影像

觉病变区牙有剧烈疼痛，疼痛可向半侧颌骨或三叉神经分布区放射。受累区牙有明显叩痛及伸长感，不能咀嚼。

中央性颌骨骨髓炎在急性期如不能及时控制，可见受累部位牙龈明显肿胀、充血，有脓液从松动牙的龈袋溢出。炎症继续发展，破坏骨板，溶解骨膜。发病1周左右，颌骨内脓液可穿过骨皮质至骨膜下，脓液开始由口腔黏膜和面部皮肤溃破。自行溃破或手术引流后，疼痛可迅速缓解，临床症状随之减轻。如脓液未得到引流，骨髓腔内的感染不断扩散，可形成弥漫性颌骨骨髓炎。

下颌中央性颌骨骨髓炎可沿下牙槽神经管扩散，波及一侧下颌骨，甚至越过中线累及对侧下颌骨；下牙槽神经受到损害时，可出现下唇麻木症状。如果病变波及下颌升支、髁突及喙突时，翼内肌、咬肌等受到炎症激惹而出现不同程度的张口受限。少数患者，炎症还可能向颅底或中耳蔓延。上颌骨中央性颌骨骨髓炎罕见，很少形成广泛的骨质破坏。在炎症波及整个上颌骨体时，常伴有化脓性上颌窦炎致鼻腔也有脓液外溢。当炎症突破骨外板，可向眶下、颊、颧部、翼腭窝或颞下等部位扩散，或直接侵入眼眶，引起眶周及球后脓肿。

急性期持续10～14天，如炎症未能得到控制，可因颌骨内的血管栓塞，导致营养障碍与坏死，形成死骨并进入慢性期。

（2）慢性期　急性期治疗不彻底，治疗方法不得当，死骨形成，转为慢性颌骨骨髓炎。毒力弱的细菌在感染初期也常表现为慢性颌骨骨髓炎。慢性期病程长，可达数月乃至数年之久。患者体温正常或有低热，并可伴有贫血、消瘦。颌骨骨髓炎常在发病两周后，逐渐由急性期向慢性期过渡，并逐步进入死骨形成及分离阶段。

慢性期可表现为局部症状缓解，口内或颌面部病变区软组织硬结、压痛。口腔内及颌面部皮肤形成多个瘘管，长期排脓，并可有碎骨片从瘘管排出。如有大块死骨或多数死骨形成时，下颌骨可发生病理性骨折，出现咬合关系异常及面部畸形。一旦瘘管阻塞或全身抵抗力下降时，炎症又可急性发作。

2. 边缘性颌骨骨髓炎　边缘性颌骨骨髓炎是继发于骨膜炎或骨膜下脓肿的骨皮质外板的颌骨炎症，常在颌周感染的基础上发生，其感染来源多为牙源性，且又以下颌第三磨牙冠周炎最为常见。炎症首先侵犯骨膜，再损害骨皮质，也偶见于中央性骨髓炎的感染扩散。下颌骨为好发部位，其中又以下颌角及下颌升支多见。边缘性骨髓炎根据发病过程，也有急慢性之分（图6-16）。

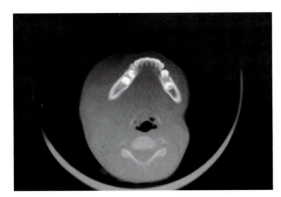

图6-16　边缘性颌骨骨髓炎影像

边缘性骨髓炎的急性期特点，与颌周间隙感染症状

相似。慢性期主要表现为腮腺咬肌区呈弥漫性肿胀，局部组织坚硬且轻微压痛，病程迁延或反复发作等。由于炎症侵犯咬肌，可出现不同程度的张口受限，全身症状不明显。

根据骨质病理损害特点，边缘性骨髓炎又可分为骨质增生型与骨质溶解破坏型。

（1）骨质增生型 多发生于抵抗力较强的年轻人。由于患者抵抗力较强或致病菌毒力较弱，骨质破坏不明显，主要呈增生性病变。局部表现为患侧下颌升支及腮腺咬肌区肿胀，压迫可有轻微疼痛不适。X线检查骨质呈致密影像。

（2）骨质溶解破坏型 在急性化脓性颌周间隙蜂窝织炎之后，骨膜、骨皮质已被溶解破坏，骨软化似蜡状，骨面粗糙，常在骨膜或黏膜下形成脓肿。自行溃破或切开引流后，常留下久治不愈的瘘管。治疗不当，病变可逐渐向颌骨内蔓延，波及骨髓腔，形成广泛骨坏死。X线检查病变区可见骨质疏松。

（三）诊断

根据病史、病因、临床表现及X线检查，一般不难做出诊断。急性颌骨骨髓炎的主要诊断依据是全身及局部症状明显，病源牙及相邻的多数牙出现叩痛、松动，甚至牙周溢脓。患侧下唇麻木是诊断下颌骨骨髓炎的有力证据。上颌骨骨髓炎时，若波及上颌窦，可有上颌窦炎症状及患侧鼻腔溢脓。

慢性颌骨骨髓炎的主要诊断依据是瘘管形成和溢脓。死骨形成后，可从瘘管排出小块死骨，瘘管探诊，可感觉骨面粗糙不平。全身症状不明显。

另外还应注意，早期牙源性颌骨骨髓炎须与牙槽脓肿相鉴别。前者炎症区广泛，不仅有牙痛，还伴有颌骨剧烈疼痛，多个牙松动，全身中毒症状严重。而牙槽脓肿主要局限在单个牙的肿痛。

中央性颌骨骨髓炎急性期（两周内）X线检查常看不到骨质破坏。一般认为骨矿物质破坏达30%～60%时X线检查才有诊断意义。因此，X线检查不适用于急性颌骨骨髓炎。发病2～4周转入慢性期，颌骨才有明显破坏，X线片可显示病变区骨密度降低，2～3个月后，可显示出骨破坏灶已局限，或死骨形成并与健康骨分离。依病程发展，颌骨骨髓炎X线片所见有4个阶段：弥散破坏期、病变开始局限期、新骨形成期、愈合期。增生型边缘性骨髓炎X线片，骨质呈致密影像。骨质溶解破坏型边缘性骨髓炎，X线片呈骨质疏松影像，可有小片状死骨形成，但与周围正常骨质无明显界线。

诊断颌骨骨髓炎时，还应注意下颌边缘性骨髓炎的骨质增生型与骨纤维瘤及骨肉瘤的鉴别；下颌骨中央性骨髓炎应注意与下颌骨中心性癌相鉴别（表6-1），以及上颌骨骨髓炎应排除上颌窦癌的可能性。

表6-1 中央性颌骨骨髓炎与边缘性颌骨骨髓炎的鉴别诊断

	中央性颌骨骨髓炎	边缘性颌骨骨髓炎
感染来源	以牙周炎、根尖周炎为主	以下颌智齿冠周炎为主
感染途径	先破坏骨髓，后破坏骨皮质，再形成骨膜下脓肿或蜂窝织炎。病变可累及骨松质和骨皮质	先形成骨膜下脓肿或蜂窝织炎，主要破坏骨皮质，骨松质很少破坏
病变范围	可以是局限性的，但多为弥散性	多为局限性的，弥散性较少
病变区牙	累及的牙多数松动，牙周炎明显	累及的牙无明显炎症和松动
病变部位	多在下颌体，也可波及下颌支	多在下颌角和下颌支，很少波及下颌体
X线表现	有大块死骨形成，与周围骨质分界清楚或伴有病理性骨折	骨皮质疏松脱钙或骨质增生硬化，有小块死骨出现，与周围骨质无明显分界

（四）治疗

颌骨骨髓炎总的治疗原则：及时控制感染，增强机体抵抗力，并适时切开引流、清除死骨和拔除患牙。

1. **急性期** 在炎症初期，即应采取积极有效的治疗，以控制感染的发展。如延误治疗，则常形成广泛的死骨，造成颌骨骨质缺损。急性颌骨骨髓炎的治疗原则，应与一般急性炎症相同。但急性化脓性颌骨骨髓炎一般都来势迅猛，病情重，并常有引起血行感染的可能。因此，在治疗过程中应首先注意全身支持及药物治疗，同时应配合必要的外科手术治疗。

（1）药物治疗 急性期应给予足量、有效的抗生素，以控制炎症的发展，同时注意全身必要的支持疗法。

（2）外科治疗 主要目的是去除病灶和引流排脓。应该尽早拔除病灶牙及相邻的松动牙，使脓液从拔牙窝内排出，这样处理既可以防止脓液扩散，加重病情，又可以减压及减轻剧烈的疼痛。若自行穿破骨板形成间隙蜂窝织炎，可以从低位切开引流。

2. **慢性期** 应以手术治疗为主，药物治疗为辅。手术的目的是及时清除死骨，消除感染病灶，促进病变愈合。

（1）手术指征 ①急性炎症期后，仍遗留久治不愈的瘘管，长期溢脓；②从瘘管可探及粗糙骨面或有活动死骨；③经X线片证实有骨质破坏或死骨形成；④手术一般在病程2～4周后进行；⑤患者全身健康状况能够耐受手术。

（2）术前准备 ①术前1～2天配合抗菌药物治疗，手术范围小，患者全身情况较好者，按一般手术常规处理；②术前已发生或术中可能发生骨折者，术前应做颌间固定准备；③颌骨破坏大，术后可能出现舌后坠者，应做气管切开的准备；④体弱贫血，手术范围较大者，要做好输液、输血准备。

（3）麻醉方法 一般手术范围较小者，采用局部麻醉。大范围手术者，可采用全身麻醉。可能发生窒息的患者应采用气管插管麻醉。

（4）上颌骨死骨摘除术 ①手术切口：一般可从口内进行，切口可与病变牙槽突平行，也可做梯形黏骨膜瓣切口。若死骨或瘘管接近眶下缘，可顺皮纹在眶下缘下方做皮肤切口。②清除死骨：分离黏骨膜或皮下骨膜，直达骨面，摘除游离死骨，刮除病理性肉芽组织，使骨面光滑。然后清洗创面，放置引流，缝合创口。如口内创口不能严密缝合，可填入碘仿纱条保护创面。

（5）下颌骨死骨摘除术 ①手术切口：小范围且距牙槽嵴较近者，可做口内切口，方法同上颌骨。下颌骨体部、下颌角或下颌升支的死骨，应按口外切口的原则，从下颌升支后缘绕过下颌角，在距下颌骨下缘1.5～2cm处，做与下颌下缘平行或弧形的皮肤切口（图6-17），以避免损伤面神经下颌缘支。②摘除死骨：牙槽突附近的死骨，原则上与上颌口内手术方法相同。下颌骨体部及下颌支的死骨，在切开皮肤、皮下组织和颈阔肌之后，钝性分离暴露面前静脉和颌外动脉，并结扎切断。沿下颌角及下颌下缘切断咀嚼肌附着和骨膜，以骨膜剥离器剥离骨膜，充分暴露病灶，摘除死骨。刮除碎骨屑及病理性肉芽组织后，修整锐利骨缘，清洗创面，并放置引流（图6-18）。最后分层缝合、包扎。如外部创口与口内相通，应严密缝合口内创口，口外建立引流；口内创口不能严密缝合时，应严密缝合口外创口，口内应填塞碘仿纱条，保护创面，直到肉芽组织生长、创口愈合为止。

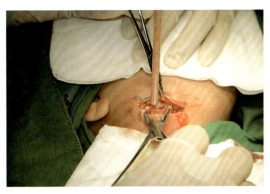

图6-17 边缘性颌骨骨髓炎切开

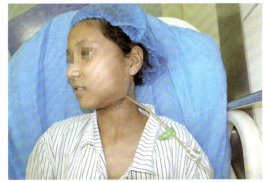

图6-18 边缘性颌骨骨髓炎引流

（6）边缘性骨髓炎的手术处理 边缘性骨髓炎多无明显死骨，病变特点是骨膜增厚或溶解，骨质粗糙或变软，有时可呈小块片状或砂石状死骨。手术应彻底刮除死骨及病理性肉芽组织，直到骨面光滑、坚硬为止，以防复发。

（7）牙源性颌骨骨髓炎的处理 引起牙源性颌骨骨髓炎的病源牙，应在清除死骨时一并拔除，以彻底清除病源。

二、新生儿颌骨骨髓炎

新生儿颌骨骨髓炎一般指出生后3个月内发生的化脓性中央性颌骨骨髓炎。主要发生在上颌骨，下颌骨极为罕见，其病因、病变过程、治疗原则等均有别于成人的化脓性骨髓炎。

（一）病因

1. 致病菌 多为金黄色葡萄球菌、链球菌，也可为肺炎球菌。

2. 感染途径 感染途径多为血源性，可由脐带、皮肤等感染血行传播引起，也可因牙龈损伤或母亲患化脓性乳腺炎，哺乳时病原菌直接侵入引起，亦可在分娩时，母亲产道内的感染经患儿颜面皮肤或黏膜的微裂口直接侵入。此外，泪囊、鼻泪管及化脓性中耳炎有时也可伴发新生儿上颌骨骨髓炎。

（二）临床表现

急性期患儿突然出现高热、寒战、脉快、啼哭、烦躁不安，甚至呕吐，重者常出现意识不清、昏睡及休克等症状。局部症状主要表现为面部、眶下及内眦部红肿，以后病变向眼睑扩散，引起眼睑水肿、睑裂狭窄，甚至完全闭合、球结膜充血或眼球外突等症状，提示已经发展为眶周蜂窝织炎。

由于新生儿的上颌骨未发育成熟，上颌窦没完全形成，所以感染很快波及上颌牙槽突，而出现上牙龈及硬腭黏膜红肿，感染向外扩散穿破骨板或骨膜，相应形成骨膜下脓肿、眶下区皮下脓肿，经切开或自溃流出脓液。脓液也常从龈缘、腭部及鼻腔破溃溢出，形成脓瘘，在脓肿切开引流后，此时全身症状可趋缓解，局部症状也可逐渐进入慢性期。

由于化脓性感染容易突破上颌骨骨壁向外发展，很少形成大块死骨。牙胚、眶下缘及颧骨等易受侵犯，小块死骨或坏死牙胚可自瘘管排出。恒牙胚和颌骨损害严重者，可影响颌面部发育而出现严重的牙颌面畸形。

目前临床上很少能见到新生儿颌骨骨髓炎，因刚患病时多就诊于产科及小儿科，待转入慢性期后方到口腔科就诊，那时患儿多已度过新生儿期，故对这类患儿亦可称婴幼儿颌骨骨髓炎。

（三）诊断

根据患儿年龄、病史、症状特点，诊断多无困难。在发病2～3周后，X线片可显示骨质疏松、骨纹理模糊及死骨形成。

（四）治疗

新生儿上颌骨骨髓炎发病急，病情重，全身症状变化快，在治疗上应采取积极有效措施，在尽快给予大量有效抗生素的同时，应注意对症处理及全身支持治疗。一旦眶周、牙槽突或腭部脓肿形成，应及早切开引流，并注意患儿口腔的清洁和护理，避免脓液吞咽或误吸引起并发症。

对新生儿颌骨骨髓炎，不必急于施死骨清除术。因为新生儿上颌骨骨壁很薄，骨质疏松，小块死骨可随脓液排出。若需手术，一般采用从口内或扩大瘘管后进行搔刮，注意尽可能保留未感染的牙胚，并避免过度刮除骨质，以防造成牙颌面畸形与咬合关系异常。对面部遗留瘢痕及塌陷畸形，可待适当时机进行整复。

三、放射性颌骨坏死（骨髓炎）

由放射线引起颌骨坏死，出现骨面外露、创口不愈而长期溢脓等症状，称为放射性颌骨坏死，继发感染者称为放射性颌骨骨髓炎。选用放射治疗时，应充分考虑其发生的可能性，并采取预防和减少其发生的相应措施。

（一）病因

放射线能对恶性肿瘤细胞的分裂起到抑制作用，但也能对正常组织产生损害作用。关于放射性骨坏死的病因多年来一直沿用血管栓塞学说：骨组织经辐射后在实质组织受损的同时，血管因辐射也发生一系列形态及功能上的变化。照射后早期的形态变化可见因血管内膜肿胀而发生血供减少；晚期则因管壁增厚和内皮细胞增生突向管腔造成血管狭窄和闭塞，导致血供锐减或终止，引起局部营养障碍。但近年研究证实，颌骨放射性骨损害主要是射线对骨细胞的直接损伤，而不是由局部血管闭锁导致血液循环障碍的继发症，从而对血管栓塞学说提出了异议。

对放射性颌骨坏死的病因及发病机制的现代认识，推崇低细胞活性、低血管密度和低氧含量的"三低"学说。应当说放射性骨损害与血管损害应是互为因果，互有关联的。颌骨尤其是下颌骨主要为骨皮质，含钙量高，吸收射线量大，因此在头颈部恶性肿瘤给予根治性照射时有发生无菌性坏死的可能。放射线引起的颌骨坏死与局部血供、个体耐受性、照射方式、局部防护，特别是与放射剂量或多次疗程等有一定关系。放射性剂量越大，次数越多，对骨的损害越大。口腔软组织对射线平均耐受量为6～8周内给予60～80Gy，但是在50Gy左右就有可能引起颌骨坏死。在此基础上，如口腔卫生不佳、牙源性感染及损伤或施行拔牙手术等，均可导致继发感染，形成放射性颌骨骨髓炎。

（二）临床表现

放射性颌骨坏死发病过程缓慢，往往在放射治疗后数月乃至数十年始出现症状。有的患者是在拔牙或局部损伤后因伤口不愈合或发现骨坏死方来就诊。发病初期颌骨有持续性针刺样剧痛，由于放射治疗引起黏膜或皮肤破溃，牙槽突、颌骨骨面外露，呈黑褐色；继发感染后在露出骨面的部位长期溢脓，久治不愈。病变发生于下颌升支时，因肌肉萎缩及纤维化可出现明显的牙关紧闭。放射后颌骨的破骨细胞与成骨细胞再生能力低，导致死骨分离的速度非常缓慢，因此死骨与正常骨质常常界线不清。面部软组织常有放射性损伤，有时面颊软组织可因继发感染而引起组织坏死，造成洞穿性缺损畸形。患者常有口干、口臭及口腔溃疡，也有发生猖獗龋者。因病程长，患者呈慢性消耗性衰竭，常表现为消瘦及贫血。

（三）诊断

根据头颈部有放射性治疗的病史及局部表现，本病不难诊断。X线片主要显示为骨密度降低，骨小梁粗糙，病变区与正常骨界线不清。

（四）治疗

本病的治疗较为困难。放射性骨坏死或骨髓炎与化脓性骨髓炎不同，虽已形成死骨，却无明显界线，并且是慢性进行性发展。因此，治疗应考虑全身及局部两个方面。除用抗生素控制感染及全身支持疗法外，有条件时也可用高压氧和外科手术治疗。高压氧有时可以增加血管内的氧压，促进肉芽组织的生长，使死骨早日形成分离。由于死骨与健康骨质界线不清，在原发病灶得到控制后，应在健康骨质范围内尽早切除死骨。即使原发灶未完全得到控制，但有可能手术根治者，也可连同死骨一并进行根治性骨切除术，以中断病变的继续蔓延。口腔黏膜与皮肤被放射线累及的部分在切除颌骨的同时应一并切除，以免术后创口不愈合。

（五）预防

根据本病发病因素，在放射治疗前、放射治疗中及放射治疗后，应注意以下事项。

1. 放射治疗前　放射治疗1～2周前，要消除口腔内一切感染病灶，全口洁治，用非金属材料充填龋齿，拔除无法治愈的患牙，并拆除口内金属修复体，以避免二次射线的产生。

2. 放射治疗中　选择合适的放射源和照射方式，正确掌握放射剂量。治疗过程中注意加强营养，提高患者的抵抗力。放射野以外的组织应用屏障予以隔离保护。

3. 放射治疗后　治疗结束后，注意保持口腔清洁，一年内勿佩戴可摘义齿。定期复查，及早发现和治疗所出现的病变。尽可能避免拔牙或其他手术创伤。必须手术或拔牙时，应尽量减少手术创伤。术前术后给予有效抗生素，避免可能发生的继发感染。

随着数字科学、影像医学放射源、放疗器材等的发展和进步，近年来出现了肿瘤"精确"放射治疗的概念。由于采用精确的固位、定位、立体定向和三维计算的方法可以使肿瘤得到更准确的照射，并避开或减少对正常组织的损伤。其中立体定向放射治疗、适形放射治疗等均属精确放射治疗的范畴。与常规的放射治疗相比，精确放射治疗发生放射性颌骨坏死的概率将大大降低，其是今后预防该病发生的最好措施。

第5节　面部疖痈

面部皮肤是人体毛囊及皮脂腺、汗腺最丰富的部位之一，又是人体暴露部分，接触外界尘土、污物、细菌机会多，易招致损伤。单一毛囊及其附件的急性化脓性炎症称疖，其病变局限于皮肤浅层组织。相邻多数毛囊及其附件同时发生急性化脓性炎症者称痈，其病变波及皮肤深层毛囊间组织时，可顺筋膜浅面扩散波及皮下脂肪层，造成较大范围的炎性浸润或组织坏死。

一、病　因

面部疖痈的病原菌主要是金黄色葡萄球菌。正常的毛囊及其附件内常有细菌存在，但只有在局部因素影响或全身抵抗力下降时，细菌才开始活跃引起炎症，皮肤不洁或剃须等原因引起皮肤的损伤均可成为局部诱因。全身衰竭、消耗性疾病的患者，也易发生疖痈。

二、临床表现

疖初发时表现为皮肤上出现红、肿、热、痛的小硬结（图6-19），呈锥形隆起。2～3天硬结顶部出现黄白色脓头，周围红肿，有搏动性剧痛。继而硬疖中央部组织坏死软化，脓栓自行破溃脱落，疼痛缓解，炎症渐退，创口自行愈合。疖除引流区域淋巴结可轻微肿痛外，一般无明显全身自觉症状。

疖若处理不当，如随意搔抓或挤压排脓、热敷、药物烧灼腐蚀及不恰当的切开等都可促使炎症扩散。如位于上下唇、鼻部的

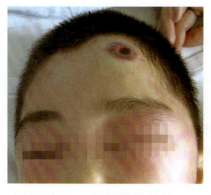

图6-19　疖并发间隙感染

疖，可因此导致局部红、肿、痛范围增大，伴发蜂窝织炎或演变成痈。甚至并发海绵窦血栓性静脉炎、败血症或脓毒症。

　　痈好发于唇部，上唇多于下唇，男性多于女性（图6-20）。感染的范围和组织坏死的深度均较疖严重且伴剧烈的疼痛。当多数毛囊、皮脂腺及其周围组织发生急性炎症与坏死时可形成迅速增大的紫红色炎性浸润块。其后皮肤上出现多个黄白色脓头，破溃后溢出脓血样分泌物；继之脓头周围组织亦有坏死，坏死组织溶解排出后，可形成多个蜂窝状腔洞。感染可波及皮下筋膜层及肌肉组织，引起皮下组织坏死，致使整个痈的病变区组织呈酱紫色浸润块。痈周围和深部的组织则呈弥散性水肿。唇痈患者因唇部极度肿胀、疼痛、张口受限而导致进食、言语困难。局部区域淋

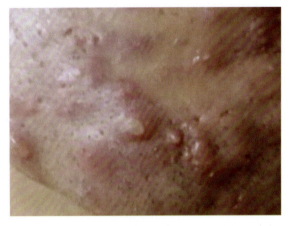

图6-20　痈

巴结肿大、压痛。全身中毒症状明显，畏寒、高热、头痛、食欲减退、白细胞计数及中性粒细胞比例升高。唇痈较疖更易伴发颅内海绵窦静脉炎、败血症、脓毒血症，以及中毒性休克和水电解质紊乱，从而导致较高的死亡率。

三、并　发　症

　　在口腔颌面部感染中，面部疖痈最易发生全身并发症。这是由于疖痈的病原菌毒力较强；上唇与鼻部"危险三角区"内的静脉常无瓣膜，以及颜面表情肌和唇部的生理性活动易使感染扩散等。当感染侵入面静脉发生静脉炎及血栓形成时，静脉回流受阻，可出现颜面广泛水肿、疼痛，感染沿无瓣膜面前静脉逆行引起海绵窦血栓性静脉炎。表现为患侧眼睑水肿、眼球突出、眼压增高、运动受限、视力减退、畏光、流泪，以及结膜下水肿或淤血，全身高热、头痛，至神志不清。若同时发生脑膜炎、脑脓肿，则出现剧烈头痛、恶心、呕吐、颈项强直、血压升高、呼吸深缓、惊厥、昏迷等脑膜激惹、颅内高压和颅内占位性病变等的临床表现。细菌随血液循环扩散，可引起败血症或脓毒血症，表现为全身高热（常在39℃以上）、烦躁、神情淡漠、反应迟钝、嗜睡，甚至昏迷，皮肤有出血点或小脓点，白细胞总数及中性粒细胞比例明显增高。但出现中毒性休克时，则有血压下降、脉搏细速，如未及时和正确治疗可导致死亡。在脓毒血症时尚可出现重要脏器（如肝、肺等）及躯干、四肢的转移性脓肿。

四、治　　疗

　　面部疖痈的治疗应局部与全身治疗相结合。①在炎症早期，无显著全身症状时应以局部治疗为主，同时选择必要的药物治疗。局部治疗宜保守。避免损伤，严禁挤压、挑刺、热敷或用苯酚、硝酸银烧灼，以防止感染扩散。疖初起时可用2%碘酊涂擦局部，每日1次，并保持局部清洁。②唇痈还应限制唇部活动，如言语及咀嚼等。进食可用管饲或鼻饲流质。③痈的局部治疗宜用高渗盐水或含抗生素的盐水纱布局部持续湿敷，可促进早期痈的局限、软化和穿破。在急性炎症得到控制、局部肿胀局限、并已形成明显的皮下脓肿而又久不破溃时，才可考虑在脓肿表面中心、皮肤变薄的区域作保守性地切开引出脓液，切忌挤压分离脓腔。已破溃或切开引流后局部仍应以高渗盐水纱布持续湿敷，可收到良好的提脓效果，但已被脓液污染的盐水纱布应及时更换。

　　对面部疖伴有局部蜂窝织炎和面部痈患者应结合全身抗菌药物治疗，最好从脓头处取脓做细菌培养及药物敏感试验，以供正确选用抗生素。疑有败血症、脓毒血症或海绵窦血栓性静脉炎等全身化脓

性感染并发症患者应反复进行血细菌培养，根据结果选择用药。如致病菌一时未能确定，可暂时选用对金黄色葡萄球菌敏感的药物，如青霉素、新型青霉素、头孢菌素类及红霉素等，或两种抗菌药物的联合应用。以后根据治疗效果、病情演变及细菌培养结果，调整药物种类。

重症患者应加强全身支持疗法，包括卧床休息，加强营养，输液或少量输血，补充电解质溶液纠正酸中毒。出现中毒性休克时，应积极采取综合措施并尽快纠正循环衰竭所出现的低血压，表现出颅内高压时应给予正确脱水疗法。患者昏迷或伴严重肺部并发症时，呼吸道分泌物多，咳嗽反射差，宜行气管切开术以利分泌物的抽吸及改善缺氧状态。临床出现全身并发症时，应采取相应针对性措施。

第 6 节　面颈部淋巴结炎

面颈部淋巴结炎是指各种感染性疾病引起的面颈部淋巴结的炎症性病理改变。面颈部淋巴组织丰富，它能将口腔颌面部的淋巴回流，汇集到所属的区域淋巴结内，最后经过颈深淋巴结及颈淋巴干进入颈内静脉。淋巴结不仅能过滤与吞噬进入淋巴液中的微生物、有害颗粒物质与肿瘤细胞，而且还能破坏毒素，是机体防御感染和阻止肿瘤细胞扩散的重要屏障。因此，口腔颌面部许多疾病所并发的淋巴结炎和肿大，对相应的疾病诊断和治疗具有重要意义。

（一）病因

1. 致病微生物　非特异性化脓感染的致病菌主要为金黄色葡萄球菌和溶血性链球菌，特异性感染中以结核分枝杆菌最多见。

2. 感染来源

（1）上呼吸道感染　常继发于扁桃体炎、咽炎、鼻炎、上颌窦炎等，为婴幼儿急性淋巴结炎的主要感染途径。

（2）口腔颌面部感染　常继发于口腔感染、冠周炎、根尖周炎、颌面部间隙感染、颌骨骨髓炎、颌面外伤感染、疖、痈等。

（3）结核病变　可继发于口腔、鼻咽部及肺结核，也可由肾、肠、骨等结核灶血行播散。

（二）临床表现

根据致病微生物的种类可分为化脓性淋巴结炎、结核性淋巴结炎；化脓性淋巴结炎根据病情的缓急，又可分为急性或慢性化脓性淋巴结炎。

1. 化脓性淋巴结炎

（1）急性化脓性淋巴结炎　临床以颌下淋巴结炎最为常见，由于幼儿淋巴结的屏障防御结构不完善、被膜薄、免疫力较低，所以急性化脓性淋巴结炎以婴幼儿较多见。

临床表现：急性化脓性淋巴结炎发病急、进展快。早期淋巴结肿大、压痛，可触及大小不等、界线清楚的硬结。如感染未得到控制，波及被膜及周围组织，则局部组织发红疼痛加剧。数个肿大淋巴结相互粘连，界线不清。继而淋巴结中心坏死、化脓，若穿破被膜，则导致蜂窝织炎发生。患儿早期低热不适，哭闹不安。进入化脓期，疼痛加剧、高热、寒战，白细胞计数可达 30×10^9/L 以上，如不及时治疗可并发脓毒血症、败血症、中毒性休克、支气管肺炎等而危及生命。临床上儿童病情较成人更为严重，必须引起高度重视。

（2）慢性化脓性淋巴结炎　多继发于慢性牙源性感染，也可继发于慢性扁桃体炎、慢性鼻炎、慢性中耳炎等。此外，急性化脓性淋巴结炎治疗不彻底亦可转为慢性。

临床表现：病程进展慢，病变常表现为慢性增殖性改变。临床特征是淋巴结内结缔组织增生形成微痛硬结，淋巴结活动，有压痛。可反复急性发作，增生长大的淋巴结，即使原发感染病灶消除，也不可能完全消退。

2. 结核性淋巴结炎 常见于儿童及青年。轻者仅有淋巴结肿大而无全身症状，重者可伴体质虚弱、营养不良、贫血、低热、盗汗、疲倦等表现，并可同时有肺、肾、肠、骨等器官的结核病史。

临床表现：局部可见初起为单个或多个肿大而无压痛的淋巴结，孤立而无粘连。后因炎症浸润，逐渐融合并相互粘连，形成不能移动的结节性肿块。晚期淋巴组织干酪样变性、液化，触诊有波动感。表面皮肤无充血、发热与明显压痛，故称为冷脓肿。脓肿自行溃破或切开后，排出类似豆渣干酪样物质或稀米粥样脓液，此时皮肤逐渐转变呈暗红色，形成久治不愈的瘘管。

（三）诊断与鉴别诊断

根据病史、临床表现、发病部位及原发病灶的存在，可做出诊断。但应注意慢性化脓性淋巴结炎与结核性淋巴结炎的鉴别诊断，以及化脓性颌下腺炎与结核性淋巴结炎的鉴别诊断。

结核性淋巴结炎可根据身体其他部位结核病史、脓液性状及涂片抗酸杆菌染色检查，或结核菌培养检查。必要时可做淋巴结病理切片检查及结核菌素试验，协助诊断。

（四）治疗

1. 急性化脓性淋巴结炎
（1）全身治疗 应用足量有效抗菌药物控制感染，防止扩散，并给予全身支持治疗及对症治疗。
（2）局部治疗 可用中药六合丹外敷治疗，已化脓者应及时切开引流，同时进行原发灶的治疗。

2. 慢性化脓性淋巴结炎 对慢性化脓性淋巴结炎一般不需治疗，但有反复发作者，应寻找病灶予以清除。

3. 结核性淋巴结炎 应注意全身治疗，加强营养，提高机体免疫力，并给予抗结核药系统治疗。①对于局限性、可移动的结核性淋巴结，或经药物治疗效果不佳者，可予以手术摘除。②对已化脓的淋巴结结核或小的潜在性冷脓肿及皮肤未破溃者，可以穿刺抽脓后，随即注入异烟肼50～100mg，隔日一次或每周2次。穿刺时应从脓肿周围的正常皮肤进针，以防造成脓肿溃破或感染扩散。③对尚未形成冷脓肿的结核，可用异烟肼50～100mg加入0.25%普鲁卡因50ml中，做病灶周围环形封闭，隔日或每周一次。

第7节 口腔颌面部特异性感染

一、颌面骨结核

颌面骨结核多由血源播散所致。好发于儿童与青少年，因骨发育旺盛时期骨内血供丰富，感染机会较多。病变多发生于颧骨、眶下缘、下颌支及下颌角等部位。

（一）病因

可由体内其他脏器结核病沿血行播散所致，开放性肺结核患者可随痰或唾液经口腔黏膜的创口感染，或由牙龈及口腔黏膜结核侵入颌骨感染。

（二）临床特点

颌面骨结核发病一般较缓慢，呈渐进性、破坏性发展，偶有自发痛和全身低热。牙龈结核性溃疡病变或口腔黏膜的结核可进而损害牙槽骨，发生干酪样变，被累及牙逐渐松动，甚至脱落。若病变继续向四周扩展，可使骨质膨隆或形成瘘管，并可继发化脓性感染。下颌角、颧骨及眶下缘等部位骨松质丰富，易发生血源性结核感染。初期患者呈无痛性弥漫性肿胀，质硬，稍有压痛。随着病情的发展，局部肿块增大，出现放射性疼痛。若病变向颌骨外周扩展，可波及相应部位的口腔黏膜及皮肤，形成冷脓肿，有波动感，穿破后留下经久不愈的瘘管，常有较稀薄的脓液或小块死骨排出。全身症状一般只有低热，如并发化脓性细菌感染，可出现急性颌骨骨髓炎的临床症状，脓液也变成黄色黏稠状。

（三）诊断

根据病史、临床表现及身体其他部位有无结核病灶存在，再结合必要的辅助检查，如 X 线片的表现、脓液涂片检查和结核菌培养，一般可作出诊断。必要时做活组织病理检查以确诊。

（四）治疗

1. 全身治疗　全身支持、营养疗法和抗结核药物的应用是主要手段。应用氨基水杨酸、异烟肼及利福平等抗结核药物，治疗过程一般需要 6～12 个月以上，为减少耐药菌株，一般采用两种药物的联合用药方案。

2. 局部治疗　在有效的全身抗结核治疗后，若 X 线片显示颌骨病变已局限可做病灶清除术，包括切除死骨、刮除结核性肉芽肿及小死骨碎块等。术后应继续进行抗结核治疗 3 个月左右。

二、颌面部放线菌病

颌面部放线菌病是由放线菌引起的慢性感染性肉芽肿性疾病。

（一）临床特点

放线菌病以 20～45 岁男性多见，病变多发生于颌面部软组织，尤以腮腺咬肌区为多，其次是下颌下、颈部、舌及颊部。如侵犯颌骨，其常见部位是下颌角及下颌支。软组织与颌骨同时受累者仅占 1/5。

发病初期无自觉症状，局部出现无痛性硬块，患区皮肤呈棕红色，与周围正常组织无明显界线。若感染侵入咬肌、翼内肌及口底肌时，则出现明显的张口受限及咀嚼、吞咽疼痛。感染继续发展，则皮肤变软，形成多数小脓肿，溃破或切开后，常见浅黄色黏稠脓液流出，可查见硫黄样颗粒。排脓后的创口经久不愈，形成多数互通的瘘管。若伴有化脓性感染，可出现急性化脓性感染的症状。

（三）诊断

根据临床表现及细菌学检查，一般可做出诊断。但需与结核病变鉴别，不能确诊时可做活体组织检查。中央型颌骨放线菌病 X 线片显示的多囊性改变，需与颌骨成釉细胞瘤及黏液瘤相鉴别。

（四）治疗

1. 药物治疗　首选药为青霉素，每日 200 万～500 万 U 肌内注射，持续 6～12 周。

2. 手术治疗　已形成脓肿或留有瘘管，可分别做脓肿的切开引流及肉芽组织刮除术；若已侵入颌骨或已形成死骨，则应做死骨刮除术。

三、颌面部梅毒

梅毒是由梅毒螺旋体引起的一种慢性、系统性性传播疾病，可分为后天获得性梅毒和胎传梅毒

（先天性梅毒）。后天获得性梅毒在口腔颌面部的主要表现依病程可分为口唇下疳、梅毒疹和树胶样肿（梅毒瘤）。前两者的临床特点详见《口腔黏膜病学》相关章节。梅毒树胶样肿除累及软组织外，还可累及颌面部骨组织和骨膜，临床以硬腭最常见，其次为上颌切牙牙槽突、鼻中隔、颧骨及下颌角。梅毒破坏软、硬组织可造成相应区域组织缺损或畸形。腭部树胶样肿如波及鼻中隔、鼻骨、上颌骨会造成鼻梁塌陷形成鞍状鼻。如树胶样肿波及颧骨，可在眶外下部出现瘘孔，形成内陷畸形。晚期先天性梅毒多发生于儿童及青春期，除有早期先天梅毒的遗留特征外，一般与后天三期梅毒相似，可出现结节型梅毒疹及树胶样肿，从而导致软、硬腭穿孔，鼻中隔穿孔及鞍状鼻。因梅毒性间质性角膜炎出现的角膜混浊、损害第Ⅷ对脑神经的神经性聋，以及哈钦森牙，被称为先天性梅毒的哈钦森三征。

　　梅毒的诊断需审慎，应根据详细而正确的病史、临床表现、病原微生物检查和X线检查，以及必要时的组织病理学检查，进行综合分析判断后再作出诊断。血清学检查是诊断的重要手段。包括梅毒下疳、二期黏膜斑分泌物涂片直接检查梅毒螺旋体。目前常用的有非特异性血清试验，如未灭活血清反应素玻片试验（USR）和快速血浆反应素环状卡片实验（RPR）可作为梅毒诊断的初筛试验。还可用梅毒螺旋体特异性抗原直接测定血清中的抗螺旋体抗体，为特异性梅毒血清试验方法。近年来免疫组化、聚合酶链式反应（PCR）等方法作为最后诊断梅毒的依据。颌面部梅毒损害无论先天或后天感染，均为全身性疾病的局部表现，因此应在专科医生指导下进行全身性驱梅治疗。药物首选苄星青霉素，对青霉素过敏者可改用多西环素等药物。对缺损畸形的修复，必须在全身及局部的梅毒病变基本控制以后，才能进行。治愈的主要指标是病损及症状消退、血清试验等转为阴性。

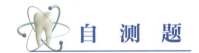

自 测 题

1. 通常不会引起张口受限的间隙感染是（　　）
 A. 咬肌间隙　　　　　B. 翼下颌间隙
 C. 颞下间隙　　　　　D. 眶下间隙
 E. 咽旁间隙

2. 面部"危险三角区"指的是（　　）
 A. 由双侧眼外眦到上唇中点的连线
 B. 由双侧眼外眦与颏部正中的连线
 C. 由双侧眼内眦与双侧鼻翼基脚的连线
 D. 由鼻根与双侧口角的连线
 E. 由双侧瞳孔与颏部的正中的连线

3. 导致口腔颌面部间隙感染的腺源性感染一般指（　　）
 A. 小涎腺的感染
 B. 三大唾液腺的感染
 C. 淋巴结感染
 D. 感染区淋巴结炎突破被膜引发间隙感染
 E. 皮脂腺感染

4. 口底腐败坏死性感染治疗中错误的是（　　）

 A. 广泛切口引流
 B. 加压包扎
 C. 充分分离脓腔
 D. 使用足量有效抗生素
 E. 3%过氧化氢溶液反复冲洗

5. 颌面部间隙感染最常见的原因是（　　）
 A. 血源性　　　　　　B. 腺源性
 C. 外伤性　　　　　　D. 牙源性
 E. 继发于其他感染

6. 切开后引流物为灰白色污秽稀薄脓液且伴有明显腐臭，常为何种细菌感染（　　）
 A. 混合型感染
 B. 链球菌感染
 C. 金黄色葡萄球菌感染
 D. 大肠埃希菌感染
 E. 铜绿假单胞菌感染

（李　辉）

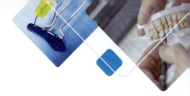

第 **7** 章
口腔颌面部损伤

 案例 7-1

患者，男性，25 岁。

主诉：面下部摔伤 3 小时。

现病史：患者 3 小时前不慎从建筑工地二楼跌落，面部着地导致面下部软组织裂伤出血，不能正常咬合，当时昏迷，无恶心、呕吐等症状。当地医院急诊行曲面断层及颅脑 CT 检查后排除颅脑损伤。简单包扎后未行其他特殊处理，由救护车转院就诊。

既往史和过敏史：患者否认药物过敏史、传染病史及其他系统性疾病病史。

专科检查：患者精神差、神志清晰，大小便正常。面部左右不对称，左侧面下三分之一肿胀明显。颏部见长约 4cm 斜行软组织裂伤，创缘不齐，深约 1cm。张口度 1.5～2.0cm，开口型偏左。31#、32#、33# 间牙龈撕裂，右侧开𬌗，可触及骨折线，两侧骨断端有异常动度。曲面断层示：31#、32# 间见低密度骨折线，斜向左下颌骨。

问题：1. 该患者最可能的诊断是什么？诊断依据是什么？

2. 为进一步诊断还需要进行哪些检查？

3. 治疗计划是什么？

口腔颌面部是人体的暴露部位，颌面部损伤是口腔颌面外科的常见病和多发病，平时多由交通事故、工伤、运动损伤和生活中的意外所致。随着汽车和交通事业的飞速发展，道路交通事故成为平时颌面部损伤的主要致伤原因，战争时期则以火器伤为主。在诊治口腔颌面部损伤时，要注意可能伴发的其他部位损伤和危及生命的并发症，对伤员应进行全面检查，并迅速作出伤情判断，根据其轻重缓急，决定救治的先后步骤，妥善处理。

第 1 节 概　　论

口腔颌面部血供丰富、创伤后开放性出血多，在结构上向上接颅脑，向下连颈部，为呼吸道和消化道起端。因此预防窒息、有效止血和抗休克往往是口腔颌面部创伤急救的首要任务。同时口腔颌面部组织多样，结构、功能复杂，创伤易致永久性功能障碍和面部畸形。掌握这些颌面部解剖和生理功能特点，对正确理解和处理口腔颌面部损伤有着重要的临床意义。下面重点介绍口腔颌面部损伤的特点。

1. 血液循环丰富对损伤的影响　由于口腔颌面部血液循环丰富，血管分布相对表浅，伤后出血较多，易形成血肿，且组织水肿反应快而重。如口底、舌根或颌下等部位，可因水肿、血肿压迫呼吸道而影响呼吸，甚至引起窒息。另外，由于血供丰富，组织抗感染与再生修复能力较强，创口易于愈合。因此，初期清创缝合的时间较身体其他部位可适当延长，面部损伤后 48 小时甚至更长时间的创口，只要没出现明显的感染化脓迹象，清创后均可做初期缝合。清创术中应尽量保存组织，减少缺损，争取初期缝合。

2. 牙对口腔颌面部损伤的影响　口腔中牙齿上常附着大量菌斑和结石。口腔颌面部损伤时常会累及牙齿，甚至牙齿可能会因外力打击等因素发生碎裂并向邻近组织内飞散，造成二次碎片伤，同时将牙齿上附着的细菌及结石带入深层组织，并发感染。例如，颌骨骨折线上的龋齿易引起骨创感染，形成骨髓炎，影响骨折愈合。此外，牙列的移位或咬合关系错乱是诊断颌骨骨折的最重要体征之一。在治疗牙及牙槽骨或颌骨骨折时，常利用余留牙或邻近的健康牙作结扎固定的基牙，是颌间牵引固定的重要基础。同时，恢复牙列伤前的咬合关系是颌骨骨折复位的重要临床指标。

3. **易发生感染**　由于口腔颌面部窦腔多，有口腔、鼻腔、鼻旁窦等。当创面与腔、窦相通时，内容细菌易进入创口引起感染。在清创时，应尽早关闭与腔窦相通的伤口，以减少感染的机会。

4. **易发生窒息**　口腔颌面部在呼吸道上端，损伤后可因组织移位、肿胀、舌后坠压迫气道，同时，口鼻腔的血凝块和分泌物易堵塞呼吸道，影响呼吸，甚至造成窒息。抢救患者时应注意保持呼吸道畅通，防止窒息。

5. **易并发颅脑损伤**　颌面部与颅脑联系紧密，受力后易传导至颅脑进而损伤颅底。尤以上颌骨或面中部1/3损伤更易并发颅脑损伤，引起脑震荡、脑挫裂伤、颅内血肿和颅底骨折等。其主要临床表现是伤后有昏迷史、喷射性呕吐等。颅底骨折时可伴有脑脊液鼻漏或耳漏。急救过程中应重点关注。

6. **可伴有涎腺或面部神经损伤**　口腔颌面部有三大对唾液腺、面神经及三叉神经等分布。如腮腺受损，可并发腮腺瘘；面神经损伤，可发生面瘫；三叉神经损伤时可在其分布区出现麻木感。

7. **导致功能障碍和面部畸形**　口腔颌面部创伤的特点是致死性小，对面容和功能的破坏性大。严重颌面部创伤易导致不同程度的功能障碍和面部畸形，影响患者容貌，损害患者心理健康。同时，创伤后瘢痕常发生不同程度挛缩，牵拉组织和器官引起移位和变形，如处理不当，易加剧瘢痕形成及组织移位程度，严重影响患者容貌。因此，口腔颌面部行清创缝合术时应尽量保留组织，减少畸形的发生，充分考虑患者术后美观问题。

8. **影响进食及口腔卫生**　口腔是消化道的入口，损伤后可造成张口、咀嚼、吞咽困难。同时，治疗需要行颌间牵引时，也会影响患者张口、咀嚼、吞咽、言语功能，妨碍进食。需选择适当工具与进食方法，以维持患者营养。进食后注意清洁口腔，保持口腔卫生，预防创口感染。

第2节　口腔颌面部损伤患者的急救

口腔颌面部损伤伤员在首诊时如出现一些危及生命的并发症，如窒息、出血、休克、颅脑损伤及胸腹伤等，应迅速判断伤情，针对患者的危急情况及时进行抢救。

一、防治窒息

（一）窒息的原因

窒息按其原因可分为阻塞性窒息和吸入性窒息两类。

1. **阻塞性窒息**

（1）异物阻塞呼吸道　多见于昏迷伤员，损伤后的血凝块、呕吐物、游离组织块或其他异物等均可阻塞呼吸道造成窒息，尤其是昏迷的伤员更易发生。

（2）组织移位　上颌骨横断骨折时，骨块向下后方移位，压迫舌根、堵塞咽腔常引起窒息；下颌骨颏部粉碎性骨折或双发骨折时，由于口底降颌肌群的牵拉，可使下颌骨前部向后下移位，引起舌后坠阻塞呼吸道（图7-1）。

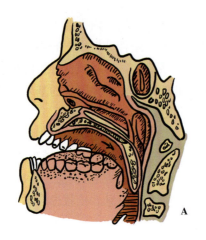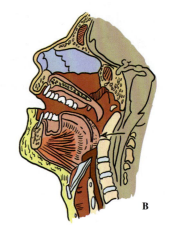

图 7-1　组织移位引起窒息

A. 上颌骨骨折后软腭堵塞咽腔；B. 下颌骨骨折后舌后坠

（3）肿胀　口底、舌根、咽侧及颈部损伤后，常发生血肿或组织水肿。血肿和水肿达到一定程度可压迫呼吸道，造成呼吸道不完全性甚至完全性梗阻，引起窒息。

2. 吸入性窒息　主要见于儿童、老人或昏迷的伤员，直接将血液、唾液、呕吐物或其他异物吸入气管、支气管或肺泡内而引起的窒息。

（二）窒息的诊断

1. 临床表现　窒息的前驱症状为患者面色苍白、烦躁不安、出汗、口唇发绀、鼻翼扇动和呼吸困难等。严重者出现"三凹"征，即吸气时出现锁骨上窝、胸骨上窝及肋间隙明显凹陷。如此时未及时处理，则可出现脉弱、脉速、呼吸浅快、血压下降和瞳孔散大甚至"濒死样"挣扎等危象，最后，呼吸心跳停止。

2. 诊断　主要根据口腔颌面部外伤史、临床表现，本病不难诊断。

（三）窒息的急救处理

1. 阻塞性窒息的急救　根据阻塞的原因采取相应的急救措施。

（1）及早清理口、鼻腔及咽喉部异物　应迅速用手指或器材掏出或用吸引器吸出阻塞物，保持呼吸道畅通。

（2）将后坠的舌牵出　在距舌尖约2cm处用大圆针和7号线穿过舌全厚组织，将舌牵拉出口外，并将患者头偏向一侧或采取俯卧位，便于唾液或呕吐物流出口外。

（3）悬吊下坠的上颌骨骨块　如为上颌骨横断性骨折，急救时可临时采用压舌板、筷子等横放于双侧前磨牙部位，将上颌骨向上提吊，并将两端固定于头部绷带上。

（4）插入通气导管保持呼吸道通畅　对于咽部和舌根肿胀压迫呼吸道的伤员，可经口或鼻插入通气导管，以解除窒息。如情况紧急，又无适当导管时，可用1~2根粗针头做环甲膜穿刺，随后改行气管切开术。如呼吸已停止，可紧急做环甲膜切开术进行抢救，随后改行常规气管切开术。

2. 吸入性窒息的急救　应立即行快速气管切开术，通过气管导管，充分吸出进入下呼吸道的血液、分泌物和其他异物，解除窒息。这类患者术后要特别注意防止肺部并发症的发生。

附

（一）环甲膜穿刺术

【适应证】　急性喉阻塞，严重呼吸困难，来不及建立人工气道者。

【手术步骤】

1. 伤员取仰卧位，去掉枕头，肩部垫起，头部后仰。

2. 在环状软骨与甲状软骨之间正中处可触到一凹陷，即环甲膜，此处仅为一层薄膜，与呼吸道相通，为穿刺位置。

3. 局部常规消毒后，以1%利多卡因1ml局部麻醉。

4. 术者左手手指消毒后，以示、中指固定环甲膜两侧，右手持注射器从环甲膜垂直刺入，当针头刺入环甲膜后，即可感到阻力突然消失，并能抽出空气，患者可出现咳嗽反射。注意：穿刺时进针不要过深，避免损伤喉后壁黏膜。

5. 注射器固定于垂直位置可注入少量表面麻醉剂，如丁卡因等。然后再根据穿刺目的进行其他操作，如注入药物或换15~18号粗针头刺入，以解除气道阻塞造成的通气障碍等。

环甲膜穿刺是临床上对于有呼吸道梗阻、严重呼吸困难的患者采用的急救方法之一。它可为气管切开术赢得时间，是现场急救的重要组成部分。通过穿刺建立一个新的呼吸通道，暂时缓解患者呼吸困难或窒息。术前向患者说明施行环甲膜穿刺术的目的，消除不必要的顾虑。

（二）气管切开术

气管切开术是从颈部切开气管前壁，插入气管套管，从而解除窒息的一种手术方法。

【手术步骤】

1. **体位**　取仰卧位，颈部保持正中位，垫高肩部，使头部尽量后仰，延伸颈部，使气管绷紧并向前部突出。

2. **气管的定位与暴露**　术者用左手拇指及中指将喉及气管固定在颈前正中线上，使喉、气管充分向前突出，同时将喉、气管两侧大血管向后推。用左手示指摸清气管的部位。在左手示指的指引下，用刀沿颈前正中线，自甲状软骨下缘一直切至胸骨上窝，将皮肤及皮下组织切开分离，其切口深达气管前壁。术者用左手示指触摸气管环，如遇有血管或甲状腺峡，则应将其推开或向下牵拉，可以摸清气管1、2环。

3. **切开气管**　以手指触摸验明甲状软骨、环状软骨，向下确认气管第3、4气管环后，便可准备切开。周围软组织彻底止血，准备好吸引器、合适的导管，套入管芯，系好两侧的导管系带。通过气管环间隙注入少量麻醉剂，以减少切开后的剧烈咳嗽。用11号尖刀片或1号弯刀在气管3~5环正中自下向上挑开气管2~3个环。注意不能刺入太深，以免损伤气管后壁和食管前壁，形成气管-食管瘘。第1气管环必须保持完整，切开过高易损伤环状软骨导致喉狭窄，过低有损伤头臂干而导致大出血或损伤胸膜顶而出现气胸的危险。

切开气管软骨后，迅速用气管撑开器或止血钳插入气管切口，将切口撑开，以解除呼吸困难，吸净血液及分泌物，置入气管套管。抽去管芯，并验证导管内是否有呼吸气流。插妥后置入内管，系好导管系带，不可过紧或过松，以免脱出。

4. 如切口过长，可在导管上方将皮肤缝合1~2针，导管下方的切口不宜缝合，以免导管周围漏出的气体，进入皮下形成皮下气肿。在系带板与皮肤间放一剪开一半的无菌纱布块，夹绕气管套管并置于切口与套管托之间。导管口覆盖1~2层盐水纱布，以便湿润吸入的空气。

二、止　血

颌面部血供丰富，损伤后出血较多。未行有效止血或止血过迟可致出血性休克危及生命。出血急救应根据损伤的部位、出血的性质和程度（动脉、静脉或毛细血管）及现场条件采用相应的止血方法。一般动脉出血速度快呈喷射状，血色鲜红；而静脉出血呈漫出状，血色较暗红；毛细血管出血也多呈鲜红色，由伤口缓缓渗出。止血时还应结合对患者生命体征的观察，判断出血量，并及时补充血容量，纠正出血性休克。

（一）压迫止血

1. **指压止血法** 适用于较大动脉损伤出血较多的紧急情况，是用手指压迫出血部位知名供应动脉的近心端，作为暂时性止血，然后再改用其他确定性方法作进一步止血。指压部位依据知名血管的体表标志确定。如面颊部及唇部出血可在咬肌止端前缘的下颌骨面上压迫面动脉；头皮及额颞部出血可在耳屏前压迫颞浅动脉等。在口腔、咽部及颈部严重出血时，可直接压迫患侧颈总动脉，用拇指在胸锁乳突肌前缘、环状软骨平面将搏动的颈总动脉压迫至第6颈椎横突上。注意颈总动脉只可做单侧压迫，每次压迫持续时间不得超过3～5分钟，否则会导致脑缺血，可能引起严重并发症。此法有时也可引起颈动脉窦的反射，导致心律失常、血压下降，故一般应慎重采用（图7-2）。

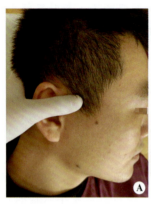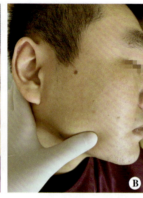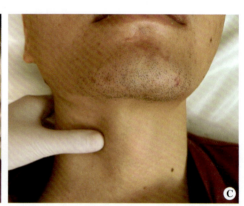

图7-2 指压止血法
A. 压迫颞浅动脉；B. 压迫面动脉；C. 压迫颈总动脉

2. **包扎止血法** 适用于毛细血管、小静脉及小动脉的出血，或创面渗血。先清理创面，在渗血部位覆盖或填塞吸收性明胶海绵，然后将软组织瓣复位，覆盖多层纱布敷料，再用绷带行加压包扎。注意包扎的力量要合适，以能止血为度，不要造成局部皮肤过度受压引起缺血，也不要加重骨折块移位或压迫颈部影响呼吸道通畅。

3. **填塞止血法** 适用于开放性和洞穿性创口，也可用于窦腔出血。紧急情况时，一般是将纱布块填塞于创口内，再用绷带行加压包扎，常规填塞时可用碘仿纱条或油纱条。在颈部或口底创口填塞纱布时，应注意保持呼吸道通畅，防止发生窒息。

（二）结扎止血

结扎止血是常用并且可靠的止血方法。如条件许可，对于创口内活跃出血的血管断端都应以血管钳夹住作结扎或缝扎止血。紧急情况下，也可先以止血钳夹住血管断端，连同止血钳一起妥善包扎后运送伤员。口腔颌面部较严重的出血如局部止血方法不能妥善止血时，可考虑结扎颈外动脉。颈外动脉和颈外动脉的分支血管均可结扎。

（三）药物止血

药物止血适用于创口渗血、小静脉和小动脉出血。常用的止血药物有各种中药止血粉，用物有止血纱布、止血海绵等。使用时可将药物直接置于出血处，然后外加干纱布加压包扎。全身可辅助使用卡巴克洛（又名肾上腺色腙、安络血）、酚磺乙胺（又名止血敏）等药物。

三、抗休克治疗

口腔颌面部损伤伤员发生休克者比例不大，常由伴发身体其他部位严重损伤而引起，是造成伤员死亡的重要原因之一，主要分为创伤性休克和失血性休克两种。口腔颌面外科遇到的休克多为出血性休克。出血性休克的代偿期表现：主要以液体丢失、容量血管收缩代偿为主要表现，包括早期的皮肤或面色苍白、手足发凉、口渴、心动过速、精神紧张、焦虑、注意力不集中、烦躁、呼吸加快、尿量正常或减少等。此时期血压可能正常甚至偏高。此时血容量丢失在15%以下，机体可以代偿。失代偿期表现：组织缺血进一步加重，可能出现神志淡漠、反应迟钝，甚至昏迷；口唇、黏膜发绀，四肢湿冷，脉搏细数，血压下降，脉压明显缩小，少尿、无尿，皮肤花斑。此时期可以出现脏器功能障碍，特别是急性呼吸窘迫综合征，甚至多器官功能障碍综合征，表明血容量丢失达到20%以上。抗休克治疗的目的是恢复组织灌流量。对创伤患者遵循"抢救生命第一，保护功能第二，先重后轻，先急后缓"的原则。对于创伤失血性休克患者，基本治疗措施包括控制出血、保持呼吸道通畅、液体复苏、止痛及其他对症治疗，同时应重视救治过程中的损伤控制复苏策略，如损伤控制外科、限制性液体复苏可允许性低血压，输血策略，预防创伤凝血病等。如患者休克较轻或处于代偿期或暂无条件输血者，可输中分子右旋糖酐或复方氯化钠溶液等。如休克较重，应以输血为主，适当补充其他液体。

四、伴发颅脑损伤的急救

口腔颌面部邻近颅脑，因此，常常伴发颅脑创伤。如果处理不当或不及时，可能危及伤员生命或导致严重并发症。对于首诊于口腔颌面外科的急诊伤员，专科医师也应考虑到合并颅脑损伤的可能，做到早期诊断、合理转诊、及时治疗，可待颅脑损伤伤情平稳后再处理颌面部损伤。

颅脑损伤包括脑震荡、脑挫裂伤、颅内血肿、颅骨及颅底骨折和脑脊液漏等。伤后昏迷通常是颅脑损伤的首要指征。对伤情较重并伴有昏迷的伤员，应重点了解伤员昏迷的时间及昏迷期间有无清醒及再昏迷的病史，如果出现则提示有颅内血肿的可能；如果是在就诊过程中逐渐出现昏迷，这提示可能存在亚急性颅内血肿；对于怀疑颅脑损伤的患者，应常规观察24～48小时，如伤情恶化出现昏迷，要考虑迟发型颅内血肿的可能。

颌面伤常伴有脑脊液鼻漏或耳漏，这表明有前颅底或颅中窝骨折，处理原则是禁止做外耳道或鼻腔的填塞与冲洗，以免引起颅内感染。对于昏迷的伤员，要特别注意保持呼吸道通畅，防止误吸和窒息的发生，必要时做气管切开术，随时清除呼吸道的血液或分泌物。对烦躁不安的伤员，可给予适量镇静剂，但禁用吗啡，以免抑制呼吸，并影响对瞳孔变化的观察以及引起呕吐，使颅内压增高等。对于有脑水肿、颅内压增高的伤员应给予脱水治疗。如昏迷后一度意识清醒或好转，随后又转入嗜睡、昏迷，伤员瞳孔散大，对光反射消失，呼吸、脉搏变慢，血压升高时，则是硬脑膜外血肿的典型表现，应立即请神经外科医师会诊。

五、防治感染

口腔颌面部损伤的创口常被细菌和尘土等污染，易导致感染，增加了损伤的复杂性和严重性。颌面部战伤创口的感染率更高，约为20%。防治感染是初期救治中的重要问题。其中最重要的手段之一就是尽早清创，一般颌面部感染的发病率低于其他部位，因此清创时间没有其他部位伤口要求6～8小时内那样严格，有条件时应尽早进行清创缝合术，无条件时应将创口包扎，防止外界细菌继续污染伤口。伤后应及早使用广谱抗生素。深部创伤应注射破伤风抗毒素预防破伤风，动物咬伤后应注射狂犬病疫苗。

六、包扎和运送

（一）包扎

包扎有压迫止血、保护并缩小创面、减少污染、暂时固定、防止骨折段再移位等作用。口腔颌面部损伤患者在急救时，应对暴露伤口进行包扎以备做进一步治疗。头面部创口常用的包扎方法："十"字绷带包扎法、四尾带包扎法、单眼包扎法等（图7-3）。"十"字绷带包扎时应注意包扎松紧适当，不要压迫颈部以免影响呼吸，注意保持呼吸道通畅，避免压迫颈部，同时应注意保护耳郭，不要过度压迫，以免引起耳郭疼痛、缺血，甚至坏死。

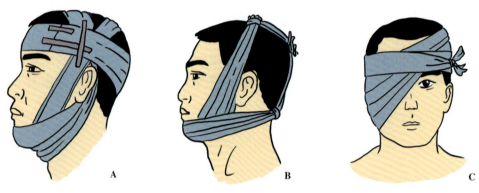

图7-3 常用包扎方法
A. "十"字绷带包扎法；B. 四尾带包扎法；C. 单眼包扎法

（二）运送

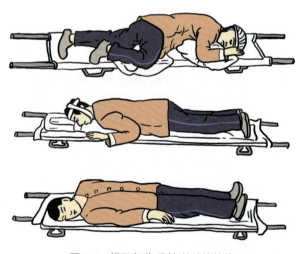

图7-4 颌面部伤员护送时的体位

运送伤员时应注意保持呼吸道通畅。昏迷伤员可采用俯卧位，额部垫高，使其口鼻悬空，有利于唾液外流和防止舌后坠。一般伤员可采取侧卧位或头偏向一侧，避免血凝块及分泌物堆积在口咽部，阻塞呼吸道。同时应避免加重损伤，尽可能减少患者的搬动。在搬运可疑颈部损伤的伤员时，应保持头颈和躯干处于一条轴线。可采取多人同时搬运的方法，一人稳定头部并加以牵引，其他人以协调的力量将伤员平直整体移动，抬到担架上。颈部应放置小枕，头部两侧加以固定，防止头部的摆动（图7-4）。护送途中，可给予吸氧，同时应随时观察伤情变化，防止窒息和休克的发生。

七、护理与饮食

（一）护理

1. 体位 应采用半卧位，以减少出血，并可能增进肺部呼吸运动，利于咳嗽和吐出口腔内分泌物，避免并发肺部感染。

2. 口腔护理　保持口腔清洁。颌面部损伤患者，常因伤口疼痛，口内有钢丝、夹板等固定物，使口腔难以清洁，故应加强口腔护理，防止伤口感染。

（1）药液漱口　常用复方氯己定漱口液含漱，每日晨、晚及每餐前后漱口一次。

（2）机械清洗　对口内有结扎钢丝或颌面牵引固定的患者，可用20ml空针接弯针头冲洗或用小毛刷刷洗，操作时注意勿使固定物松脱。

（3）检查咬合关系及固定　对颌面部骨折患者应注意检查殆关系及其固定情况，注意结扎物有无松脱、折断、移位、压迫牙龈或刺伤唇颊黏膜、橡皮圈牵引力方向与力量是否合适，有无松脱现象。发现问题及时处理。对因疼痛、不方便而自行取下固定物的患者，应做好解释安抚工作。

（二）饮食

由于受伤后张口受限、局部疼痛及咬合关系紊乱等，口腔颌面部损伤的患者不能咀嚼食物，特别是颌间固定的患者，一般只能进食流质饮食，但是患者胃肠功能多数正常，食欲和消化能力良好，在食物选择和喂养方面应供给患者营养丰富的饮食如进食高蛋白、高维生素、高热量流质或半流质食物，宜少量多餐，以加强营养，提高抵抗力并促进伤口愈合。颌面部损伤患者应根据伤情采取不同的进食方法。如鼻饲、口饲及静脉输液等，保证足够的热量、蛋白质及维生素的摄入。

第3节　口腔颌面部软组织损伤

一、损伤类型

口腔颌面部软组织损伤可单独发生，也可与颌骨骨折同时发生，甚至颅脑、眼眶、鼻部、腮腺、面神经等组织均可同时受损。因此，颌面部软组织创伤的处理往往较复杂，若处理不当，可造成患者面部功能障碍与解剖形态畸形。根据损伤原因和伤情可将颌面部软组织损伤分为擦伤、挫伤、挫裂伤、刺伤、割伤、撕裂或撕脱伤、咬伤、火器伤等。各类损伤的临床症状和处理方法也各有其特点。

（一）擦伤

擦伤是头面部皮肤或口腔黏膜与粗糙物体如地面等摩擦，导致皮肤表皮层及浅层真皮层损伤所致。擦伤的特点：表层皮肤受损，少量血液及组织液渗出，创面常有泥沙或其他异物附着。由于皮肤感觉神经末梢暴露，疼痛剧烈。

治疗要点：清洗创口，除去异物，可用无菌凡士林纱布覆盖或局部干燥，使其结痂。同时预防感染，一般愈合后不留瘢痕，但可留有色素沉着。

（二）挫伤、挫裂伤

1. 挫伤　是皮肤表面无开放创口的皮下及深部组织受伤。如用拳击打面部，皮下的小血管和淋巴管破裂，组织内淤血，形成青紫瘀斑或血肿。

治疗要点：止血、止痛、防止感染、促进血肿吸收。早期冷敷或加压包扎以减少出血，晚期可用热敷、理疗、中药外敷等方法加快血肿吸收。血肿如有感染应切开引流，清除脓液及腐败的血凝块。

2. 挫裂伤　多为较大的钝器伤，在深部组织发生挫伤的同时，常伴有皮肤撕裂伤口。此类伤口边缘常不整齐，外形不规则，深浅不一，有出血，深层也可伴有颌骨骨折。

治疗要点：清创时充分清洗伤口，彻底止血，修整创缘，严密缝合伤口，对于较大创口，放置引流；并发骨折者，应先将骨折段复位、固定后，再缝合软组织伤口。

（三）刺伤、割伤

刺伤、割伤是由尖锐物体或利器作用于软组织导致的损伤。损伤的特点：刺伤的创口小，但伤道深，易使异物及细菌带入深部组织。割伤创缘整齐多呈线形，但伤及主要血管时可造成大量出血。损伤面神经时可造成面瘫。

治疗要点：主要以清创、缝合为主。注意伤后预防破伤风感染。

（四）撕裂或撕脱伤

撕裂或撕脱伤为较大的机械力量将组织撕裂或撕脱所造成的颌面部组织严重损伤。如长发辫被卷入机器中，可造成大块头皮撕脱。动物致伤也常导致撕脱伤。撕脱伤伤势严重，疼痛剧烈，出血多，易发生休克。撕脱伤特点：创缘不整齐，呈锯齿状、创口广、可伴有青紫色的坏死组织及开放性骨折。

治疗要点：首先应止血、止痛、抗休克等对症治疗。对于部分撕脱有组织蒂者，可直接对位缝合，完全撕脱可行血管吻合，不能吻合者，将撕脱的皮肤清创后制成全厚或中厚皮片，进行游离移植。

🔗 **链接** 颌面部损伤的再修复

随着显微吻合技术提高，颌面部大面积完全撕脱伤，进行神经、血管吻合术后，能完全成活，只是面部肌肉活动稍有迟钝。这种撕脱伤的成功再植，引起了人们对颌面部软组织移植的兴趣。对于颌面部大面积烧伤的患者，如果有人愿意捐献颌面部软组织，就可以进行移植。当然，据研究表明，由于捐献者和被捐献者颌骨的不同，移植后，被捐献者和捐献者的颌面部外观完全不同。

（五）咬伤

咬伤多为动物咬伤，人咬伤也时有发生。咬伤特点：较大动物咬伤可造成面颊部和唇部组织撕裂、撕脱，面形及功能损坏严重。伤口周围常可见齿痕、污染也较重，易于感染。

治疗要点：严格清创，清创后将移位的组织复位、缝合。缺损较大者行游离皮片移植消灭创面；有感染者，用抗菌纱布湿敷创面，控制感染后再行游离植皮。动物咬伤患者应注射狂犬疫苗。

二、口腔颌面部损伤清创术

口腔颌面部损伤伤员只要全身情况允许，或经过急救后全身情况好转，条件具备，则应对局部创口进行早期外科处理，即清创术。清创术是预防创口感染和促进组织愈合的基本方法。一般原则是伤后清创越早进行越好，总的原则是6～8小时内进行。对于颌面部创口，由于颌面部血液循环丰富、组织抗感染能力强，因此时间可适当放宽，24、48小时甚至更久的创口，只要未出现明显感染，清创后初期缝合都可取得良好愈后。清创术主要分以下步骤。

（一）冲洗创口

首先剃去创口周围皮肤上的毛发，消毒后给予局部麻醉。先用消毒纱布覆盖创口，用肥皂水、生理盐水洗净创面四周的皮肤。如有油垢，可用汽油或洗洁剂擦净；有爆破的石渣残留，应用毛刷刷除。用大量0.9%氯化钠溶液或1%～3%过氧化氢溶液冲洗创口，同时用纱布团或软毛刷反复擦洗，尽可能清除创口内的细菌、泥沙、组织碎片或异物等。

（二）清理创口

创口冲洗后，做皮肤消毒、铺巾，进行清创处理。清创的原则是尽可能保留受伤组织。除确已坏死的组织外，一般仅将创缘略加修整即可，可根据损伤组织的色泽、质地、有无出血判断损伤组织的预后。但对唇、舌、鼻、耳及眼睑等重要部位的撕裂伤，即使大部分游离或完全离体，只要没有感染和坏死，也应尽量保留，争取缝回原位，损伤组织仍有成活的可能。清理创口时应尽可能去除创口内的异物，可用刮匙、刀尖或止血钳去除嵌入组织的异物。组织内如有金属异物，表浅者可借助于磁铁吸出；深部者要通过X线片或CT定位后取出。

（三）缝合

口腔颌面部血供丰富，组织再生能力强，即使伤后24小时，也可在清创后严密缝合。甚至超过48小时，只要创口没有明显化脓感染或组织坏死，在充分清创后仍可进行严密缝合。对估计有可能发生感染者，可在创口内放置引流条。已发生明显感染的创口不应进行初期缝合，可采取局部湿敷，待感染控制后再行处理。

清创缝合时，较深创口应分层对位缝合，消灭死腔。与口、鼻腔和上颌窦等腔窦相通的创口应首先予以缝合、关闭。对裸露的骨面应争取用软组织覆盖。对面部创口的缝合要用小针细线，创缘要对位平整，尤其在眉、上下眼睑、鼻、鼻唇沟、红唇、口角等部位，更要准确对位，细致缝合。

三、口腔颌面部各类软组织损伤的处理特点

（一）舌损伤

舌损伤的处理应注意以下几点。

1. **舌的长度** 与舌的功能关系密切。舌组织有缺损时，缝合创口应尽量保持舌的长度，将创口按前后纵行方向进行缝合。如有组织缺损时，不要将舌尖向后折转缝合，应前后纵行缝合舌体，以保持舌体长度，以免影响舌体功能（图7-5）。

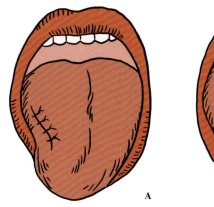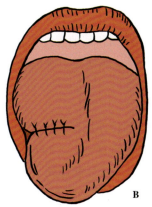

图7-5 舌损伤的缝合方法
A. 正确缝合；B. 不正确缝合

2. **舌损伤缝合原则** 如舌的侧面与邻近牙龈或舌腹与口底黏膜都有创面时，应分别缝合各自的创口。如不能封闭所有创面时，应先缝合舌的创口，以免日后发生粘连而影响舌的活动。

3. **舌损伤缝合技巧** 舌组织较脆，活动性大，缝合处易于撕裂，故应采用较粗的丝线（4号以上缝线）进行缝合，进针距创缘要大（＞5mm），深度要深，多带肌肉，打三叠结并松紧适度，最好加用褥式缝合，以防止因肿胀而使创口裂开或缝线松脱。

（二）颊部贯通伤

颊部贯通伤的治疗原则是尽可能关闭创口消灭创面。

1. 无组织缺损或缺损较少者，可将口腔黏膜、肌肉和皮肤分层缝合。

2. 口腔黏膜无缺损或缺损较少而皮肤缺损较多者，应严密缝合口腔黏膜，关闭穿通创口。面颊部皮肤缺损应立即行皮瓣转移或游离植皮，或做定向拉拢缝合，如遗留缺损，以后再行整复治疗。

3. 较大的面颊部全层洞穿性缺损，可直接将创缘的口腔黏膜与皮肤相对缝合，消灭创面。遗留的洞穿性缺损，后期再行整复治疗。如伤情条件允许时，也可在清创时用带蒂皮瓣、吻合血管的游离皮瓣及植皮术早期修复洞穿缺损。

（三）腭损伤

腭损伤的处理要根据不同的情况选择。

1. **硬腭软组织撕裂伤** 做黏骨膜缝合即可。软腭贯穿伤，应分别缝合鼻侧黏膜、肌层及口腔黏膜。

2. **硬腭有组织缺损或与鼻腔、上颌窦相通者** 可在邻近转移黏骨膜瓣，封闭瘘口与缺损；或在硬腭两侧作松弛切口，从骨面分离黏骨膜瓣，将贯通口处拉拢缝合。硬腭骨面裸露处可自行愈合。

3. **腭部缺损太大，不能立即修复者** 可暂时做腭护板，隔离口腔与鼻腔，以后再行手术修复。

（四）唇、舌、耳、鼻及眼睑断裂伤

唇、舌、耳、鼻及眼睑断裂伤的离体组织如果尚完好，伤后时间不超过6小时，应尽量设法缝回原处。缝合前，离体组织充分清洗，并浸泡于抗生素溶液中。受伤部位应行清创术，修剪成新鲜创面，用细针线做细致的缝合。术后注意局部保温，全身应用抗生素。

第4节 牙和牙槽突损伤

一、牙 损 伤

牙损伤常见于碰撞、跌倒和其他意外损伤所致，近年也多见于交通事故伤。牙外伤最常见于上前牙，上颌中切牙发生率最高，其次是上颌侧切牙及下前牙。牙损伤可分为牙挫伤、牙脱位及牙折三类。

（一）牙挫伤

牙挫伤为外力直接或间接作用于牙体组织引起牙周膜或牙髓组织发生的充血、水肿反应。常见于受外力碰撞、打击或无意中进食砂石、碎骨等硬物导致。临床表现为患牙疼痛、松动，有伸长感，不能咀嚼，叩痛等。严重者可导致牙髓坏死。

轻度牙挫伤可不做特殊处理，暂不用患牙咀嚼食物，2周左右可以恢复。如果牙周膜损伤较重，牙松动者，可对患牙行简单结扎固定或用粘接法固定，并适当做调𬌗处理以降低咬合。如牙髓已坏死，患牙应进一步做根管治疗。

（二）牙脱位

较大的外力撞击，可使牙齿脱出牙槽窝。根据损伤程度又分为部分性牙脱位和完全性牙脱位两类。

1. **部分性牙脱位** 临床可见牙在牙槽窝中的位置有明显改变或脱出。但没有完全脱离牙槽窝，造成牙周膜附着破坏，使根尖血管神经束受损，牙髓组织损伤。部分性牙脱位根据脱位的方向，又分脱出性牙脱位、侧方牙脱位及嵌入性牙脱位三种类型。部分脱位的牙常有牙冠移位、松动、伸长和疼痛

等，常妨碍咬合，导致咬合紊乱；向深部嵌入者，临床牙冠变短，切端低于殆平面。部分性牙脱位常伴有牙龈渗血或牙龈撕裂，同时可伴有牙折或牙槽骨骨折。

2. 完全性牙脱位 患牙已脱离了牙槽窝，牙槽窝空虚，牙周膜牙髓同时损伤，或仅有软组织相连，甚至完全离体；牙脱位时局部牙龈可有撕裂和红肿及并发牙槽突骨折。

3. 牙脱位的治疗 保存患牙是治疗牙脱位的基本原则。

（1）部分性牙脱位 包括脱出性牙脱位、侧方脱位及嵌入性牙脱位者，均应在局部麻醉下，将牙恢复原位，恢复正常咬合关系并固定2～3周。同时行调殆处理，降低咬合，避免受力。嘱患者流质或半流质饮食2周。对嵌入性牙脱位，应在复位后2周行根管治疗。对嵌入性脱位的年轻恒牙，不可强行拉出，以免造成更大创伤，应任其自然萌出。定期随访，注意患牙的牙髓活力情况，如有牙髓坏死，应进行根管治疗。

（2）完全性牙脱位 牙脱离牙槽窝，但离体时间不长，可将脱位牙以无菌生理盐水反复冲洗，清除污染物。然后将脱位牙置于抗生素溶液中浸泡20～30分钟，重新植入空虚的牙槽窝，然后采用牙弓夹板、金属结扎丝、复合树脂、牙周固定纤维带、正畸托槽等进行固定。最后行调殆处理。4周后拆除固定装置。对于离体时间长、污染重的外伤牙，应在体外行根管治疗后再植入。对年轻恒牙、根尖孔尚未发育完成者可暂时不行根管治疗，定期复查，观察牙髓活力情况。再植牙能否成活，与牙脱落后的离体时间和脱落牙的储存方法及污染程度等有重要关系。离体时间越短，储存方法越接近生理条件，污染程度越轻，再植后愈合效果越好。在0.5小时内进行再植，90%患牙可避免牙根吸收，预后效果较好。

（三）牙折

详见《口腔内科学》。

> **链接** 脱落牙的正确处理与储存方法
>
> 首先将脱落牙用生理盐水冲洗干净，但不要用器具搔刮牙根表面，或用手触摸牙根部分，根面健康的牙周膜组织可以帮助牙周愈合。然后将脱落牙保存在口腔唾液、特殊的牙储存液、盐水、牛奶等条件下。脱落牙再植最理想的情况是牙齿完全脱位后，没有被污染，并立即放回牙槽窝内，这样对牙周膜的损伤最小，预后也最理想。

二、牙槽突骨折

牙槽骨损伤是外力直接作用于牙槽骨所致。多见于上颌前部，可以单独发生，也可以与颌面部其他损伤同时发生。牙槽突骨折可以是线性骨折，也可以是粉碎性骨折。

临床上牙槽突骨折常伴有唇和牙龈的肿胀、撕裂，牙松动，牙折或牙脱落。当摇动损伤区的牙时，可见邻近数牙及骨折片随之移动，骨折片可移位，引起咬合关系紊乱。

治疗应在局部麻醉下将牙槽突及牙复位到正常解剖位置，然后利用骨折邻近的正常牙列，采用牙弓夹板、金属丝结扎等方法固定骨折。注意牙弓夹板的放置应跨过骨折线至少三个牙位，才能固定可靠。

第 5 节　口腔颌面部骨折

口腔颌面部骨折有一般骨折的共性，如出血、肿胀、疼痛、骨折移位、感觉异常和功能障碍等。

由于解剖结构和生理特点，其临床表现和诊疗方法与其他部位骨折又有不同。最大的不同是由于上、下颌骨形成咬合关系，骨折时如处理不当，会影响咀嚼功能。

颌骨骨折的发病率占颌面损伤的35%～40%。平时损伤的原因多由交通事故、工伤事故、跌打损伤及运动损伤所致，少部分由于医源性损伤，其中交通事故引起的骨折比例逐年增高，成为口腔颌面部骨折的主要原因。

一、颌骨骨折

（一）颌骨解剖因素与骨折的关系

1. 上颌骨

（1）上颌骨是构成面中部的主要骨骼，左右各一，在中线相连，内有上颌窦，骨壁薄弱。上颌骨及其周围骨骼通过骨缝构成垂直的支架结构。在解剖上它们维持面部的外形，如高度、弧度和突度，在生物力学上它们起着分散颌力，抵抗外力的作用。当遭受较大外力打击时，上颌骨与其他骨的连接遭到破坏。根据打击的力量和方向，常形成高、中、低位骨折。同时，由于上颌骨主要维持面中部的外形并邻近颅脑，因此，骨折时常常影响眼、鼻、咬合与容貌，严重时可并发颅脑损伤与颅底骨折。

（2）上颌骨血供极其丰富，既有上牙槽动脉供血，又有唇、颊、腭侧黏骨膜部分供血。故而抗感染能力强，骨折愈合较下颌骨快，但外伤后出血也较多。

2. 下颌骨

（1）下颌骨是颌面诸骨中唯一可以活动的骨，且位置突出，易受外力冲击，骨折发生率高。下颌骨发生骨折的部位常与解剖结构有关，有些部位在结构上和力学上属于薄弱区域，如正中联合部、颏孔区、下颌角及髁突颈部，因此成为骨折的好发区。直接打击髁突可发生直接骨折，当颏部或体部受打击时，髁突部由于应力集中，易形成间接骨折，临床上容易漏诊。

（2）下颌骨有较强大的升颌肌群和降颌肌群附着，骨折时，常受到肌肉牵引力方向和打击力方向的综合影响，骨折块发生移位，导致多种形式的咬合关系紊乱。

3. 咬合关系对骨折的影响
上下颌骨通过咬合关系行使功能，当咬合关系紧密接触时，颌骨可耐受相当大的打击力，拳击运动员戴牙套就是这个道理，但上下颌失去咬合关系的锁结时，受到打击时则容易发生骨折。

（二）临床表现

1. 上颌骨骨折

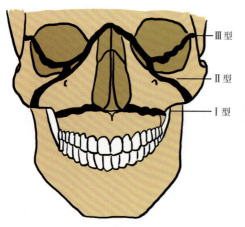

图7-6 上颌骨骨折线示意图

（1）骨折线及分类 上颌骨与鼻骨、颧骨和其他颅面骨相连，骨折线易发生在骨缝和薄弱的骨壁处，临床上最常见的是横断形骨折和分离性骨折。法国学者Le Fort按骨折线的高低位置，将其分为三型（图7-6）。

Le Fort Ⅰ型骨折：又称上颌骨低位骨折或水平骨折。骨折线从梨状孔下方、牙槽突上方向两侧水平延伸至上颌翼突缝。

Le Fort Ⅱ型骨折：又称上颌骨中位骨折或锥形骨折。骨折线自鼻额缝向两侧横过鼻梁、眶内侧壁、眶底、颧上颌缝，再沿上颌骨侧壁至翼突。有时可波及筛窦达颅前窝，出现脑脊液鼻漏。

Le Fort Ⅲ型骨折：又称上颌骨高位骨折或颅面分离骨折，骨折线自鼻额缝向两侧横过鼻梁、眶部，经颧额缝向后达翼突，形成颅面分离，使面中部凹陷、变长。此型骨折多伴有颅底骨折或颅脑损伤，出现耳、鼻出血或脑脊液鼻漏、耳漏。

临床上至今仍沿用Le Fort骨折分类，但实际上上颌骨骨折的骨折线并不都是如此。由于外力的大小和方向不同，不一定两侧发生对称性骨折，如一侧为Ⅰ型，另一侧可能为Ⅱ型。此外，还可发生上颌骨的纵行骨折，如腭中缝的矢状骨折等。

（2）骨折段移位　上颌骨未附着强大的咀嚼肌，受肌肉牵拉移位的影响较小，故骨折块多随外力方向而移位，或因其重力而下垂，一般常向后下方向移位。

（3）咬合关系错乱　上颌骨骨折段的移位必然引起咬合关系错乱。如一侧骨折段向下移位，该侧就会出现咬合早接触。

（4）眶及眶周变化　上颌骨骨折时眶内及眶周常伴有组织内出血、水肿，形成特有的"眼镜症"，表现为眶周瘀斑，上、下睑及球结膜下出血，或有眼球移位而出现复视。

（5）颅脑损伤　上颌骨骨折时常伴有颅脑损伤或颅底骨折，出现脑脊液漏等。

2. 下颌骨骨折

（1）骨折线及分类　下颌骨骨折按性质可分为：①青枝骨折：骨裂或骨皮质折裂，但骨连续性完好，多发生于少年儿童；②简单骨折：一般为单发骨折，骨断端无移位或轻度移位；③复杂骨折：下颌骨多个区域发生骨折，骨折线呈线形向多方向延伸；④粉碎性骨折：骨折处断裂成大小不等的碎块，或出现骨缺损，骨折可为单发也可为多发；⑤嵌入骨折：骨断端相嵌或相叠，可为单发、多发或粉碎性骨折。

下颌骨骨折最常见的分类方法是按照解剖部位来分类，如体部骨折、升支骨折、喙突骨折等。因其解剖结构上存在生理薄弱区，下颌骨最好发骨折的部位为：正中联合、颏孔区、下颌角与髁突。

（2）骨折段移位　影响下颌骨骨折后骨折段移位的因素：骨折的部位、外力的大小和方向、骨折线方向和倾斜度、骨折段是否有牙及附着肌肉的牵拉作用等，其中各咀嚼肌的牵拉起到重要作用。常因不同部位骨折、不同方向的肌肉牵拉而出现不同情况的骨折段移位。

1）正中联合部骨折：单发的正中联合部骨折，由于骨折线两侧肌群牵拉力，常无明显移位；有时受外力或骨折线方向和斜度影响，仅发生轻度重叠或错位移动，表现为骨折线两侧牙高低不一致或唇舌向错位。如为正中联合部两侧双发骨折，正中骨折段可因降颌肌群的作用而向后下方退缩。如发生粉碎性骨折或有骨质缺损，两侧骨折段受下颌舌骨肌的牵拉可向中线移位，使下颌牙弓变窄。后两种骨折均可使舌后坠，引起呼吸困难，甚至窒息。

2）颏孔区骨折：一侧颏孔区骨折时，前骨折段因降颌肌群的牵拉作用而向后下方移位，并稍偏向外侧。后骨折段则因升颌肌群的牵拉，向上前方移位，且稍偏向内侧，两骨折段可以有错位。双侧颏孔区骨折时，两侧后骨折段因升颌肌群牵拉而向上前方移位，前骨折段则因降颌肌群的作用而向下后方移位，可致颏后缩及舌后坠。

3）下颌角骨折：骨折线正位于下颌角，且骨折线两侧有咬肌与翼内肌附丽时，骨折段可不发生移位。如骨折线位于这些肌肉附着处之前，前骨折段因降颌肌群的牵拉而向下内移位，后骨折段则因升颌肌群的牵拉而向上前移位。

4）髁突骨折：一般分为以下几种。髁突骨折最常发生在翼外肌附着下方的髁突颈部。折断的髁突由于受翼外肌的牵拉而向前、内移位，仍可留在关节囊内。如打击力过大，髁突可撕破关节囊从关节窝内脱出，向内、向前、向后或向外移位，其移位的方向和程度与外力撞击的方向及大小有关。

单侧髁突颈骨折时，患侧下颌向外侧及后方移位，不能进行侧方运动。由于下颌支变短及升颌肌群的牵拉，出现后牙早接触。双侧髁突颈部骨折者，下颌不能进行前伸运动，由于升颌肌群的牵拉，下颌支向后上移位，导致后牙早接触，侧方运动受限。局部肿、痛及功能障碍程度较单侧髁突颈部骨折为重，还可能合并不同程度的脑震荡。

（3）咬合关系紊乱　是颌骨骨折最常见的体征，对颌骨骨折的诊断与治疗有重要意义。即使骨折段仅有轻度移位，也可出现咬合关系紊乱而影响功能。

（4）骨折段异常动度　正常情况下下颌骨运动是整体运动，只有在发生骨折时才会出现异常活动。触诊时常可触及骨折处有台阶感或裂隙。

（5）下唇麻木　下颌骨骨折时，突然的撕裂或牵拉常会损伤下牙槽神经，出现下唇麻木。

（6）张口受限　由于疼痛和升颌肌群痉挛，多数下颌骨骨折患者存在张口受限症状。

（7）牙龈撕裂　骨折处常可见牙龈撕裂、变色及水肿。

（三）颌骨骨折的诊断

颌骨骨折在首诊时，应首先了解患者的致伤原因、部位、伤后意识情况、伤后症状、伤后诊疗史等情况。详细的病史将有助于明确骨折的部位和类型。然后对患者进行专科检查，一般结合病史、体征与辅助检查结果等可作出明确诊断。

专科检查主要包括视诊与触诊检查。视诊的重点是观察面部有无畸形，如面中部有无盘状脸、马面、内眦间距增宽、鼻根塌陷等畸形；眼球有无移位、运动受限；有无张口受限等情况。在专科检查中，咬合关系紊乱是重要的骨折体征。通过触诊检查，可以明确骨折部位，如可疑上颌骨或面中部骨折，可重点触摸眶下缘、颧牙槽嵴有无台阶感，颧额缝有无凹陷分离，颧弓有无塌陷，用手指或器械捏住上颌前牙，摇动上颌骨有无浮动感等。检查下颌骨时，可用手指放于可疑骨折两侧的牙列上和下颌缘处，两手做相反方向的移动，了解有无异常动度和骨摩擦音。触摸耳屏前有无压痛，检查关节动度，如关节动度不一致，则提示可能有髁突的间接损伤或骨折。

辅助检查一般采用曲面断层片或CT检查，用以了解骨折的部位、数目、方向、类型，骨折移位，牙和骨折线的关系等情况。上、下颌骨，甚至颅骨发生复杂的全面部骨折时，CT是全面了解骨折信息的最常用辅助检查方法，尤其是CT三维重建，对骨折的信息可以清晰地显示，不仅对骨折的诊断有重要作用，而且对骨折的治疗也有辅助作用。

（四）颌骨骨折的治疗

1. 颌骨骨折治疗原则

（1）治疗时机　颌骨骨折患者应及早进行治疗。但如果患者合并颅脑及重要脏器或肢体严重损伤，全身情况不佳时，应首先抢救伤员的生命，待全身情况稳定或好转后，再行颌骨骨折复位固定处理。全身情况允许时，争取早期治疗，尽量避免骨折错位愈合，增加后期处理的难度，使治疗复杂化。

（2）骨折线上牙的处理　在颌骨骨折治疗中常利用牙行骨折段的固定，应尽量保存，即使在骨折线上的牙也可考虑保留；但如牙齿妨碍骨折复位，或骨折线上的牙已松动、折断、龋坏、牙根裸露太多或有炎症者，则应予拔除，以防骨创感染或并发颌骨骨髓炎。

（3）骨折段的复位与固定　国际内固定研究（AO/ASIF）提出的固定原则已被国内外广泛认同，即骨折的解剖复位；功能稳定性固定；无创外科；早期功能性运动。解剖复位意为既要恢复颌骨的解剖形态，又要恢复患者原有咬合关系，恢复咀嚼功能。骨折固定的方法可根据条件选用，目前主流技术为手术开放复位坚固内固定技术。

（4）无牙颌骨骨折的治疗　无牙颌骨骨折多见于老年人。一般呈闭合性骨折，且多无明显移位。对于这类骨折可采取保守治疗，利用口内原有义齿，恢复咬合关系，外加颅颌绷带固定。对移位较大或不稳定的骨折，可以考虑切开复位，并用重建接骨板做坚固内固定。老年人牙槽突吸收可造成下牙槽神经管位置相对上移，固定时应注意予以避开。

（5）儿童颌骨骨折的治疗　儿童处于生长发育期，存在颌骨柔软、骨组织富有弹性、鼻窦尚未发育完成、未萌牙齿增加颌骨对冲击力的耐受等特点，骨折发病率较低。骨折或手术损伤可能影响颌骨发育。儿童正值乳恒牙交替期，恒牙萌出后其咬合关系还要自行调整，因此对复位，特别是咬合关系的恢复要求不如成人高，儿童颌骨骨折一般采取保守治疗。对于严重的开放性创伤，或骨折移位严重影响到面容或功能，则应尽早实施手术复位，但应注意避免损伤恒牙胚。同时，为尽量避免影响颌骨发育，可选用可吸收接骨板固定。

（6）已发生错位愈合骨折的治疗　对于伤后时间过长，已发生纤维性或骨性错位愈合的骨折，则需通过手术，将错位愈合的骨折段中间新形成的纤维组织切开或将骨性愈合处凿开，重新对位固定，或采用正颌手术进行畸形或错𬌗矫正。

2. 颌骨骨折的复位　颌骨骨折的复位和固定方式与传统的方式有显著不同，这主要得益于手术入路的变化、理想内固定材料的应用和影像技术的发展。复位方法颌骨骨折的复位标准是恢复患者原有的咬合关系。根据不同的骨折情况，可选用不同的复位方法。

（1）手法复位　主要用于骨折早期并且移位不大的线性骨折，方法是在局部麻醉下，用手法推动骨折段到正确的位置，如牙槽突骨折、颏部线性骨折的复位。复位后应辅助颌间固定，属于非手术治疗。

（2）牵引复位　用于手法复位不满意或伤后1～2周骨折断面已发生纤维性愈合的患者。可分为颌间牵引及颅颌牵引两种。

①颌间牵引：在上、下颌牙列上分别安置有挂钩的牙弓夹板，根据骨折段需要复位的方向，在上、下颌牙弓夹板的挂钩上套上小橡皮圈作牵引，使其逐渐恢复到正常咬合关系。它既有牵引作用，牵引到位后，也有固定作用。单纯使用时下颌骨应固定4～6周，上颌骨固定3～4周（图7-7）。②颅颌牵引：主要用于上颌骨骨折。如上颌骨横断骨折后，骨折块向后移位，可在上颌骨牙列上安置牙弓夹板，并在头部制作石膏帽或戴上固定帽，从帽前方伸出固定支架，然后在牙弓夹板与金属支架之间行弹性牵引，使上颌骨骨折块向前牵引复位（图7-8）。

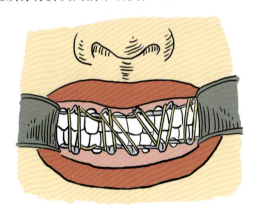
图 7-7　颌间牵引复位法

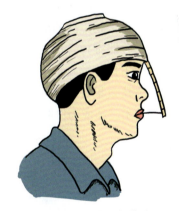
图 7-8　颅颌牵引复位法

（3）手术切开复位　适用于已发生错位愈合的陈旧性骨折，以及各种开放性骨折、不能手法复位的复杂骨折。方法是手术显露骨折部位，新鲜骨折采用器械使之复位，陈旧性骨折则沿骨折线重新凿开骨折，清除断面间纤维组织和骨痂组织，使断端游离并重新对位。

随着内固定材料的发展和切口技术的完善，临床上手术切开复位越来越多地被采用，效果已得到广泛肯定。

3. 颌骨骨折的固定方法　为保证骨折块复位后在正常位置上愈合，防止发生再移位，必须采用稳定可靠的固定方法。

（1）单颌固定　是指在发生骨折的颌骨上进行固定，而不将上、下颌骨同时固定在一起的方法。这种固定的优点是伤员仍可有开闭口活动，对进食和语言功能影响较小，也便于保持口腔卫生；同时因具有一定的功能活动，有利于改善局部血液循环和骨折愈合。但做单颌固定之前，必须使骨折块准确复位，恢复正常咬合关系，防止错位愈合。再者，有些单颌固定法的固定力不足，故应注意适应证的选择。

（2）颌间固定 是利用牙弓夹板将上、下颌单颌固定在一起的方法，是颌面外科最常使用的固定方法。它的优点是能使移位的骨折段保持在正常咬合关系上愈合。单纯采用该方法治疗骨折，下颌骨一般固定4～6周，上颌骨3～4周。目前，它的作用只是在术前牵引和手术中维持咬合关系。

1）带钩牙弓夹板颌间固定：是颌间固定最常用的方法。它使用成品牙弓夹板，安置在上、下牙列颊侧，用金属丝分别将其固定在牙体上，然后用输液乳胶管剪成1.0～1.5mm小圈，套在上、下颌牙弓夹板的挂钩上，行颌间固定。

2）小环颌间结扎颌间固定：选用直径0.3～0.5mm，长约12cm的金属结扎丝，对折后扭成一个小环，将钢丝两端自颊侧牙间隙穿至舌侧，然后将两根金属丝分开，分别绕经相邻两牙的牙颈部，从舌侧穿出颊侧，将远中一端金属丝穿过小环，与近中端金属丝结扎扭紧。最后用一根短金属丝穿过上下相对的小环，逐个结扎扭紧，使上、下颌固定在一起。

3）正畸托槽颌间固定：取固定矫治器之带钩托槽分别用釉质粘接剂将其粘接在每个牙面上，然后在钩上套上橡皮圈，行颌间固定。此种方法比较舒适，较易保持口腔卫生。

4）颌间牵引钉固定：是近年来出现的新方法，使用简单方便。

🔗 **链接** 自攻颌间牵引钛钉

自攻颌间牵引钛钉适合于多数牙缺失无法进行牙弓夹板牵引固定者，是将颌间牵引钛钉直接植入在牙槽骨上，是以恒定的牙槽骨为固定牵引基础的，为颌间牵引提供了较大的支抗，不受牙列、牙体的任何影响。同时口腔内不易滞留食物残渣，口腔自洁性好，便于口腔清洁。患者感觉舒适，异物感小。

（3）坚固内固定 随着钛生物材料在口腔颌面外科的应用及骨折愈合理论的完善，颌骨骨折坚固内固定技术获得了越来越广泛的应用。因为骨折在愈合中需要稳定的环境；固定物要能抵消影响愈合的各种不良应力，并能维持骨折在正确的位置上直到愈合，坚固内固定没有单纯颌间固定带来的诸多弊病，如口腔卫生不良、继发龋齿、进食及语言障碍、影响社会活动等。实践证明，坚固内固定技术比以往许多固定方法效果好，使用方便，术后大大减少了颌间固定的时间，甚至可不用颌间固定。因此，坚固内固定技术已经成为口腔颌面部骨折的首选治疗方案（图7-9）。

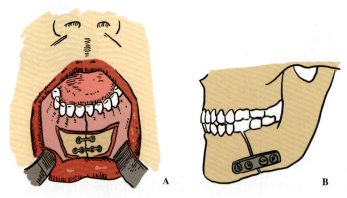

图7-9 颌骨骨折坚固内固定
A. 正中联合骨折固定；B. 颏孔区骨折固定

二、颧骨颧弓骨折

颧骨左右各一，近似菱形，为外凸内凹的骨体。颧骨和颧弓是面侧部比较突出的部分，对构成面部外形起重要作用，易受撞击而发生骨折。颧骨与上颌骨、额骨、蝶骨和颞骨相连接，其中与上颌骨的连接面最大，常与上颌骨同时发生骨折。颧骨的颞突与颞骨的颧突连接构成颧弓，较细窄，可单独发生颧弓骨折，也可以与颧骨同时骨折。

（一）临床表现

1. **颧面部塌陷畸形** 颧骨、颧弓位于面中部侧方最突出部位，多因受侧方或侧前方直接暴力而发生骨折。骨折块受外力作用，通常向后内移位或因颧骨体粉碎，造成面部塌陷畸形。早期由于局部肿胀，塌陷畸形可能被掩盖，易被误认为单纯软组织损伤。待肿胀消失后，才出现局部塌陷畸形。少数情况下，骨折向外移位，可产生面部隆突畸形。

2. **张口受限** 由于骨折块发生内陷移位，压迫了颞肌和咬肌，阻碍喙突运动，导致张口疼痛和开口受限。

3. **复视** 颧骨构成眶外侧壁和眶下缘的大部分。颧眶复合体骨折可导致眶腔扩大，继发眼球下陷移位，产生复视。或因眼下斜肌嵌入骨折线等原因限制眼球运动也可产生复视。

4. **瘀斑** 颧骨眶壁骨折时，眶周皮下、眼睑和结膜下出现出血性瘀斑。

5. **神经症状** 眶下神经走行的部位，正好是颧上颌骨的连接处，因此，颧骨上颌突的骨折移位，可造成眶下神经的损伤，使该神经支配区域出现麻木感，如同时损伤面神经颧支，可发生眼睑闭合不全。

（二）诊断

颧骨颧弓骨折可根据病史、临床特点和X线摄片检查而明确诊断。观察是否有眼球运动受限，观察两侧颧骨是否对称应从患者的头顶位进行对比。

触诊骨折局部可有压痛、塌陷移位，颧额缝、颧上颌缝及眶下缘可触及台阶感。如自口内沿前庭沟向后上方触诊，可检查颧骨与上颌骨、喙突之间的间隙是否变小，这些均有助于颧骨骨折的诊断。

X线片检查常用鼻颏位和颧弓切线位。可见到颧骨和颧弓的骨折线及移位情况，骨折线多呈"M"或"V"形。必要时可拍摄CT进一步明确诊断。近年来应用的CT三维重建技术，能够更直观地显示骨折断端移位情况。

（三）治疗

颧骨、颧弓骨折后，如仅有轻度移位，畸形不明显，无张口受限、复视及神经受压等功能障碍者，可进行保守治疗。凡有面部塌陷畸形、张口受限均应视为手术适应证。虽无功能障碍但有明显畸形者也可考虑手术复位内固定。

1. **巾钳牵拉复位** 适用于单纯颧弓骨折。此法不用做皮肤切口，消毒麻醉后，利用巾钳的锐利钳夹刺入皮肤，深入到塌陷的骨折深面或夹住移位的骨折片，紧握钳柄向外提拉，牵引复位，复位后应妥善保护，防止伤区再度受压和撞击。颧弓骨折复位的标准是伤员不再有张口受限和塌陷畸形。

2. **颧弓单齿钩切开复位** 在颧弓骨折处表面下方作一小横切口，切开皮肤、皮下组织，直达颧弓表面，探明骨折移位情况后，用单齿钩插入骨折片深部，将移位的骨折片拉回原位（图7-10）。

3. **口内切开复位**

（1）前庭沟入路 自上颌第一磨牙远中沿前庭沟向后作1cm长切口，切开黏膜及黏膜下组织，然后一只手用长而扁平的骨膜分离器从

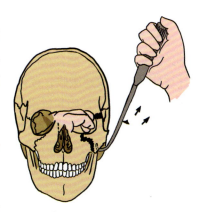

图7-10 颧弓单齿钩切开复位

切口深入到颧骨和颧弓的深面，向外、向前和向上提翘；另一只手手指放在颧面部感觉复位情况。复位后缝合口内创口。

（2）下颌支前缘入路　在口内下颌支前缘作长约1cm纵切口，将扁平骨膜分离器插入切口，在喙突外侧经喙突颞肌腱和颞肌浅面达骨折的颧弓下方，向外侧抬起骨折片，然后钝性前后移动，以恢复颧弓完整的外形。

4. 颞部入路切开复位　在伤侧颞部发际内作长约2cm切口，切开皮肤、皮下组织和颞筋膜，显露颞肌，在颞筋膜与颞肌之间插入细长的骨膜剥离器，进至颧弓或颧骨的深面，用力将骨折片向前、外方复位。

5. 上颌窦填塞法　对于粉碎性颧骨骨折及上颌窦顶的骨折，可在上颌口腔前庭尖牙凹处作切口，显露上颌窦，把骨折复位后，窦内填塞碘仿纱条顶住颧骨和眶底，一端经下鼻道开窗处引入鼻腔，二周后逐渐抽出碘仿纱条。

6. 头皮冠状切口复位固定法　手术入路取头皮冠状切口，切开帽状腱膜后，在帽状腱膜下层将额顶皮瓣向下翻转，至眶上缘上方1cm处，切开骨膜，在骨膜下继续向下剥离，可显露眶缘、眶壁、颧骨、颧弓、额骨、鼻骨及上颌骨前壁。在骨折片复位后，固定可选用小钛板或微型钛板，颧颞缝一般选用微型钛板固定。原则是力争达到多点固定，最少应达到三点固定。

三、骨折的愈合

骨折愈合不同于其他组织的修复，最终不是形成瘢痕组织，而是形成十分类似原有骨的结构。随着骨折固定形式的变化，骨折愈合过程在组织学上也观察到与传统骨折愈合类型不同的形式。

（一）二期骨愈合

二期骨愈合即传统的骨折愈合形式，它通常在骨折采用非稳定性固定（如金属丝骨间固定和颌间固定）时出现。其愈合模式大致经历4个阶段。

1. 血肿形成　骨折后，由于骨折部骨髓、骨膜及周围软组织中的血管断裂出血，形成血凝块。通常在伤后4～8小时即可在骨折断端之间形成血肿。

2. 血肿机化　骨折后24～72小时，骨折周围软组织的急性炎症反应不断加重，血管扩张，血浆渗出，炎细胞浸润，出现多核粒细胞、组织细胞和肥大细胞，开始吞噬和清除坏死组织；同时骨折断端的骨膜出现增生、肥厚，成纤维细胞增殖，骨膜内层增殖出成骨细胞，与毛细血管一起向血肿内生长，使血肿逐渐机化。

3. 骨痂形成　骨折后1～2周，机化的血块被纤维血管组织所替代，再沉积胶原纤维和钙盐，通过成骨细胞和多种内源性生长因子的作用，逐渐产生骨样组织和新骨，形成骨痂。

4. 骨痂改建　骨折2周后，骨样组织内不断有钙盐沉积，并逐渐钙化为坚实的骨组织，与骨折断端的骨组织连接、融合在一起。新形成的骨小梁排列并不规则，以后通过较长时间对应力作用的功能性适应和骨的改建吸收，逐渐恢复到正常的骨组织结构。

在骨内、外骨痂和桥梁骨痂基本骨化、愈合后，其强度已能够承受因肌肉收缩或外力引起的应力变化时，即达到骨折的临床愈合。下颌骨骨折的临床愈合时间通常需要6～8周，此时它的承载能力明显增强，但骨痂的密度仍较骨皮质低，故在X线片上仍可见到模糊的骨折线。骨折固定后12周，骨密度进一步增加，5～6个月后，在X线片上骨痂与骨皮质的界线消失，X线看不到骨折线，此时已达到组织学上的骨性愈合。

在骨折愈合过程中，骨膜中的成骨细胞增殖起着重要作用，因此在处理骨折时应注意保护骨膜，不使其再受损伤，以利于骨折愈合。骨折处理不当也可直接影响骨折的愈合。如未能及时复位与固定；

复位不准确，固定不稳定或过早拆除固定装置；或清创不彻底，预防感染措施不得力，造成创口感染等，均可导致骨折延期愈合或愈合不良。

（二）骨折的一期愈合

随着引入坚固内固定尤其是加压内固定形式后，在组织学上观察到了骨折一期愈合或称直接愈合。发现骨折在达到解剖复位，骨折固定稳定，或在骨折间施加一定的轴向压力，使骨折线对位紧密时，骨折的修复就仅限于在骨内，而不需要外骨痂参与，也不需要周围软组织参与。在骨折部位直接发生骨的改建，成骨与破骨活动均很活跃，然后迅速成骨钙化，修复骨折区。当骨折间隙很小时，则迅速形成编织骨充填间隙，称为间隙愈合。

骨折的一期愈合速度较传统的骨折愈合要快，其原因是骨折的间隙变小，缩短了愈合时间，此外没有了血肿形成和机化及骨痂形成期，其临床特点是X线没有外骨痂，6周时骨折线基本消失，临床愈合时间比传统固定方法提前2周左右，患者可早期行使咀嚼功能。

第6节 口腔颌面部损伤的心理干预

口腔颌面部损伤会给患者造成暂时性甚至永久性面部畸形，面对容貌及口腔颌面部正常生理功能的改变，患者的心理和社会功能亦发生不同程度的改变。在临床医疗工作中，如果口腔颌面外科医师只注重对创伤本身所致的各种生理和病理改变机制、治疗和转归的研究，而忽视创伤后心理行为改变及其康复问题，将在一定程度上影响疾病的病程、治疗效果及预后。重视并了解口腔颌面部损伤患者伤后的心理反应和心理健康水平，并积极对患者进行心理问题疏导是提高临床疗效不可忽视的一项重要措施。

一、口腔颌面部损伤后的心理学

创伤是一类易使伤者产生高度应激、强烈情绪反应的突发事件。作为一种躯体性应激源，创伤不仅可以引起机体循环系统、免疫系统及神经内分泌系统等多方面的生理功能改变，而且较其他疾病更易引起强烈的心理应激反应，造成心理上的创伤和一系列心理行为改变。口腔颌面部创伤后早期的心理问题如果没有被及时发现和纠正，则会在一定程度上对创伤本身的临床治疗、预后及其生存质量产生消极影响。

（一）创伤后心理过程

创伤事件中的心理反应通常经历四个不同的时期。

1. 冲击期或休克期 发生在创伤事件后不久或当时，个体主要感到震惊、恐慌、不知所措，甚至出现意识模糊。

2. 防御期或防御退缩期 由于创伤事件超过了自己的应对能力，表现为个体想恢复心理上的平衡，控制焦虑和情绪紊乱，恢复受到损害前的认知水平，但不知如何做，会使用否认、退缩和回避等手段，对解决问题的应对效果造成负面影响。

3. 解决期或适应期 此时能够积极采取各种方法接受现实，焦虑减轻，自信心增加，社会功能恢复，并寻求各种资源努力设法解决问题。

4. 危机后期或成长期 多数人经历了危机后，在心理和行为上变得较为成熟，获得一定的积极应对技巧；但也有少数人消极应对而出现冲动行为、焦虑、抑郁、分离障碍、酒精或药物依赖，甚至自伤、自杀等。

（二）创伤后的心理学效应

颌面创伤对个体产生的心理影响大致可分为三个方面。

1. 认知方面　包括否认、自责、罪恶感、不幸感、无能为力感、不信任他人等。

2. 情绪方面　包括悲观、愤怒、失落、麻木、害怕、抑郁、焦虑、沮丧等。

3. 意志行为方面　包括注意力不集中、逃避、打架、骂人、喜欢独处、常想起创伤情形、过度依赖他人、自杀等。

口腔颌面部创伤给患者带来的心理问题具有一定的广泛性和普遍性。患者早期的心理问题主要表现为恐惧、抑郁和焦虑。随着时间推移和伤情好转，绝大多数患者的心理症状逐渐减轻直至完全康复；仍有部分患者在创伤后较长时间内心理症状不能缓解，最终发展为各种心理障碍，如各种不同程度的抑郁、焦虑、人际关系紧张、社会人际行为退缩等。需要明确的是，创伤后患者的心理反应和心理健康水平最终依赖于患者的自我认知和感觉，而不是口腔颌面外科医师的认知。

二、口腔颌面部损伤后的心理干预

口腔颌面外科医师在积极救治口腔颌面部损伤患者的同时，必须还要对患者的心理问题进行有针对性的干预治疗，以改善患者的心理状态。在创伤治疗初期应当尽早识别伴有严重心理危机的患者，针对其心理问题的主要原因、特征，有的放矢施以个性化心理干预，通过增强患者对创伤康复治疗、护理的主观能动性，促使进行自我心理调节，这种早期及时有效的心理干预，能够阻止或减轻长期的心理伤害，并降低心理障碍的发生概率。对已经出现心理障碍的患者进行积极的心理治疗则可以减轻他们的痛苦，帮助他们在损伤后尽快地适应社会和工作环境。

在临床医疗工作中，心理医师或心理辅导工作者是最专业和理想的心理干预人员，但是他们无法替代口腔颌面外科医师和护士早期对颌面损伤患者进行及时、直接的心理帮助和支持。就口腔颌面外科医护人员而言，可以通过以下3种心理干预方法对患者进行早期心理治疗。

1. 认知行为干预　是指根据认知影响情绪和行为的理论，通过认知和行为技术来矫正患者的认知和不良行为的一种心理治疗方法。绝大部分口腔颌面部损伤患者缺乏对创伤疾病的认识，在受到突如其来的创伤打击，思想上毫无应激准备，很容易造成心理混乱。医护人员应用通俗易懂的语言给他们讲述关于创伤的疾病知识，提供治疗和康复信息，可以使患者及家属掌握相关的疾病救治知识，增加患者自我护理能力，消除或缓解由患者认知缺乏导致的心理障碍。

2. 宣泄放松治疗　是指通过一些固定的程序使人体放松，从而达到心理上的松弛。口腔颌面部损伤患者由于考虑到面部外形和功能对未来婚姻、家庭生活、自我价值和社会交际的影响，思想包袱较为沉重。医护人员要善于疏导减压，认真倾听并给予理解、支持和关心，让患者的不良情绪全部发泄出来，激发患者勇敢面对现实，逐步提高其心理抵抗挫折的能力，以积极的心态面对人生。

3. 社会支持疗法　社会支持对口腔颌面部损伤患者来说是必不可少的心理治疗手段。通过亲朋好友、同事、单位或相关社会团体为患者提供精神上的支持，使患者有安全感和信赖感，可以抵消不良心理产生的消极影响，也可防止诸如失去自信、孤独等严重的心理问题发生。

目前在临床实际工作中，对于创伤发生后的心理干预仍处于起步阶段，医疗工作者过于重视专业治疗而对早期的心理干预重视不够，缺乏足够的专业培训与社会支持。相当一部分口腔颌面外科医师没有正确意识到创伤后的心理问题及患者心理状态对创伤本身治疗的影响。现代医学模式发展到今天，关注患者的心理问题已不单纯是心理工作者的任务。作为一线工作的口腔颌面外科医师也应当担负起创伤后心理学研究的任务。通过对创伤后心理创伤发生的影响因素进行深入的前瞻性研究，才有可能根据伤员的心理状态和损伤的不同阶段，实行及时有效的心理干预治疗，促使口腔颌面部损伤患者身心功能全面康复。

第7节　口腔颌面部战伤的治疗

战伤是在军事对抗或冲突中发生的损伤，在现代战争中，既可以发生与普通伤相同的损伤或创伤，如跌打损伤、烧伤、撞击伤等，也可以发生诸如化学武器、核武器等特殊类型的损伤。其中火器伤在战伤时最常见，是战伤的主要组成部分。火器伤是指由火药作为动力发射或引爆的投射物（如爆炸弹片、枪弹等）所致的损伤。颌面部处于暴露部位，不易防护，因而现代战争中颌面火器伤的发病率有上升的趋势，占全身火器伤的15%～20%。本节重点介绍火器伤。

一、投射物的致伤机制

当投射物穿入组织时，产生的前冲力可直接撕裂组织，侧冲力可造成组织的剧烈位移，同时将能量迅速传递给组织，使周围组织受到严重损伤。投射物对组织的损伤，实质上是能量的转化过程，是在瞬间完成的。

（一）机械穿透与撕裂

投射物击中组织后，沿其运动轴线前进，在组织中运行的过程中，穿透、离断或撕裂组织，形成原发伤道。动能大者可形成贯通伤，动能小者，投射物可停留在组织中而形成盲管伤。原发伤道组织是损伤最严重的部分，一般需要切除。

（二）瞬时空腔效应

高速投射物穿入体内瞬间，强大的侧压力波迫使原发伤道周围组织迅速向四周压缩与移位，形成瞬时空腔，其最大直径比投射物直径大数倍至数十倍。由于组织的弹性回缩，此空腔迅速消失，并在数十毫秒内反复扩张、萎缩、脉动六七次，从而使伤道周围组织遭受反复挤压、牵拉和震荡，造成严重损伤。形成病理的挫伤区和震荡区。瞬时空腔由于形成迅速，无法用肉眼观察到。同时空腔形成时的相对负压可将伤道入口与出口处的异物与细菌吸入伤道深部，造成二次污染，这也是战伤感染的重要原因。

（三）继发性损伤效应

投射物击中牙齿或骨骼等硬组织时，可将其击碎，这些碎片接受了动能，改变方向继续扩散，进一步加重损伤周围组织，可造成多发出口，即使是低速武器也可以使伤情变得复杂而严重。

二、临　床　特　点

（一）伤情较重

造成枪弹伤或爆炸伤的弹头或弹片，尤其是高速透射物，可在组织内瞬间释放大量能量，形成瞬时空腔，使伤道周围组织产生严重损伤。现代战争中广泛使用的小口径武器与高速弹片可在人体组织中翻滚、破碎，进一步加重组织损伤。被击碎的骨片及牙片又可以造成周围组织的继发损伤，常常形成软硬组织的破坏性损伤。

（二）贯通伤多

多数情况下贯通伤的入口小而出口大。如颌骨贯通伤时入口多为小的洞形骨折，而出口处常为粉碎性骨折，伴有骨折片移位和广泛的软组织破坏。如单为软组织贯通伤，出、入口差别不明显。近距离火器伤尤其是猎枪伤，则常常入口大而出口小。

（三）组织内多有异物存留

组织内多有异物存留多发生于盲管伤。如投射物质量小，遇到骨组织的阻力，速度迅速下降，或改变方向，可滞留于上颌窦、颞下窝或颅底等部位。下颌骨火器伤时，金属异物可嵌入骨内或颌面颈部软组织中。如为火药枪，异物可广泛分散于颌面部软组织中，给取出带来困难。除金属异物外，还可有碎石块和其他外界异物。

（四）创口均有细菌污染

污染的细菌可由致伤物形成的瞬时空腔负压吸入；当地面爆炸时，可将泥土内的细菌带进创口；创口与鼻腔、口腔和窦腔相通时，直接暴露于细菌污染环境；此外，牙碎片进入组织时也可将细菌带入。

三、治　　疗

（一）急救和全面检查

首先应注意保持呼吸道通畅，止血和抗休克治疗。如出现上呼吸道梗阻时，应先行气管切开术。检查时通过视诊和触诊查清损伤的部位、范围和特点，注意有无其他部位的损伤。为查明异物和骨折情况，可拍摄正、侧位X线片，必要时拍摄CT。

（二）清创术

清创术是颌面部火器伤治疗的重要措施。清创术实施的早晚和质量，对创口愈合和并发症的预防都至关重要。火器性软组织伤清创术与普通软组织伤清创术略有不同，原发伤道和挫伤区应重点清创，应清除部分可能坏死的组织，以防坏死后引起感染。为预防破伤风，对颌面部火器伤伤员都应常规注射破伤风抗毒素。

（三）火器伤颌骨骨折的处理特点

1. 碎骨片的处理　近年来由于抗生素的应用和植骨术的进展，在伤后24小时内，将碎骨片取出，冲洗干净，浸泡于抗生素溶液中，在清创术后将碎骨片放回原处并固定，创口内放置抗生素，有可能再植成功。

2. 骨折线上牙齿的处理　火器伤粉碎骨折线上的牙齿常为感染灶，使创口久不愈合，故应拔除；但如为线性骨折，牙齿不松动并无感染时，可不拔除。

3. 创口的关闭　应尽早将口内创口严密缝合，如创口边缘黏膜缺损，缝合有张力，则需从邻近部位转移黏膜修复缺损；然后处理口外创口。所有骨创面都不应暴露在外，而应以软组织覆盖，创口一般不进行严密缝合，而只进行部分缝合，用凡士林纱布松弛填塞。少数线性创口，如初期处理比较彻底，口内创口完全关闭，则口外创口也可进行严密缝合，但应在低位放置引流。

4. 复位与固定　由于火器性骨折多为粉碎性，甚至有骨缺损，多不适合做单颌固定。最常用的方法是带钩牙弓夹板或颌间牵引钉做颌间固定，借以恢复和保持良好的咬合关系。对于非粉碎性颌骨骨折伤员，也可行骨间钛板内固定或金属丝结扎内固定。

大多数火器伤颌骨损伤都要发生不同程度的化脓过程。经正确处理创口，可较快愈合，但如果处理不及时或不彻底时，则可向坏的方向发展。骨质长期化脓感染，即形成火器性骨髓炎。火器性骨髓炎的主要病变是在异物或死骨周围形成化脓灶。有活力的大骨段一般不形成死骨，但可发生骨质疏松因有引流口，常形成久不愈合的瘘管，可长达半年或1年以上。一旦发生了火器性骨髓炎，可在伤后6周手术清除感染灶。

🔗 **链接** 火器伤的软组织清创处理

火器伤的软组织清创术，创口应先处理口腔内侧深部，后处理口腔外侧表浅的创口。尤其要注意清除异物。创缘的修整比一般清创术应彻底些，对失去活力的组织要毫不犹豫地切除。对深部盲管伤应放置引流。如为爆炸伤，由于软组织创缘常有烧灼及震荡伤，应进行定向缝合，局部用高渗盐水或呋喃西林液湿敷引流，待坏死组织分解脱落后，再进行二次拉拢和延期缝合。过早做初期严密缝合易促使感染扩散，创口裂开。清创术后应用广谱抗生素以预防感染，同时加强护理，注意营养，促进创口顺利愈合，预防并发症的发生。为预防破伤风，对颌面部火器伤伤员都应常规注射破伤风抗毒素。

自 测 题

1. 关于口腔颌面部血供与颌面部创伤的关系下列哪种说法不正确（　　）
   A. 伤后出血多或易形成血肿
   B. 软组织水肿快且重
   C. 可影响呼吸道通畅，甚至引起窒息
   D. 初期缝合时间不可超过伤后24小时
   E. 口腔颌面部血供丰富有益于创口的愈合

2. 在颈总动脉压迫止血时，可能刺激哪个结构而导致心律失常，血压下降（　　）
   A. 颈外动脉　　B. 颈内静脉　　C. 动脉
   D. 颈动脉窦　　E. 迷走神经

3. 牙槽骨骨折最多发生于（　　）
   A. 上颌后牙　　B. 下颌后牙　　C. 上颌前牙
   D. 下颌前牙　　E. 上下颌前牙

4. 判断颌骨骨折复位正确与否的最佳标准是（　　）
   A. 骨折断端之间2/3复位
   B. 能正常张闭口
   C. 骨折断端之间无异常动度
   D. 咬合关系恢复正常
   E. 骨折线上的牙保留完好

5. 颌面部外伤清创时只能清除下述哪种组织（　　）
   A. 坏死组织　　　　B. 污染组织
   C. 多余组织　　　　D. 不整齐组织
   E. 可能坏死的组织

6. 髁突骨折但不发生移位，这种情况多见于（　　）
   A. 髁突高位骨折　　B. 髁突中位骨折
   C. 髁突低位骨折　　D. 髁突纵行骨折

E. 髁突粉碎性骨折

7. 患者因外伤致上颌骨骨折，骨折块向下移位，现场预防窒息急救处理应是（　　）
   A. 紧急从鼻腔气管插管，保持呼吸道通畅
   B. 紧急气管切开
   C. 使用呼吸兴奋剂
   D. 复位上颌骨块，利用压舌板等物进行颅上颌固定
   E. 维持患者于头低脚高位

8. 患者额颞部外伤出血，为了暂时止血，行压迫止血的合理部位是（　　）
   A. 耳屏前区域
   B. 颈动脉三角区
   C. 颈外动脉走行区
   D. 下颌下缘与咀嚼肌附着前缘交界处
   E. 下颌角区

9. 患者系行进中不慎跌倒，摔伤面部。检查见皮肤表层破损，少量出血，创面可见泥沙黏着。其确切的诊断应该是面部皮肤的（　　）
   A. 擦伤　　　　B. 挫伤　　　　C. 挫裂伤
   D. 撕裂伤　　　E. 刺伤

10. 患者硬腭损伤，导致口腔黏膜、硬腭和鼻腔黏膜穿孔，但无明显组织缺损。应采取的处理措施是（　　）
    A. 进行口腔侧黏骨膜缝合
    B. 进行鼻腔侧骨膜缝合
    C. 分层缝合口腔和鼻腔侧的黏膜
    D. 在穿孔邻近转移黏骨膜封闭瘘口
    E. 在硬腭两侧行松弛切口，从骨面翻瓣拉拢关闭瘘口

（蒋沂峰）

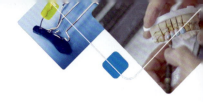

第8章
口腔颌面部肿瘤

第1节 概　　论

　　肿瘤是人体组织细胞在内在和外界致病因素长期作用下，使细胞的遗传物质——脱氧核糖核酸（DNA）产生突变，对细胞的生长和分裂失去控制而发生异常增生和功能失调所造成的一种疾病。它是一种严重威胁人类健康的常见病和多发病。

　　囊肿和瘤样病变虽不是真性肿瘤，但常具有肿瘤的某些生物学特性和临床表现，故本章亦将一并进行讨论。

一、临床流行病学

（一）发病率和构成比

　　在我国，2015年口腔及咽的恶性肿瘤发病人数为4.81万人（男性3.11万人，女性1.69万人）。上海市疾病预防控制中心报告显示，2010～2013年口腔及口咽恶性肿瘤新发病例为637例，发病率为4.485/10万人，平均发病率为1.59/10万人。口腔颌面部与全身肿瘤的构成比，其排列在全身各部位中居第10位。根据地区不同也有差异。据临床统计，口腔癌在我国长江以北，占全身恶性肿瘤的1.45%～5.6%，长江以南为1.75%～5.18%。

　　上海交通大学医学院附属第九人民医院病理科20世纪90年代对15 983例口腔颌面部肿瘤、囊肿及瘤样病变的统计分析中，恶性肿瘤仅占32.08%（5128例），良性肿瘤占42.96%（6866例），囊肿占20.25%（3237例），瘤样病变占4.70%（752例）。

（二）性别和年龄

　　口腔颌面部恶性肿瘤多发于男性。国内统计男女构成比约为2∶1。口腔颌面部恶性肿瘤发生的年龄，国内统计资料均以40～60岁为最高峰，而西方国家则多发生于60岁以上。但在20世纪70年代后期，特别是20世纪80年代以来，国内外口腔颌面部恶性肿瘤在患病年龄上均有逐渐增长的趋势（个别癌瘤除外），其主要原因可能与整体人群平均寿命的延长有关。

　　应当注意的是，近年来口腔癌的发病在女性有明显增加的趋势。女性患者的迅速增多被认为有以下两种可能因素：其一是由于女性抽烟和饮酒的比例有所增长；其二是与更多地参加原本男性所从事的职业有关。

（三）组织来源

　　口腔颌面部良性肿瘤以牙源性及上皮源性肿瘤多见，如成釉细胞瘤、多形性腺瘤等；其次为间叶组织肿瘤如血管瘤、纤维瘤等。

口腔颌面部恶性肿瘤以上皮组织来源为多，尤其是鳞状上皮细胞癌最为常见，约占口腔颌面部恶性肿瘤80%以上；其次为腺源性上皮癌及未分化癌；肉瘤发生于口腔颌面部者甚少，主要为纤维肉瘤、骨肉瘤等。淋巴和造血组织来源的恶性肿瘤，如恶性淋巴瘤、白血病等也可首发于口腔颌面部。

（四）好发部位

口腔颌面部良性肿瘤多见于牙龈、口腔黏膜、颌骨与颜面部。恶性肿瘤在我国以舌癌、颊黏膜癌、牙龈癌、腭癌、上颌窦癌等为常见；唇癌，特别是颜面部皮肤癌较少见。癌瘤的好发部位与地区、气候、种族、生活习惯等均有一定关系。

二、病因与发病条件

和全身肿瘤一样，口腔颌面部肿瘤的致病因素与发病条件至今被认为是一个较复杂的问题。可能的病因很多，但只有病因没有发病条件，也不能形成肿瘤。多种病因与多种发病条件又常常是相互作用的。

（一）外来因素

1. **物理性因素** 如热、损伤、紫外线、X线及其他放射性物质，以及长期慢性刺激等都可成为致癌的因素。如舌及颊黏膜癌，可发生于残根、锐利的牙尖、不良修复体等的长期刺激的相应部位。唇癌多发生于长期吸雪茄烟和烟斗的人。灼伤可引起皮肤癌。唇癌及皮肤癌多发生于户外工作者，被认为是接受过量的紫外线辐射所致。X线及放射性物质可诱发皮肤癌及骨肉瘤。近年来临床上发现，由放射治疗而引起的继发性放射性癌也日益增多，已成为多种原发癌病因方面的重要研究课题。

2. **化学性因素** 是肿瘤病因最早受到重视并被证实的因素。如煤焦油等可引起皮肤癌。口腔癌与吸烟有关，据研究证实，烟油中含苯并芘、亚硝基哌啶等致癌物质，其含量与烟草种类也有一定的关系。咀嚼烟叶比吸烟导致口腔癌的危害更大。乙醇也是致癌的一个很重要的因素，且与烟草致癌有协同作用，并且乙醇常被认为能促进癌的发生。

3. **生物性因素** 实验证明某些恶性肿瘤可以由病毒引起，如鼻咽癌、恶性淋巴瘤与EB病毒，鳞癌与人乳头瘤病毒（human papilloma virus，HPV）有关。

4. **营养因素** 营养与肿瘤的关系是近年来肿瘤学研究领域里的一个热门话题。人们注意到营养不良或营养过剩，包括食谱和某些维生素及微量元素的变化均与癌瘤的发生有一定的关系。如维生素A和维生素B、维生素E的缺乏与口腔癌的发生有关。

（二）内在因素

1. **神经精神因素** 不少研究资料表明，精神过度紧张，心理平衡遭到破坏，造成人体功能失调，也是肿瘤发生发展的有利因素。

2. **内分泌因素** 早已证明，内分泌功能紊乱可引起某些肿瘤。例如，患乳腺癌及宫颈癌后，发生口腔及口咽癌的机会均大大增加；有人报道女性唾液腺癌患者再发生乳腺癌的危险为正常人的8倍，说明内分泌失调与肿瘤的发生和发展也有一定的关系。

3. **机体免疫状态** 第一，口腔颌面部恶性肿瘤患者的免疫功能（包括皮肤实验与淋巴细胞转化率）无论在早期或晚期都有下降，而以晚期病例尤为显著。第二，患有免疫缺陷病的患者容易发生肿瘤。第三，在异体器官移植后，由于长期使用全身免疫抑制剂，其发生恶性肿瘤的概率比一般人高。

4. **遗传因素** 癌症患者可有家族史。科学家认为，癌症的遗传规律颇为特殊，绝大多数癌症的遗传规律是以"易感性"的方式表达出来；亲代遗传的并不是癌症本身，而是一种容易患癌的个体素质，还需要一定的环境因素才能作为其发病条件。

5. 基因突变 近年来认为，人染色体中存在着癌基因。现已证实，在口腔颌面部癌瘤中有 *C-Ha-ras*、*C-Ki-ras*、*C-myc*，以及 *C-erbB* 等癌基因的表达。与癌基因相对应的是人体抗癌基因，或称抑癌基因。在正常情况下，癌基因与抗癌基因是一对互相依存、互相制约的因子，人体也不会发生肿瘤；只有在各种外来因素的作用下，癌基因被激活，或抗癌基因被抑制（失活）的情况下人体才会出现肿瘤。

此外，年龄、地区、民族、环境、风俗、生活习惯等内外因素与肿瘤的发生也有一定的关系。

三、临床表现

口腔颌面部肿瘤按其生物学特性和对人体的危害性可分为良性和恶性两大类。

（一）良性肿瘤

良性肿瘤一般生长缓慢，能够存在几十年，重量可达数千克，如腮腺多形性腺瘤。其生长方式多为膨胀性生长，体积不断增大，对邻近组织造成挤压。外表形态多为球形，如邻近有坚实组织时，肿瘤可因受压而呈扁圆或椭圆形；肿瘤生长部位的表面如受纤维条束的阻止，肿瘤可呈分叶状。良性肿瘤有包膜，与周围正常组织分界清楚，故一般多能移动。除骨肿瘤性质较硬外，一般质地中等。如有坏死、液化则质地较软。

良性肿瘤一般无自觉症状，但如压迫邻近神经，发生继发感染或恶变时，则发生疼痛。不发生淋巴转移，对人的危害较小。但如果肿瘤生长在一些重要部位，如舌根、软腭等，如不及时治疗，也可发生呼吸、吞咽困难，威胁人的生命。

（二）恶性肿瘤

恶性肿瘤大多生长较快。癌起始局限于黏膜内或表层之中，称为原位癌；继之肿瘤穿过基底膜侵入周围组织，成一小硬块。恶性肿瘤一般无包膜，边界不清，肿块固定，与周围组织粘连而不能移动。口腔癌在临床上可表现为溃疡型、外生型（乳头状型或疣状型）及浸润型三种。溃疡型肿瘤多发生于皮肤或黏膜浅部，表面坏死脱落并向周围扩展，形成中央凹陷边缘隆起的火山口状溃疡；外生型肿瘤是肿瘤迅速向表面增生，形成菜花样，常合并感染、坏死；浸润型肿瘤发展较快，早期向深部与周围组织生长，侵入黏膜下层和肌组织，表面稍隆起而粗糙不平，深部可扪及不易移动的硬块。

肉瘤多起自深部组织。早期即呈边界不清、质地较硬、不能移动的肿块。黏膜或皮肤完整，可伴以皮下或黏膜下血管扩张；皮肤或黏膜充血，生长迅速。长大后因局部营养缺乏或继发感染而发生溃破。

恶性肿瘤由于生长快，并带有较大的破坏性，常发生表面坏死，溃烂出血，并有恶臭、疼痛。当其向周围浸润生长时，可以破坏邻近组织器官而发生功能障碍。例如，侵害面神经造成面瘫；感觉神经受损时，可引起疼痛，感觉迟钝、麻木或消失；波及骨组织时，可造成牙松动或病理性颌骨骨折。

口腔颌面部肿瘤由于语言、咀嚼、吞咽等活动，常促使癌细胞早期向下颌下、颏下及颈深淋巴结转移，继而向远处转移。口腔颌面部恶性肿瘤除晚期病例外，一般发生远处转移的机会不多，主要取决于肿瘤的病理性质，如腺样囊性癌、未分化癌、恶性黑色素瘤、骨肉瘤等可向肺、肝、骨等处转移。

由于肿瘤迅速生长破坏而产生的毒性物质，可引起代谢紊乱，加以出血、感染、疼痛、饥饿等使机体不断消耗，恶性肿瘤发展到晚期，患者多出现消瘦、贫血、机体衰竭等，称为"恶病质"。

良性肿瘤和恶性肿瘤的组织学结构、生长方式、临床表现、治疗原则及预后均有很大差异，因此在临床上鉴别良、恶性肿瘤具有非常重要的意义（表8-1）。

表8-1 良性肿瘤和恶性肿瘤的鉴别

项目	良性肿瘤	恶性肿瘤
发病年龄	可发生于任何年龄	癌多见于老年；肉瘤多见于青壮年
生长速度	一般慢	一般快
生长方式	膨胀性生长	浸润性生长
与周围组织的关系	有包膜，不侵犯周围组织，界线清，可移动	无包膜，侵犯、破坏周围组织，界线不清，活动受限
症状	一般无症状	常有局部疼痛、麻木、头痛、张口受限、面瘫、出血等症状
转移	无	常发生转移
对机体的影响	一般对机体无影响，如生长在要害部位或发生并发症时，可危及生命	对机体影响大，常因迅速发展、转移、侵及重要脏器及发生恶病质而死亡
组织学结构	细胞分化良好，细胞结构和形态与正常组织相似	细胞分化差，细胞结构和形态呈异型性，有异常核分裂

四、诊 断

临床上，口腔颌面部恶性肿瘤易误诊为牙龈炎、损伤性溃疡、颌骨骨髓炎、结核病等，从而延误患者的病情。对于早期原发于深部的肿瘤，如上颌窦、翼腭窝、颞下窝、颌骨内等部位肿瘤的早期诊断，也有一定的困难，应引起高度的重视。此外，口腔黏膜癌症在口腔门诊首诊时易被误诊为口腔黏膜病，尤其应对基底部深的顽固性溃疡有高度的警惕，尽量做到"早发现、早诊断、早治疗"。

（一）病史采集

在采集病史时，应询问最初出现症状的时间、确切的部位、生长速度及最近是否突然加速生长，这对临床上区分良性肿瘤与恶性肿瘤，以及确定晚期恶性肿瘤的原发部位很有帮助。并询问患者的年龄、职业和生活习惯。过去有无损伤史、炎症史、家族史及接受过何种治疗等。

（二）临床检查

应详细检查患者全身及口腔颌面部的情况，一般可通过视诊和触诊来进行检查。了解肿瘤的形态、生长部位、体积及有无功能障碍，如开口大小、舌及眼球活动度等；了解肿瘤的边界、质地、活动度及与邻近组织的关系。尤其对头颈部淋巴结进行认真检查，以判断有无淋巴结转移。

全身检查方面应包括患者的精神和营养状态，有无远处转移、恶病质及其他器官疾病，特别是肝、肾、心、肺等重要器官的功能状况。

（三）影像学检查

影像学检查包括X线检查、计算机体层成像、磁共振成像、超声检查及放射性核素检查等。

1. X线检查 主要用来了解骨组织肿瘤的性质及其侵犯范围。某些肿瘤在X线片上有其特征，可协助诊断。例如，成釉细胞瘤多表现为大小不等的多房性病损等。

对恶性肿瘤还应常规行胸部X线摄片检查肺部有无转移。

2. 计算机体层成像（CT） 除具有图像清晰，层面连续，便于判断病损的部位、范围、破坏性质等优势外，还可借助注射造影剂，拍摄增强片以显现某些软组织结构（肌肉、血管等）所出现的不同密度的变化，以判断病变累及范围、大小和性质，对临床诊断和治疗有重要参考价值。

3. 磁共振成像（MRI） 是一种超导磁体装置，能进行解剖学的剖面成像。它的优点是对软组织或血管的病变显示特别好；能充分显示病变的全貌及立体定位。与CT比较，不用造影剂增强即能显示肌肉、血管及肿瘤的浸润范围，并且无电离辐射，对人体基本无害。

4. 超声检查 通常采用B型超声探测仪。对口腔颌面部囊性肿瘤和软组织肿瘤，如原发于腮腺、颈部的肿瘤的诊断有帮助。它能较准确地提示有无肿块存在及其大小。

5. 放射性核素检查 由于肿瘤细胞与正常细胞在代谢上有区别，核素的分布不同。目前常用半衰期短和低能量的核素，如 ^{99m}Tc、^{131}I 等。

（四）穿刺及细胞学检查

对囊肿、血管瘤、淋巴管瘤等均可行穿刺检查。对唾液腺或某些深部肿瘤也可用6号针头行穿刺细胞学检查，称"细针吸取活组织检查"。此法区别良、恶性肿瘤的确诊率可达95%。

（五）活组织检查

活组织检查简称"活检"，系从病变部位取一小块组织制成切片，在显微镜下观察细胞的形态和结构，以确定病变的性质、肿瘤的类型及分化程度等。这是目前比较准确可靠的诊断方法。活组织检查必须正确掌握，不恰当的活组织检查不但增加患者痛苦，而且可以促使肿瘤转移，影响治疗效果。

（六）肿瘤标志物检查

恶性肿瘤患者的血液、尿液或其他体液中可发现一些特殊的化学物质，这类物质通常以抗原、激素、受体、酶蛋白，以及各种癌基因等的形式出现，由于这些产物多由肿瘤细胞产生、分泌和释放，故被称为"肿瘤标志物"。

现在肿瘤标志物的检查在临床上已开始应用。根据血液及尿液的检查结果，不仅可了解患者全身情况，还可以协助对肿瘤的诊断。如患恶性肿瘤的患者常有红细胞沉降率加速，黏蛋白水平增高；晚期骨肉瘤患者的血清碱性磷酸酶水平可增高；多发性浆细胞肉瘤血浆球蛋白水平增高，尿液内可发现凝溶蛋白（也称本-周蛋白）；恶性黑色素瘤全身转移时，尿液黑色素试验可呈阳性等。

五、治　疗

对肿瘤的治疗，应有综合治疗和多学科治疗的观点。第一次治疗，常是治愈的关键。应根据肿瘤的性质和临床表现，结合患者的全身情况，具体分析，制订一个比较合理的治疗计划。

（一）治疗原则

1. 良性肿瘤 一般以外科手术治疗为主。

2. 恶性肿瘤 应对肿瘤的组织来源、生长部位、分化程度、发展速度、临床分期、患者机体状况等全面研究后再选择适当的治疗方法，目前主要以综合治疗为主。

淋巴造血组织来源的肿瘤对放射线和化学药物具有高度的敏感性，且常为多发性并有广泛性转移，故宜采用放射、化学药物和中草药治疗为主的综合治疗。骨肉瘤、纤维肉瘤、肌肉瘤（胚胎性横纹肌瘤除外）、恶性黑色素瘤、神经系统的肿瘤等一般对放射治疗不敏感，应以手术治疗为主，手术前后可给予化学药物作为辅助治疗。对放射线有中度敏感的鳞状细胞癌及基底细胞癌，则应结合患者的全身情况，肿瘤生长部位和侵犯范围，决定采用手术、放射、化学药物或综合治疗。

临床上根据癌瘤侵犯的范围，国际抗癌联盟（UICC）设计了TNM分类法。T是指原发肿瘤；N是指区域性淋巴结；M是指远处转移。关于具体的临床分类分期请参看本章附录。

（二）治疗方法

1. **手术治疗** 手术目前仍是治疗口腔颌面部肿瘤的主要和有效的方法，适用于良性肿瘤或用放射线及化学药物不能治愈的恶性肿瘤。手术时必须遵循肿瘤外科原则，对恶性肿瘤必须完全、彻底切除。对可能有淋巴转移的恶性肿瘤，还应施行治疗性颈淋巴结清扫术或肩胛舌骨上颈淋巴结清扫术，以将其所属区域的淋巴组织彻底清除。

口腔颌面部恶性肿瘤手术失败的主要原因为局部复发或远处转移。因此，在手术中应严格遵循"无瘤"操作的原则：保证切除手术在正常组织内进行；避免切破肿瘤，污染手术野；防止挤压瘤体，以免播散；应行整体切除，不宜分块挖出；对肿瘤外露部分应以纱布覆盖、缝包；创口缝合时必须更换手套及器械。此外，对可疑肿瘤残存组织或未能切除的肿瘤，可辅以电灼、冷冻、激光、局部注射抗癌药物或放射治疗等。

凡肿瘤过于广泛或已有多处远处转移者一般不宜行手术治疗；对年老体弱或伴有严重全身器质性疾病的患者，手术治疗也应持慎重态度。

2. **放射治疗** 射线照射组织，可引起一系列的细胞电离，使病理组织受到破坏，特别是分化较差的细胞，更容易受到放射线的影响。正常组织细胞虽也可受到一定的损害，但仍可恢复其生长和繁殖的能力；而肿瘤细胞则被放射线所破坏，不能复生。良性肿瘤由于和正常细胞比较接近，一般都不适合采用放射治疗。

由于核科学的迅速发展，目前各种放射性核素都逐渐被广泛地应用到临床上来，丰富了放射治疗的内容。治疗方式主要有外照射及腔内照射两类。口腔颌面部肿瘤的放射治疗以^{60}Co及5MeV的直线加速器为最常用。快中子治疗尚在实验中。

由于放射线可以杀死肿瘤但同时也可以损伤正常组织和器官。近年来，"精确放射治疗"的概念受到更多的重视。精确放射治疗即肿瘤区接受的照射剂量最大；正常组织接受的照射剂量最小；肿瘤区的定位最准确，照射区剂量分布最均匀。因此，精确放射治疗具有高精度、高剂量、高疗效和低损伤的特点。

3. **化学药物治疗** 自1946年开始用氮芥治疗恶性肿瘤，20世纪70年代化学药物治疗逐渐发展，现已成为恶性肿瘤重要的辅助治疗方法之一。在化学药物治疗过程中，应注意化学药物的毒性。

（1）药物分类 常用的化学抗癌药物按其化学性质及作用有下列几类。

1）烷化剂：主要药物是氮芥、环磷酰胺、异环磷酰胺、司莫司汀、尼莫司汀、卡莫司汀、洛莫司汀、达卡巴嗪等。

2）抗代谢类：常用药物有甲氨蝶呤、氟尿嘧啶、巯嘌呤、阿糖胞苷等。

3）抗生素类：常用的有博来霉素、平阳霉素、放线菌素D、丝裂霉素、表柔比星（表阿霉素）等。

4）激素类：常用的有肾上腺皮质激素、丙酸睾酮、己烯雌酚等。

5）植物类：常用的有长春新碱、长春地辛、喜树碱、秋水仙碱等。

6）其他：羟基脲等。

近年来，国内外都在从事细胞动力学的研究，对肿瘤细胞增殖和生长特点，有了较多的认识，也为选择、合理使用抗癌药物，提供了理论基础，从而有可能更好地提高化学药物的治疗效果。

细胞增殖周期可以分为有丝分裂期（M期）和间期；间期又可分G_1期（脱氧核糖核酸合成前期）、S期（脱氧核糖核酸合成期）和G_2期（脱氧核糖核酸合成后期）。有丝分裂结束后的细胞可以继续进行

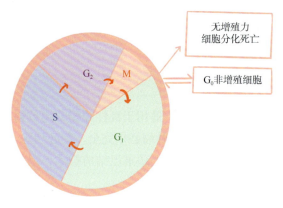

图8-1 细胞增殖周期模式图

增殖（增殖细胞）；亦可暂时不进行增殖，处于静止状态（非增殖细胞或 G_0 细胞）；有些细胞则不再增殖，通过分化而死亡（图8-1）。

根据各种抗癌药物对细胞周期的作用及其对增殖细胞和非增殖细胞的敏感性不同，可将现有抗癌化学药物分为两大类。

第一类为细胞周期非特异性药物：药物可作用于细胞增殖周期的各期。主要为一些细胞毒素类和抗生素类药物，如氮芥、环磷酰胺、卡莫司汀、丙卡巴肼、丝裂霉素、多柔比星等。

第二类为细胞周期特异性药物：这类药物主要是一些代谢类和植物类药物。它们都通过抑制细胞脱氧核糖核酸的生化合成及有丝分裂而发挥作用。因此，只能影响已进入细胞周期或处于增殖状态的细胞；对未进入细胞周期的休止细胞则不敏感。这类药物又分为两类。

时相特异性药物：即对处于某一期的增殖细胞敏感。主要是指对M期或对S期的细胞敏感，而对增殖细胞间歇的 G_1、G_2 期和非增殖细胞的活性低，不敏感。对M期细胞有特异性作用的药物，作用原理是抑制有丝分裂中的纺锤体，如长春新碱、长春碱、秋水仙碱等；对S期细胞有特异性作用的药物，如甲氨蝶呤、阿糖胞苷、羟基脲、喜树碱等。

周期特异性药物：即对多数的增殖细胞都有活性，但对非增殖细胞不敏感，如氟尿嘧啶、放线菌素D等。

（2）治疗方案　根据肿瘤细胞动力学理论、药物的性质及肿瘤的病理特点来制订不同的治疗方案，可以发挥最大的疗效和减少毒性。目前，临床上常用的治疗方案有以下两种。

1）单一化学药物治疗：原则上应用选择性比较强的药物。如鳞状细胞癌应用平阳霉素，腺癌类应用喜树碱或氟尿嘧啶治疗。

2）联合化学药物治疗：应选择作用于肿瘤细胞不同细胞周期的药物，以及考虑不同药物的毒性。

其他治疗方法如免疫、低温、高温、激光、中药治疗等，其对肿瘤的治疗都有一定的效果。

4. 综合序列治疗　为了提高肿瘤的治疗效果，对晚期肿瘤目前多倾向于综合治疗，或多学科治疗（multi-disciplinary therapy，MDT）。因为任何一种治疗都有两面性，综合治疗可以取长补短，互相补充，获得最好的效果。例如，手术可以切除原发病灶，但对特别大的肿瘤则困难较大，可以先用化学药物治疗或放射治疗使肿瘤缩小，为手术创造条件；放射治疗对某些原发病灶可以控制得很好，可以保存器官功能，但对颈淋巴结转移性肿瘤的治疗效果则不是很理想，应以手术为主；手术、放射治疗和化学药物治疗可配合中药治疗，后者能提高机体免疫功能，起到提高和巩固疗效的作用。其他如低温治疗、激光治疗等也均有其有利和不足之处，综合治疗可以大大发挥其有利的作用，常可获得比较满意的疗效。

目前对口腔颌面部恶性肿瘤强调以手术为主的综合治疗，特别是三联疗法，即化疗+手术+放射治疗。应当指出的是，综合治疗不是硬凑，其目的是提高疗效。因此，在有条件时，应请有关肿瘤专业人员共同研究讨论，根据患者全身情况，针对不同性质的肿瘤和发展的不同阶段，有计划和合理地利用现有治疗手段，因人而异地制订出一个合理的个体化（individualization）治疗方案；其特点不但应当是个体的、综合的，而且还应当是治疗方法排列有序的。因此，称为"综合序列治疗"［combined（disciplinary）and sequential therapy］更准确。

六、预　防

目前，口腔颌面部癌症患者的5年生存率在60%左右，效果尚不能令人满意。其原因为现在癌症的治疗是一种"癌后治疗"，即在癌症已形成之后进行治疗。此外，肿瘤的发病率呈逐年上升趋势，在某些地区的死亡原因中，肿瘤已是主要原因。因此，肿瘤工作必须贯彻"预防为主"的方针，即三级预防：一级预防为病因学预防，是降低发病率的最根本措施；二级预防主要是贯彻三早，即"早发现、早诊断、早治疗"，以提高治愈率；三级预防系指以处理和治疗患者为主，其目标是根治肿瘤、延长寿命、减轻病痛及防止复发等。根据三级预防的概念，对口腔颌面部癌瘤的预防包括以下几个方面。

1. 消除或减少致癌因素　除去病因是最好的预防方法。消除外来的慢性刺激因素，如及时处理残根、残冠、错位牙，磨平锐利的牙尖，去除不良修复体，避免口腔黏膜经常损伤和受到刺激。注意口腔卫生，不吃过烫和刺激性强的食物，戒烟、酒，在户外暴晒或在有害工业物质接触下工作时，应加强防护措施，讲究卫生，增强体质，避免精神过度紧张和抑郁，保持乐观主义精神和身心健康，对预防肿瘤的发生均具有一定的意义。

2. 及时处理癌前病损　按照WHO的建议（1972年），关于癌前病损的定义是"一种已有形态学上改变的组织，它较其外观相应正常的组织具有更大的发癌可能"。因此，及时处理癌前病损是预防和阻断发生口腔颌面部癌瘤的重要环节。口腔颌面部最常见的癌前病损有白斑和红斑。

3. 加强防癌宣传　各级防治机构要加强口腔癌瘤的宣传和普及防癌知识，使群众了解癌瘤的危害性及一些防癌知识，提高对癌瘤的警惕性。例如，认识癌前病损及早期症状的特点；有怀疑时应进行检查，及时发现肿瘤，早期治疗。

开展防癌普查或易感人群的监测，早期恶性肿瘤是可以治愈的，但到了晚期治疗效果就很差。癌症早期由于症状多不明显或与有关疾病的症状相类似而易被忽略或误诊。定期进行防癌普查，能早期发现癌瘤，早期诊断，从而在癌症早期得到有效的治疗，这是当前防癌工作的重要方面。及时确诊，早期治疗，也是提高治愈率的有效措施。防癌检查应在高发人群或易感人群中进行普查，对具有明显家族史或遗传因素肿瘤患者的子女进行监护随访。防癌检查对预防和治疗口腔颌面部肿瘤具有非常重要的意义。

第2节　口腔颌面部囊肿

一、软组织囊肿

（一）皮脂腺囊肿

皮脂腺囊肿中医称"粉瘤"。主要由于皮脂腺排泄管阻塞，皮脂腺囊状上皮被逐渐增多的内容物膨胀而形成的潴留性囊肿。囊内为白色凝乳状皮脂腺分泌物。

1. 临床表现　常见于面部，大小不一，囊肿位于皮内，并向皮肤表面突出。囊壁与皮肤紧密粘连，中央可有一小黑色素点。皮脂腺囊肿呈圆形，与周围组织界线明显，质地软，无压痛，可以活动。继发感染时可有疼痛、化脓，此类囊肿可以恶变为皮脂腺癌。

2. 治疗　局部麻醉下手术切除。沿颜面部皮纹方向做梭形切口，应切除包括与囊壁粘连的皮肤。切开皮肤后，锐性分离囊壁，将囊肿与粘连的皮肤一并切除。冲洗创口后缝合，术后6～7天拆线。如囊肿继发感染，应切开排出脓液和豆渣样物质，并用中药（七三丹或八二丹）或苯酚等腐蚀剂烧灼囊腔，囊壁腐蚀脱落后多可愈合。

（二）皮样或表皮样囊肿

皮样或表皮样囊肿为胚胎发育时期遗留于组织中的上皮细胞发展而形成的囊肿；后者也可由于损伤或手术使上皮细胞植入而形成。皮样囊肿囊壁较厚，由皮肤和皮肤附件所构成。囊腔内无皮肤附件者，则为表皮样囊肿。

1. **临床表现** 多见于儿童及青年。皮样囊肿好发于口底或颏下，表皮样囊肿好发于眼睑、额、鼻、眶外侧、耳下等。囊肿生长缓慢，呈圆形，位于黏膜或皮下较深部位或口底肌肉之间。囊肿表面光滑，与周围组织无粘连。触诊时质地坚韧而有弹性，似面团状。穿刺检查可抽出乳白色豆渣样分泌物。

皮样或表皮样囊肿一般无自觉症状，但位于口底部、下颌舌骨肌、颏舌骨肌、颏舌肌之上的囊肿，多向口内突出。囊肿增大时可将舌推向后上方，使舌体抬高，影响发声，甚至发生吞咽和呼吸困难；位于下颌舌骨肌、颏舌骨肌、颏舌肌以下的囊肿多向颏部突出。

2. **治疗** 手术摘除。位于口底肌肉之上的囊肿，应在口底黏膜上作弧形切口；位于口底肌肉之下的，则在颏部皮肤上作弧形切口。

颜面部皮样或表皮样囊肿，应沿皮纹方向在囊肿表面皮肤上作切口，切开皮肤及皮下组织，显露囊壁，然后将囊肿与周围组织分离，完整摘除，分层缝合。

（三）甲状舌管囊肿

胚胎发育第4周，第一对咽囊之间，咽腔腹侧壁的内胚层向下方陷入，形成一个憩室状结构，即甲状腺始基；以后逐渐向下面的间质内伸展，借甲状舌管和咽表面的上皮粘连。第6周时，甲状舌管自行消失，在起始点处仅留一浅凹即舌盲孔。如甲状舌管退化不完全，由残存上皮分泌物聚积，可在颈前正中舌根至甲状腺的行程内形成先天性甲状舌管囊肿。

1. **临床表现** 多见于1～10岁的儿童，亦可见于成年人。囊肿可发生于颈正中线，自舌盲孔至胸骨切迹间的任何部位，但以舌骨上下部为最常见。囊肿生长缓慢，多呈圆形，质软，周围界线清楚，与表面皮肤和周围组织无粘连，穿刺检查可抽出透明、微混浊的黄色稀薄或黏稠性液体。位于舌骨下方的囊肿，在囊肿和舌骨体之间有时可扪及坚韧的条索与舌骨体粘连。囊肿可随吞咽动作上下移动。患者多无自觉症状。若囊肿位于舌盲孔附近，可使舌根部抬高，发生吞咽、语言和呼吸功能障碍。囊肿可经过舌盲孔与口腔相通而继发感染，出现疼痛，吞咽时尤甚，囊肿自行破溃或因误诊为脓肿行切开引流，则形成甲状舌管瘘。亦可见出生后即存在的原发瘘。甲状舌管瘘如长期不治，还可发生癌变。

与舌异位甲状腺的鉴别：舌异位甲状腺常位于舌根部或舌盲孔的咽部，呈瘤状突起，表面紫蓝色，质地柔软，周界清楚。患者常有语言不清，呈典型的"含橄榄"语音；较大时可出现吞咽困难和不同程度的入睡后呼吸困难等梗阻症状。用核素^{131}I扫描时，可见异位甲状腺部位有核素聚集。

2. **治疗** 应手术彻底摘除囊肿或瘘管。手术的关键是应将囊肿或瘘管及舌骨中份一并切除，以防止复发。

（四）鳃裂囊肿

鳃裂囊肿属于鳃裂畸形的一种，是由胚胎发育期胚胎鳃裂残余组织所形成。

1. **临床表现** 可发生于任何年龄，但常见于20～50岁，来源于第一鳃裂者，年龄则常更小些。鳃裂囊肿位于面颈部侧方，根据其来源不同，位于面颈侧的不同部位。临床上最多见的是第二腮裂来源的鳃裂囊肿。常位于颈上部，大多在舌骨水平，胸锁乳突肌上前1/3前缘附近。囊肿大小不定，生长缓慢，表面光滑，有时呈分叶状。患者无自觉症状，但发生上呼吸道感染后可骤然增大，出现疼痛则感觉不适。触诊囊肿质地软，有波动感，但无搏动。囊肿穿破后可长期不愈，形成鳃裂瘘；先天未闭合者，则称原发性鳃裂瘘。

第一鳃裂瘘可位于耳垂至下颌角之间的任何部位，并常伴有皮脂样分泌物溢出。第三、四鳃裂囊肿最为罕见。多位于颈根部、锁骨上区。鳃裂囊肿可发生恶变，而原发性鳃裂癌极为罕见。鳃裂囊肿穿刺可见黄色或棕黄色、清亮、含或不含胆固醇的液体。鳃裂瘘常有黏液样分泌物溢出，行造影检查可明确其瘘管走向，协助诊断。

2. 治疗　手术彻底切除可根治，如遗留残存组织，可导致复发。术中注意保护颈部重要血管及神经。

二、颌 骨 囊 肿

颌骨囊肿根据组织来源和发病部位分为牙源性、发育性、血外渗性囊肿三大类。

（一）牙源性颌骨囊肿

牙源性颌骨囊肿是由成牙组织或牙的上皮或上皮剩余演变而来的。包括两大类：一类是由于根尖周病变发展而来的根端囊肿；另一类是在牙齿发育过程中，由于颌骨内形成牙齿的上皮结构退化、变性而发生的囊肿，为发育性牙源性上皮囊肿，包括始基囊肿、含牙囊肿。

根端囊肿：是由于根尖肉芽肿、慢性炎症的刺激，引起牙周膜内的上皮残余增生。增生的上皮团中央发生变性和液化，周围组织液不断渗出，逐渐形成囊肿，亦可称根尖周囊肿。如果根尖肉芽肿在拔牙后未作适当处理仍残留在颌骨内而发生的囊肿，则称为残余囊肿（图8-2）。

含牙囊肿：又称滤泡囊肿，发生于牙冠或牙根形成之后，在缩余釉上皮与牙冠面之间出现液体渗出而形成含牙囊肿（图8-3）。可来自一个牙胚或多个牙胚。

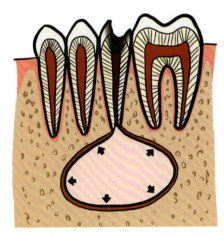
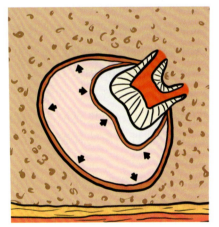

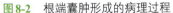

图8-2　根端囊肿形成的病理过程　　　图8-3　含牙囊肿形成的病理过程

牙源性角化囊肿（odontogenic keratocyst，OKC）：来源于原始的牙胚或牙板残余。2005年WHO曾称为牙源性角化囊性瘤，2017年WHO的分类又恢复原有名称。

牙源性角化囊肿可以癌变。其特点是年龄多在40岁以上；有反复感染史；均为多囊性，病理呈典型鳞癌，以及增殖细胞核抗原（PCNA）表达显著增强。

1. 临床表现　多发生于青壮年，可发生于颌骨任何部位。根端囊肿多发生于上颌骨前牙，病变区牙齿往往有深龋、残根或死髓牙；始基囊肿好发于下颌第三磨牙区及下颌升支部；含牙囊肿好发于下颌第三磨牙区及上颌尖牙区。常伴有缺牙或有多余牙。角化囊肿则好发于下颌第三磨牙区及下颌支部。

牙源性颌骨囊肿生长缓慢，初期无自觉症状。若继续生长，骨质逐渐向周围膨胀，表面骨质被压迫吸收而变为极薄的骨板，扪诊时可有乒乓球样感觉，并发出所谓羊皮纸样脆裂声，最后，此层极薄的骨板也被完全吸收时，则可有波动感。

囊肿多向唇颊侧膨隆，造成面部畸形。当囊肿发展到很大，邻近牙受压，根周骨质吸收，可使牙发生移位、松动与倾斜。当下颌骨囊肿发展过大，骨质损坏过多时，可能引起病理性骨折。上颌骨囊肿可侵入鼻腔及上颌窦，将眶下缘上推，使眼球受到压迫，影响视力，甚至产生复视。

如因拔牙、损伤使囊肿破裂时，可见囊内有草黄色或草绿色液体流出。囊肿如有感染，则出现炎症现象，患者感觉胀痛、发热、全身不适等。

2. 诊断　根据病史、临床表现和X线检查进行诊断。穿刺是一种比较可靠的诊断方法。穿刺可抽出草黄色囊液，在显微镜下可见到胆固醇晶体。

3. 治疗　采用外科手术摘除。如伴有感染须先用抗生素或其他抗菌药物控制炎症后，再行手术治疗。术前应摄X线片，以明确囊肿与邻近组织的关系。

囊肿较为局限时，手术一般在局部麻醉下进行。切口的大小，根据囊肿的部位及波及范围而定。切口以能充分暴露手术野，便于彻底清除囊壁为原则，常选用口内切口或口外切口进行手术。

口内切口：在口腔前庭沟处作弧形切口，注意切口部位要有骨支持。切开口腔前庭处黏膜和骨膜，翻转组织瓣，用骨凿在骨壁最薄处开一小洞，用骨钳去除囊肿表面的骨质。如骨壁已破坏，囊膜与骨膜粘连时，应仔细分离或将粘连的骨膜一并切除，以免残留复发。用骨膜分离器或刮匙将囊壁自骨壁剥离，将囊肿全部摘除；冲洗创口，止血后缝合。如囊腔内有牙根暴露，但该牙仍能保留，则应行根管治疗及根尖切除。

上颌骨囊肿如范围较广波及上颌窦，或手术时与上颌窦穿通，或上颌窦有炎症时，均应进行上颌窦根治术。将囊壁与上颌窦整个黏膜同时刮除，严密缝合口内创口，同时在下鼻道开窗，骨腔内填塞碘仿纱条，并从下鼻道开口处引出，3～5日后逐步由此抽出纱条。

口外切口：如囊肿位于下颌体、下颌角或下颌支，累及范围较广，应在全身麻醉下从口外切口。平行于患侧下颌下缘1.5～2cm处作弧形切口。切开皮肤、皮下组织、颈阔肌，避开面神经下颌缘支，结扎颌外动脉、面前静脉，翻起骨膜；将波及的牙拔除，去骨后将囊肿摘除；然后分层缝合，放置引流，加压包扎。术中避免损伤下牙槽神经血管束。对于囊肿范围较大，骨质缺损较多，可能发生病理性骨折者，术后需做颌间结扎暂时固定。

颌骨囊肿摘除后所遗留的死腔，常常是手术创口延期愈合的主要原因，因此须处理好死腔。消灭死腔的方法有蝶形手术、血块充填法、囊腔植骨术、生物材料植入等。蝶形手术就是将遗留的骨腔边缘尽量去除，使近圆形的骨腔变为浅碟状的骨腔，从而外覆的软组织可以压向腔底消灭死腔。

囊肿减压成形术：又称袋形缝合术，适用于下颌骨巨大囊性病变，是一种创伤较小的颌骨囊肿治疗方法，但治疗周期较长。其是在囊肿表面开窗，去除部分骨质及囊壁，引流出囊液，并缝合黏骨膜瓣与囊壁以保持引流通畅，消除囊内压力，在颌骨的功能重建下，囊腔可逐渐缩小，外形得以恢复。通常开窗术后的减压时间为6～18个月，减压后囊肿未完全消失者可行Ⅱ期手术刮除剩余囊壁。

（二）非牙源性颌骨囊肿

非牙源性颌骨囊肿可由胚胎发育过程中残存于面突连接处的上皮发展而来，如面裂囊肿，亦可为损伤所致的血外渗性囊肿及动脉瘤样骨囊肿等。

1. 临床表现　面裂囊肿多见于青少年，可发生于不同面突融合的部位。其症状与牙源性颌骨囊肿大致相似，即主要表现为颌骨骨质的膨胀。根据不同胚裂的部位可出现相应的局部症状。

球上颌囊肿：发生于上颌侧切牙与尖牙之间，牙常被排挤而移位。X线片显示囊肿阴影在牙根之间，而不在根尖部位。

鼻腭囊肿：位于切牙管内或附近（来自切牙管残余上皮）。X线片可见切牙管扩大的囊肿阴影。

正中囊肿：位于切牙孔之后，腭中缝的任何部位，亦可发生于下颌正中线处。X线片可见缝间有圆形囊性阴影。

鼻唇囊肿：位于上唇底和鼻前庭内。囊肿在骨质表面，X线片示骨质无破坏现象。在鼻底口腔前庭可扪及囊肿存在。

2. 治疗 一旦确诊，应及时行手术治疗，以免引起邻近牙的移位和造成咬合紊乱。手术方法与牙源性囊肿相同，但一般选口内切口。

（三）假性颌骨囊肿

假性囊肿囊壁无上皮衬里，仅为一层纤维组织。常见的包括单纯性（外伤性）骨囊肿、静止性骨囊肿、动脉瘤性骨囊肿，以及特殊原因引起的血友病假瘤等。

1. 单纯性骨囊肿（simple bone cyst） 命名颇多，如损伤性骨囊肿（traumatic bone cyst）、孤立性囊肿（solitary cyst）和出血性骨囊肿（hemorrhage bone cyst）等。由于囊壁无上皮衬里，仅为一层纤维组织，故为非真性囊肿。

（1）临床表现 单纯性骨囊肿多发生于青壮年，10～20岁患者占75%。下颌多见，多数为单发。患者可有损伤史，并且不为患者所注意的咬合创伤也可引起。牙数目正常，无移位现象。由于囊肿无明显上皮衬里，仅为一层纤维组织，故X线片显示边缘常不清楚，牙根吸收和牙移位少见，病变区牙周膜和骨硬板完整。

（2）治疗 单纯性囊肿一般不采用手术治疗。如临床上有症状则与牙源性颌骨囊肿处理相同；手术途径则应视囊肿位置、大小而定。

2. 静止性骨囊肿（static bone cyst） 也被称为Stafne缺损，好发于下颌骨后份舌侧的解剖切迹，常位于下牙槽神经下方。它是由于发育过程中，唾液腺和其他软组织的增殖或迷入而引起的下颌骨局限性缺损。

（1）临床表现 此型假性囊肿一般无症状，多为单发，有时还可双侧同时发生。多在X线检查时偶然发现。文献报道多为40岁以上男性。发生部位多位于下颌磨牙及下颌角区、下牙槽神经管的下方。通常Stafne缺损大小不变，保持静止，但少数情况下可随时间推移而增大。缺损内常见下颌下腺组织，也可无内容物或见血管、神经和肌肉等组织。X线片上可表现为边缘致密的卵圆形囊肿样透射区。

（2）治疗 可以观察为主，如果影响颌骨强度或引起病理性骨折再行外科处理，与单纯性骨囊肿处理原则一致。

3. 动脉瘤性骨囊肿 是一种膨胀性溶骨性病损，一般认为它是一种反应性病变。有时在囊性病变的周围可见骨纤维异常增殖症、骨化性纤维瘤或巨细胞肉芽肿等病变，这些病变可能是引起动脉瘤性骨囊肿发生的原发病损。

（1）临床表现 一般发生于30岁以下，高峰年龄10～19岁，性别差异不大。主要发生于长骨（50%），颌骨的动脉瘤性骨囊肿只占全身的1.9%。临床上表现为颌骨膨隆，下颌骨多见，多累及颌骨后份（如下颌角、下颌支、磨牙区等），上颌骨病变易扩展至上颌窦内。病变发展较快，可有数周或数月内增大的历史，引起面部不对称，但病损并不伴有搏动感，穿刺可抽出深色静脉血。X线表现为囊性透射区，大多呈蜂窝状或肥皂泡样改变。

（2）治疗 手术是主要治疗手段，病损较局限可采用刮治术，术中出血较多，应做好准备，但病损刮除后出血即会停止。也可行局部囊腔栓塞后再行刮治，可以减少术中出血。较大范围病损刮治不易彻底，报道有25%～53%的病例复发。病损广泛的也可采用局部切除病损同期植骨的方案。

第3节 良性肿瘤及瘤样病变

一、色 素 痣

色素痣来源于表皮基底层能产生黑色素的色素细胞。根据组织病理学特点，色素痣可分为交界痣、皮内痣和复合痣三种。

1. *皮内痣* 为大痣细胞分化成更成熟的小痣细胞，进入真皮及其周围结缔组织中；原在交界处的痣细胞进入真皮中。

2. *交界痣* 痣细胞在表皮和真皮交界处，呈多个巢团状。

3. *复合痣* 在痣细胞进入真皮的过程中，常同时有皮内痣和残留的交界痣。

（1）临床表现 交界痣为淡棕色或深棕色斑疹、丘疹或结节，一般较小，表面光滑、无毛，平坦或稍高于皮表。一般不出现自觉症状。高于皮肤表面的交界痣易受刺激后出现恶性变，如迅速增大、色泽加深、局部微痒或灼痛，表面出现感染、破溃、出血，或痣周围皮肤出现卫星小点、放射黑线、黑色素环，以及痣所在部位的区域淋巴结肿大等。恶性黑色素瘤多来自交界痣。毛痣、雀斑样色素痣均为皮内痣或复合痣，这类痣极少恶变，如有恶变亦系来自交界痣部分。

（2）治疗 手术切除，激光、冷冻治疗。

二、牙 龈 瘤

牙龈瘤系来源于牙周膜及颌骨牙槽突的结缔组织的炎性增生物或类肿瘤性病变。牙龈瘤不属于真性肿瘤，但又具有肿瘤的外形及生物学行为，如切除后易复发等。根据组织病理学表现，分为纤维性、血管性（或肉芽肿性）和巨细胞性三种。

1. *临床表现* 女性多见，以青年及中年人为常见。好发生于前磨牙区牙龈乳头部。唇颊侧多见。肿块较局限，呈圆球或椭圆形，有时呈分叶状。一般有蒂，如息肉状；无蒂者基底宽广。随着肿块的增长，可以破坏牙槽骨壁；X线摄片可见骨质吸收牙周膜增宽的阴影。牙可松动、移位。

2. *治疗* 局部麻醉下手术切除。一般应将所波及的牙一并拔除，否则容易复发。

三、纤 维 瘤

纤维瘤起源于面部皮下、口腔黏膜下或骨膜的纤维结缔组织。

1. *临床表现* 生长缓慢，为无痛肿块、质地较硬、大小不等、表面光滑、边缘清楚，与周围组织无粘连，呈圆球形或结节状。

2. *治疗* 手术完整切除。口腔颌面部纤维瘤如处理不当，极易复发；多次复发后易恶变。临床诊断为纤维瘤，术中须做冷冻切片，如证实为恶性时，应按恶性肿瘤治疗原则处理。

四、牙源性肿瘤

牙源性肿瘤是由成牙组织，即牙源性上皮及牙源性间叶组织发生而来的一类肿瘤。

（一）牙瘤

生长于颌骨内，由一个或多个牙胚组织异常发育而形成。其中可含不同发育阶段的各种牙胚组织，直至成形的牙；数目不等，可能有数个或数十个；形态不规则，可能近似正常牙，也可以没有牙的形态而只是一个钙化的团块。

1. **临床表现**　多见于青年人，生长缓慢，早期无自觉症状，增大后牙瘤所在部位膨胀，或压迫神经引起疼痛。牙瘤患者常有缺牙现象。

X线可见病变组织密度似牙组织的一团影像。在影像与正常组织之间有一条清晰的阴影，此为牙瘤的被膜。

2. **治疗**　手术摘除。

（二）牙骨质瘤

牙骨质瘤来源于牙胚的牙囊或牙周膜。肿瘤由呈片状的牙骨质或呈圆形的牙骨质小体所组成。

1. **临床表现**　多见于青年人，女性较多。X线摄片显示牙根尖周围呈现致密影像，可与牙根融合。周围有环形密度减低区。

2. **治疗**　手术摘除。如肿瘤较小，又无症状，可无须治疗。

（三）成釉细胞瘤

成釉细胞瘤系颌骨中心性上皮肿瘤，在牙源性肿瘤中较为常见。

1. **临床表现**　多见于成年人。男女发病无明显差别。下颌骨比上颌骨多，以下颌骨体及下颌角部为常见。生长缓慢，初期无自觉症状，逐渐发展可使颌骨向唇颊侧膨大，造成面部畸形。如侵犯牙槽突时，可使牙松动、移位或脱落；肿瘤继续增大时，使颌骨外板变薄，甚至吸收。这时肿瘤可侵入软组织内，影响下颌骨的运动度，甚至发生咀嚼、吞咽和呼吸障碍。肿瘤向口内突出者常见对颌牙的压痕，如果咀嚼时发生溃疡，可能造成继发感染而化脓、溃烂、疼痛。肿瘤压迫下牙槽神经可有下唇麻木，颌骨破坏较多时，可发生病理性骨折。

上颌骨的成釉细胞瘤可波及鼻腔、上颌窦、眼眶及鼻泪管，出现鼻阻塞、眼球移位、复视及流泪。

2. **诊断**　根据病史、临床表现、X线特点，可进行初步诊断，典型成釉细胞瘤的X线表现：早期呈蜂房状，以后形成多房性囊肿样阴影，单房比较少。成釉细胞瘤因为多房性及有一定程度的局部浸润性，故周围囊壁边缘常不整齐，呈半月形切迹。在囊内的牙根尖可有不规则吸收现象。

3. **治疗**　主要行外科手术治疗。一般不行刮除术，应将肿瘤周围的骨质至少在0.5cm外切除，否则易复发。成釉细胞瘤是临界瘤，术中应进行冷冻病理检查，如有恶变，按恶性肿瘤手术原则处理。

成釉细胞瘤与角化囊肿的鉴别：成釉细胞瘤可见颌骨呈膨胀性生长，角化囊肿沿颌骨长轴生长；X线片成釉细胞瘤有切迹，多房性常见，根尖有吸收，而角化囊肿多含有牙。

（四）牙源性黏液瘤

牙源性黏液瘤可发生于软组织和颌骨。黏液瘤无包膜，切面呈胶胨状。

1. **临床表现**　多见于青年人，性别无明显差异。多发生于颌骨，以下颌骨较多见。前磨牙区和磨牙区为好发部位。肿瘤生长缓慢，呈局部浸润性生长。早期无明显症状，肿瘤增大可引起颌骨膨胀。X线摄片显示骨质膨胀，骨质破坏呈蜂房状透光阴影，边缘不整齐。

2. **治疗**　手术完整切除。由于肿瘤无包膜，手术不彻底时易复发，应行方块切除。

五、脉管性疾病

脉管性疾病系来源于血管或淋巴管的肿瘤或畸形，包括血管瘤和脉管畸形两大类。脉管畸形包括微静脉畸形、静脉畸形、动静脉畸形、淋巴管畸形和混合型脉管畸形；淋巴管畸形又分为微囊型和大囊型。

（一）血管瘤

血管瘤是婴幼儿最常见的血管源性良性肿瘤，其来源及发病机制尚不清楚。

1. 临床表现 女性多见。大多数发生在面颈部皮肤、皮下组织，少数见于口腔黏膜。血管瘤的生物学行为特性是可以自发性消退。其病程可分为增殖期、消退期、消退完成期。多见于婴儿出生（约30%）或出生后一个月内，最初表现为苍白色斑，随后出现毛细血管扩张，周围绕以晕状白色区域；迅速变红并高出皮肤，高低不平似杨梅状。随着婴儿的生长发育，分别在约4周以后和婴儿4～5个月时，瘤体出现快速增大。如生长在头颈部，不但可引起畸形，还可影响功能，如吸吮、呼吸、视力等。一般1年以后进入消退期。消退过程缓慢，瘤体色泽由鲜红变向暗紫、棕色，皮肤可呈花斑状。但据统计其完全消退率仅为40%，多数为不完全消退，并且大面积血管瘤消退后常遗留局部色素沉着、瘢痕、纤维脂肪块、皮肤萎缩下垂等。

2. 诊断 根据病史、年龄、性别及病变形态，表浅血管瘤的诊断不难。位置较深的血管瘤，可用体位移动试验、超声、动脉造影、瘤腔造影及磁共振血管成像等协助诊断，并为治疗和疗效评价提供依据。

3. 治疗 常用的治疗方法有药物治疗、激光治疗、手术治疗，对于复杂病例，主张采用综合治疗。婴幼儿血管瘤由于有明显自然消退趋势，绝大多数病例仅需定期随访观察等待，当血管瘤累及重要组织危及生命或有活动性出血时，应积极治疗。

激素治疗仅适用于婴幼儿增殖早期血管瘤，因血管瘤内皮细胞处于胚胎状态，对激素治疗较敏感，过去首选口服大剂量泼尼松进行治疗，取得了一定效果，但激素治疗有不良作用。现在临床上多采用口服普萘洛尔（心得安）治疗增殖期血管瘤，其优点是不良作用少且轻微，对消退期血管瘤也有治疗作用。

（二）脉管畸形

1. 静脉畸形 过去称海绵状血管瘤，是由衬有内皮细胞的无数血窦组成。血窦大小形态不一，如海绵结构。窦腔内血液凝固形成血栓，并可钙化为静脉石。好发于颊、颈、眼睑、唇、舌及口底，位置深浅不一，表浅病损皮肤或黏膜呈蓝色或紫色；深部病变皮肤黏膜色泽正常。边界不清，扪之柔软，压之体积可缩小，压力去除后可恢复正常，有时可扪到静脉石。当头低位时，肿瘤充血膨大；恢复正常位置后，肿胀随之缩小，恢复原状，此为体位移动试验阳性。一般无自觉症状，如病变不断发展变大，可引起颜面、唇、舌等畸形和功能障碍。若继发感染，可引起疼痛、肿胀，表面皮肤或黏膜溃疡，并有出血危险。

2. 微静脉畸形 俗称葡萄酒色斑。多发于颜面部皮肤，口腔黏膜少见。病变与皮肤表面平，边界清，呈鲜红或紫红色。外形不规则，大小不一，从小的斑点到数厘米，大的可以扩展到一侧面部或越过中线到对侧。手指按压病变表面颜色可退去，去除压力后，血液立即充满病变区，恢复原来大小和色泽。

3. 动静脉畸形 过去称蔓状血管瘤。主要由血管壁显著扩张的动脉与静脉直接吻合而成。多见于成年人，好发于颞浅动脉所在的颞部或头皮下组织中。病损高起呈念珠状，表面皮温较正常皮温高。患者自己可感觉到搏动，扪诊有震颤感，听诊有吹风样杂音。若将供血动脉全部压闭，则病损区的搏动和杂音消失。病变可侵入基底的骨质，也可突入皮肤，使其变薄，甚至坏死、出血。

4. 淋巴管畸形 过去称淋巴管瘤，系淋巴管先天发育异常形成。多见于儿童及青少年。好发于舌、唇、颊及颈部。根据其结构可分为微囊型和大囊型两类。

（1）微囊型 过去称毛细管型及海绵型淋巴管瘤。由淋巴管扩张形成，淋巴管极度扩张弯曲构成多房性囊腔，颇似海绵状。淋巴管内充满淋巴液，在皮肤或黏膜上呈现孤立或多发的散在小囊性结节状或点状病损，无色、质软，一般无压缩性，边界不清。口腔黏膜的淋巴管畸形有时与微静脉畸形同时存在，出现黄、红色小疱状突起，称为淋巴管 - 微静脉畸形。发生于面部、唇及下颌下区的皮下组织者，常使患处显著肥大畸形；发生于舌部者常合并毛细管型，舌黏膜表面粗糙，有成群透明滤泡或血泡，呈现巨舌症，引起颌骨畸形、开𬌗、反𬌗、牙移位、咬合紊乱等。如长期发生慢性炎症，舌体可变硬。

（2）大囊型 又称囊性水瘤，是临床上最多见的类型。好发于婴幼儿，多见于颈部、锁骨上区、下颌下区。一般为多房性囊腔，彼此间隔；病损大小不一，表面皮肤色泽正常，扪诊柔软，有波动感，穿刺可抽出淡黄色水样液体。体位移动试验阴性。

5. 混合型脉管畸形 存在一种类型以上的脉管畸形时都可称为混合型脉管畸形。如微静脉畸形与静脉畸形、血管瘤与脉管畸形并存等。病变因所含成分不同而临床表现各异。

诊断：根据病史及各型临床表现，对表浅脉管畸形的诊断不难。位置较深的脉管畸形可采用体位移动试验、穿刺检查、超声、囊腔造影、磁共振血管成像等进行诊断。

治疗：由于脉管畸形不会自行消退，其治疗应根据类型、位置及年龄的不同而选择适宜的治疗。常用治疗方法有外科手术切除、放射治疗、硬化剂注射等，一般采用综合疗法。

微静脉畸形主要采用脉冲染料激光治疗，国内主要使用铜蒸汽或氩激光治疗。静脉畸形可采用激光治疗、硬化剂注射治疗和手术治疗，以硬化剂注射治疗为主要治疗手段，常用硬化剂为5%鱼肝油酸钠、平阳霉素、无水乙醇。动静脉畸形主要采用外科手术切除治疗，随着介入治疗的发展，术前应用经导管动脉栓塞术，可减少术中出血，继而手术切除病变，修整外形。淋巴管畸形主要以硬化剂注射治疗为主，可配合手术治疗，以改善美观和功能，提高患者的生存质量。

虽然目前治疗脉管畸形的方法较多，但大的脉管畸形的治疗问题还未完全解决。

六、神经源性肿瘤

（一）神经鞘瘤

神经鞘瘤亦称施万瘤，来源于神经鞘膜。多见于中年人。主要发生于脑神经，如听神经、面神经、舌下神经、迷走神经；其次是周围神经，以头部、面部、舌部最为常见；交感神经发生者较为少见。

1. 临床表现 生长缓慢，包膜完整，属良性瘤，但也有恶性者。常为圆形或卵圆形，质地坚韧，来自感觉神经者常有压痛，或放射样痛。肿瘤可沿神经轴侧向左右移动，但不能沿神经长轴活动。来自面神经的神经鞘瘤可表现为腮腺肿块，易被诊断为多形性腺瘤。术中如肿块与面神经不能分离，应警惕有面神经鞘瘤的可能。

2. 治疗 手术摘除。当肿瘤位于重要神经干时，注意不要损伤神经，沿神经膜轴向切开，小心剥开神经，然后切除肿瘤。

（二）神经纤维瘤

神经纤维瘤系由神经鞘细胞及成纤维细胞两种主要成分组成的良性肿瘤。

1. 临床表现 多见于青年，生长缓慢。可单发，也可多发，主要表现是皮肤呈大小不一的棕色斑，或呈灰黑色小点状或片状病损。皮肤内有多发性瘤结节，质较硬，如来自感觉神经，可有明显触痛，多发性瘤结节可沿皮下神经分布，呈念珠状，也可呈丛状。沿神经分布的区域内，有时有结缔组织呈异样增生，皮肤松弛或折叠下垂，遮盖眼部，发生功能障碍，面部畸形。肿瘤质地柔软，虽瘤内血供丰富，但一般不能压缩。

有遗传倾向，为常染色体显性遗传。

2. *治疗* 手术切除。因肿瘤血供十分丰富，含有血窦，故应做好充分的备血及选择低温麻醉。

七、嗜酸性粒细胞增生性淋巴肉芽肿

嗜酸性粒细胞增生性淋巴肉芽肿亦称"嗜酸性淋巴肉芽肿"或"嗜伊红淋巴肉芽肿"，主要表现为淋巴结肿大、淋巴细胞增生及嗜酸性粒细胞浸润。

1. *临床表现* 常发生于20～40岁的成年人，绝大多数为男性患者。发病缓慢，病程较长。主要表现为软组织肿块，有时为多发，好发于腮腺区、眶部、颧颊部、下颌下、上臂等部位。肿块区皮肤瘙痒，可有皮肤粗厚及色素沉着；肿块大多可以推动，有区域性及广泛性表浅淋巴结肿大，中度硬韧，无压痛。实验室检查常见血液中白细胞轻度增多，特别是嗜酸性粒细胞明显增多，可高达60%～70%（绝对计数也明显增加），淋巴细胞亦相应增多。

2. *治疗* 对放射治疗敏感，每个照射野总量给10～20Gy即可使其消退。对于全身多发性者可行化疗及肾上腺皮质激素治疗。

八、骨源性肿瘤

（一）骨化性纤维瘤

骨化性纤维瘤为颌面骨比较常见的良性肿瘤。骨化性纤维瘤为大量的、排列成束和漩涡状的纤维组织所构成，其中含有一些大小不等、排列不规则的骨小梁和钙化团块，骨小梁周围有少数成骨细胞，并含有骨样组织，此瘤多为实质性，囊性较少见。

1. *临床表现* 多见于青少年，女性多见。单发者为多，可发生于上、下颌骨，但以下颌骨较为多见。生长缓慢，早期无自觉症状，不易被发现；肿瘤逐渐增大后，可造成颌骨膨胀肿大，引起面部畸形及牙移位。下颌骨骨化性纤维瘤除可引起面部畸形外，还可导致咬合错乱，有时可继发感染，出现骨髓炎症状；上颌骨骨化性纤维瘤常可波及颧部、上颌窦及腭部，使眼眶畸形，眼球突出或移位，甚至产生复视。

2. *诊断* 临床上骨化性纤维瘤与骨纤维异样增殖症，或称骨纤维结构不良很难鉴别，后者一般认为不是骨性肿瘤。骨化性纤维瘤是一种良性肿瘤，在X线片上表现为颌骨局限性膨胀，界线清楚，圆形或卵圆形，密度减低，病变内可见不等量的和不规则的钙化阴影。骨纤维异样增殖症则为发育畸形，发病年龄较早，病期较长，以上颌骨为多见，常为多发性。在X线片上表现为颌面骨广泛性或局限性沿骨长轴方向发展，呈不同程度的弥散性膨胀，病变与正常骨之间无明显界线。有的呈毛玻璃状，少数表现为多房性囊状阴影。

3. *治疗* 手术切除。小的或局限的骨化性纤维瘤，应手术彻底切除。但较大的骨化性纤维瘤或多发性的骨纤维异样增殖症，一般在青春期后施行手术，切除部分病变，恢复其功能及形态。

（二）骨巨细胞瘤

骨巨细胞瘤又名破骨细胞瘤，主要由多核巨细胞和较小的梭形或圆形的间质细胞所组成。巨细胞瘤由易出血的肉芽组织构成，无包膜。虽属良性，但具有侵袭性。

1. *临床表现* 多发生于20～40岁的成年人，男女无显著差别，常发生在颌骨的中央部，故又称为中央性巨细胞瘤。一般生长缓慢，如生长较快，则可能产生恶性变。早期一般无自觉症状，但有时可能引起局部间歇性隐痛，逐渐膨胀而致颌骨变形。X线摄片检查，典型巨细胞瘤呈肥皂泡沫样或蜂房状囊性阴影，伴骨质膨胀。在囊性阴影区无钙化点或新生骨质，肿瘤周围骨壁界线清楚。

2. *诊断* 根据病史、临床表现及X线检查可大致诊断，最终准确诊断依据是病理检查。

3. **治疗** 手术切除。术中做冷冻切片病理检查，如病理属Ⅰ级，可采用彻底刮除并在基底部烧灼的方法；病理属Ⅱ、Ⅲ级者视病变范围大小，可行方块切除或部分切除。

第4节 恶性肿瘤

在我国口腔颌面部的恶性肿瘤中，以来源于上皮组织的癌最为常见，来源于间叶组织的肉瘤较少。在癌瘤中，以鳞状细胞癌（鳞癌）最多，一般占80%以上；其次是腺性上皮癌及未分化癌。本节重点讨论口腔颌面部鳞癌。

一、癌

在我国，口腔颌面部鳞癌多发生于40～60岁的成人，男性多于女性。部位以舌、颊、牙龈、腭、上颌窦为常见。鳞癌常向区域淋巴结转移，晚期可发生远处转移。根据病理分化程度，鳞癌一般可分为三级：Ⅰ级分化较好，Ⅲ级分化最差；未分化的癌恶性程度最高。由于鳞癌的发病部位、分化程度不同，其临床表现也不同；治疗时应根据其组织结构、生长部位、恶性程度、临床分期及患者的情况等选择合适的方法。

（一）舌癌

1. **临床表现** 舌癌是最常见的口腔癌，舌前2/3癌属口腔癌，舌后1/3癌属口咽癌。男性多于女性。多为鳞癌，舌根部有时亦可发生淋巴上皮癌及未分化癌。舌癌多发生于舌缘，其次为舌尖、舌背及舌根等处，常为溃疡型或浸润型。一般恶性程度较高，生长快，浸润性较强，常波及舌肌，导致舌运动受限。

因舌体具有丰富的淋巴管和血液循环，加以舌的机械运动频繁，舌癌常发生早期颈淋巴结转移，且转移率较高。舌尖部的癌多向颏下淋巴结转移或直接转移至颈深中淋巴结；舌侧缘的癌多向下颌下及颈深中、上群淋巴结转移；舌根部癌多转移至下颌下或颈深淋巴结；发生于舌背或越过舌体中线的舌癌可向对侧颈淋巴结转移。舌癌远处转移多转移至肺部。

2. **治疗** 应行综合治疗，包括放射治疗和化疗，但以手术为主。对于早期舌癌，由于颈淋巴结转移率较高，一般主张做选择性肩胛舌骨上或功能性颈淋巴结清扫术。晚期病例则应采取综合治疗，可先行化疗，再手术，术后放射治疗。为恢复舌的功能，超过1/2以上的舌体缺损均应行一期舌再造术。

（二）牙龈癌

1. **临床表现** 下牙龈癌较上牙龈癌多见。男性多于女性。牙龈癌多为分化度较高的鳞癌，生长较慢，以溃疡型为最多见。早期向牙槽突及颌骨浸润，使骨质破坏，引起牙松动和疼痛。如肿瘤波及周围组织，则有相应的临床表现，如下牙龈癌发展到磨牙后区及咽部可引起张口困难。牙龈癌可循淋巴转移至患侧下颌下及颈深淋巴结，且下牙龈癌比上牙龈癌淋巴结转移早，同时也较多见。远处转移比较少见。

2. **治疗** 以外科手术为主。根据肿瘤大小及侵犯情况，行肿瘤与周围正常组织（软组织和骨组织）切除术，颌骨方块切除或部分切除或一侧切除，下牙龈癌同期行选择性颈淋巴结清扫术，上牙龈癌必要时可行根治性淋巴结清扫术。

（三）颊黏膜癌

颊黏膜癌在口腔癌中居第二或第三位。多为分化中等的鳞癌，少数为腺癌及恶性多形性腺瘤。

1. 临床表现 多发生于磨牙区附近，呈现溃疡型或外生型，生长较快，向深层浸润。如向后发展可波及软腭及翼下颌韧带，引起张口困难。颊黏膜鳞癌常转移至下颌下、颈深上淋巴结，有时也可转移至腮腺淋巴结，远处转移较少见。

2. 治疗 小的颊黏膜鳞癌可先行放射治疗、化疗，较大的肿瘤应手术切除，如切除范围较大，应采用组织瓣整复，以免瘢痕挛缩影响张口。有淋巴结转移时，可行颊、颌、颈联合根治术。

（四）腭癌

1. 临床表现 腭癌UICC分类应指位于硬腭的原发性肿瘤；软腭癌应列入口咽癌范围。硬腭癌以来自唾液腺者为多，鳞癌多发生于软腭部位，呈现溃疡型。发生于硬腭的鳞癌，细胞多高度分化，发展一般比较缓慢，常侵犯腭部骨质，引起腭穿孔。向两侧发展可侵蚀牙龈。软腭部鳞癌较硬腭部鳞癌恶性程度高，当侵犯邻近组织的咽部及翼腭窝，引起吞咽疼痛及张口受限。软腭癌的淋巴结转移较早并较多，主要是向颈深上淋巴结转移，有时双侧颈淋巴结均可累及，也可发生血行转移。

2. 治疗 硬腭鳞癌的细胞分化较好，适宜于手术切除或低温治疗，组织缺损可用赝复体整复。颈淋巴结有转移时应同时行颈淋巴结清扫术。

（五）口底癌

1. 临床表现 口底癌系指原发于口底黏膜的癌。在我国较少见。早期常发生于舌系带的一侧或中线两侧，多为中度分化的鳞癌。早期鳞癌常为溃疡型，以后向深层组织浸润，发生疼痛、唾液增多、舌运动受限，并有吞咽困难及语言障碍。口底癌早期常可发生双侧颈淋巴结转移。

2. 治疗 手术治疗。较晚期的病例，如肿瘤侵及下颌骨，或有颈部淋巴转移时，应施行口底部、下颌骨、颈淋巴联合根治术。对双侧颈淋巴结转移的患者，可同时或分期行颈淋巴结清扫术。

（六）唇癌

唇癌为发生于唇红缘黏膜的癌。主要为鳞癌，腺癌很少见。

1. 临床表现 多发生于下唇。早期为疱疹状结痂的肿块，或局部黏膜增厚，随后出现火山口状溃疡或菜花状肿块。唇癌生长缓慢，早期无疼痛，以后肿瘤可向周围组织扩散，并向下颌下、颈部淋巴结转移。上唇癌的转移较下唇早，并多见，但唇癌的转移较其他口腔癌少见，且转移较迟。

2. 治疗 早期病例可采用外科手术治疗、放射治疗、激光治疗或低温治疗，均有良好的疗效；但对晚期病例及有淋巴结转移者则应用外科治疗。原发灶切除后，可用邻近组织瓣立即整复。

（七）皮肤癌

颜面部皮肤癌主要有鳞癌及基底细胞癌，以基底细胞癌较为多见。

1. 临床表现 基底细胞癌较鳞癌生长缓慢，长时期内无自觉症状。初起时皮肤出现灰黑色或棕黄色斑，伴有毛细血管扩张。以后在病变的中央部分发生潮湿、糜烂、表面结痂或出血。痂皮剥脱形成溃疡，边缘高起外翻，表面凹凸不平，略呈水珠状。有的边缘匍匐性向周围扩散，并可破坏骨和软骨。基底细胞癌较鳞癌恶性程度低，一般不发生淋巴结转移。鳞癌初起时为一疣状浸润区域，表面有完整的正常上皮覆盖，生长速度较基底细胞癌快，常向深层及邻近组织浸润。如表面皮肤组织破溃，则形成如火山口样的溃疡，溃疡的基底常覆盖有坏死组织，表面呈菜花样，边缘及底部都较硬，经久不愈合，常流出有特殊臭味的液体或出血。鳞癌一般向耳前、下颌下或颈部淋巴结转移，但转移率较低。

2. 治疗 早期病例可用手术、放射治疗、药物治疗、激光治疗或低温治疗，效果都很好，多数可治愈，临床上应根据肿瘤的范围及组织来源选择合适的治疗方法。放射治疗常用于鳞癌，基底细胞癌对放射治疗敏感性较差。鳞癌手术治疗需行广泛切除，切除边缘距肿瘤边缘应1cm以上，基底细胞癌则可稍保守。术后组织缺损可进行植皮或皮瓣转移。对颜面部皮肤癌淋巴结转移的处理，同样应行颈淋巴结清扫术。

（八）上颌窦癌

上颌窦癌以鳞癌为最常见，偶为腺源性上皮癌。

1. 临床表现　因位于上颌窦内，早期无症状，不易发觉，当肿瘤发展到一定程度，出现较明显的症状时才被注意。如肿瘤发生自上颌窦内壁时，常先出现鼻阻塞、鼻出血、一侧鼻腔分泌物增多，鼻泪管阻塞有流泪现象；肿瘤发生自上颌窦上壁时，常先使眼球突出、向上移位，可能引起复视；当肿瘤发生自上颌窦外壁时，则表现为面部及颊沟肿胀，以后皮肤破溃、肿瘤外露，眶下神经受累可发生面颊部感觉迟钝或麻木；肿瘤发生自上颌窦后壁时，可侵入翼腭窝而引起张口困难；当肿瘤发生自上颌窦下壁时，则先引起牙松动、疼痛、颊沟肿胀，应注意与牙周炎鉴别。晚期可扩散到颅底，引起相应的颅脑并发症。上颌窦癌常转移至下颌下及颈部淋巴结，有时可转移至耳前及咽后淋巴结。远处转移少见。上颌窦癌的早期诊断常常是治疗能否成功的关键。可借助X线体层摄片、CT检查等方法明确诊断。

2. 治疗　最好采用综合疗法，而以外科手术治疗为主。早期肿瘤局限于上颌窦内无骨质破坏者，可施行上颌骨全切除术。如肿瘤波及周围骨质，可根据病情行扩大切除或颅面联合切除术等，有淋巴结转移时同期行淋巴结清扫术；术前术后可选择放射治疗、化疗或低温治疗。

（九）中央性颌骨癌

中央性颌骨癌主要发生自牙胚成釉上皮的剩余细胞。在组织类型上可以是鳞癌也可以是腺性上皮癌。

1. 临床表现　中央性颌骨癌好发于下颌骨，特别是下颌磨牙区。早期无自觉症状，随病情发展可出现牙痛、局部疼痛及下唇麻木。肿瘤破坏骨皮质向颊舌侧生长，破坏牙槽突可引起多数牙松动、脱落，可向区域性淋巴结（下颌下、颈深上群）及血液循环转移，预后较差。下唇麻木常是中央性颌骨癌的首要症状。X线早期表现为病损局限于根尖区骨皮质之内，呈不规则虫蚀状破坏；以后才破坏并浸润骨皮质。也可行活组织病理检查。

2. 治疗　手术切除。一般应行选择性颈淋巴结清扫术。为了防止远处转移，尚应配合化疗。

二、软组织肉瘤

软组织肉瘤系一组起源于间叶组织的恶性肿瘤。好发于年轻人或儿童，壮年次之，老年人比较少见。

从病理类型看，软组织肉瘤有以下几种类型：纤维肉瘤；恶性纤维组织细胞瘤；脂肪肉瘤；神经纤维肉瘤；嗅神经母细胞瘤；血管肉瘤；卡波西肉瘤；平滑肌肉瘤；横纹肌肉瘤；滑膜肉瘤；腺泡状软组织肉瘤。

口腔颌面部以纤维肉瘤为最常见，其次为横纹肌肉瘤，其他软组织肉瘤较为少见。

1. 临床表现　发病年龄较癌小；病程发展较快；多呈现为实质性（或有分叶）肿块，表皮或黏膜血管扩张充血，晚期始出现溃疡或有溢液、出血；肿瘤浸润正常组织后可引起相应一系列功能障碍症状，如呼吸不畅、张口受限及牙关紧闭等；淋巴结转移一般较少见，但常发生血液循环转移，晚期肿瘤可呈现巨大肿块，多见恶病质。软组织肉瘤的诊断一般不难，借助病理检查大多可以明确组织类型。难以区分低分化或未分化的组织类型，可用免疫组化、特殊染色协助诊断。

2. 治疗　局部根治性广泛性切除，术后可辅以放射治疗及化疗。由于软组织肉瘤淋巴转移率较低，一般进行治疗性颈淋巴结清扫术。对于远处转移的肿瘤，应根据原发灶和转移灶的情况，酌情选用手术、化疗、姑息治疗。

三、骨源性肉瘤

骨源性肉瘤系起源于骨间质的恶性肿瘤。按病理组织学表现骨源性肉瘤有以下类型：骨纤维肉瘤；骨肉瘤，亦称成骨肉瘤；周围性或近骨皮质骨肉瘤；放射后骨肉瘤；软骨肉瘤；间叶软骨肉瘤；尤因肉瘤；骨恶性纤维组织细胞瘤。在口腔颌面部以骨肉瘤最常见，其次为软骨肉瘤及恶性纤维组织细胞瘤。

1. 临床表现　可发生于任何颌面骨，但以上、下颌骨最常见。发病年龄较小，多见于青年和儿童；病程较快，呈进行性的颌面骨膨胀性生长，皮肤表面常有血管扩张及充血；颌面骨在影像学检查中均有不同程度、不同性质的骨质破坏，且呈中央（心）性，由内向外发展；后期肿块破溃，可伴发溢液或出血；颌骨破坏可导致牙松动甚至自行脱落，巨型肿块可导致患者咀嚼、呼吸、语言等功能障碍。骨源性肉瘤可发生远处转移，骨肉瘤最常见，转移部位以肺、脑为多。骨恶性纤维组织细胞瘤则常发生区域性淋巴结转移。

2. 诊断　骨源性肉瘤的诊断主要靠X线、CT。

骨源性肉瘤X线的基本特征：软组织样阴影伴骨破坏，呈不规则透射阴影；有时有骨质反应性增生及钙化斑块出现；牙在肿瘤多呈漂浮状。成骨性骨肉瘤的骨质增殖，密度较高，新生细小的骨刺由骨皮质伸向外围，呈典型的日光放射状排列。软骨肉瘤有时也可表现如骨肉瘤的日光放射状。尤因肉瘤的X线典型表现为由于密质层的膨胀和破坏而产生的"洋葱皮样"变化，但这种变化多见于长骨，而罕见于颌骨。

3. 治疗　以手术为主的综合治疗。骨源性肉瘤采用综合治疗预后虽然可有明显提高，但仍比鳞癌、腺源性上皮癌差。

四、恶性淋巴瘤

恶性淋巴瘤系起源于淋巴系统的恶性肿瘤。根据病理分为霍奇金淋巴瘤（Hodgkin lymphoma，HL）和非霍奇金淋巴瘤（non-Hodgkin lymphoma，NHL）。NK/T细胞淋巴瘤好发于口腔及面部中线部位，以溃疡、坏死为主要临床症状，由于以前病检多次仅报告为慢性炎症，故曾称为"中线坏死性肉芽肿"。

1. 临床表现　可发生于任何年龄，但以儿童与青壮年多见。发生于淋巴结者呈结内型；发生于淋巴结外者称结外型。我国的NHL多为结外型。结内型以颈部淋巴结发病最常见，同时伴有其他部位淋巴结肿大，如腋下、腹股沟等处；早期，肿大的淋巴结大小不等，表面光滑，质地坚韧，无压痛，可以移动；后期肿大的淋巴结增大并融合成团，与周围组织粘连，固定。结外型以牙龈、腭部、舌根、颊、颌骨等部位常见，早期常为某部位单发，表现为炎症、坏死和肿块等；后期肿瘤生长迅速，可引起相应的症状，如牙龈出血、疼痛、鼻阻塞、咀嚼困难等症状。恶性淋巴瘤常沿淋巴管扩散，瘤细胞进入血液循环，可成为淋巴性白血病。主要依靠活组织病理检查确诊。

2. 治疗　恶性淋巴瘤对放射治疗和化学药物治疗都比较敏感。

五、恶性黑色素瘤

恶性黑色素瘤来源于成黑色素细胞，好发于皮肤，但在我国发生于口腔黏膜者反比面部皮肤多，约占80%以上。发病年龄多在40岁左右，男女无大差别，但其预后以女性较好。

1. 临床表现　恶性黑色素瘤的早期表现大多数为皮肤痣及黏膜黑斑；发生恶变时，则迅速长大，色素增多，为黑色或深褐色，呈放射状扩展；在肿瘤周围及基底有色素沉着加剧的增生浸润现象，病变内或周围出现结节（卫星结节），表面发生溃疡，易出血和疼痛，并有所属区域的淋巴结突然增大。

口腔内恶性黑色素瘤恶性程度较高，多发生于牙龈、腭及颊部的黏膜。肿瘤呈现蓝黑色，为扁平结节状或乳突状的肿块，生长迅速，常向四周扩散，浸润至黏膜下及骨组织内，引起牙槽突及颌骨破坏，使牙发生松动。常发生广泛转移，约70%早期转移至区域性淋巴结。肿瘤又可经血流转移至肺、肝、骨、脑等器官，其远处转移率可高达40%。

2. 诊断　主要根据色素表现及临床症状进行诊断，不宜行活组织检查，即使是转移性淋巴结亦不应行吸取组织检查，因活组织检查可促使其加速生长，并使肿瘤播散发生远处转移。可行病灶冷冻活组织检查并争取一期完成治疗。

3. 治疗　应以综合序列治疗为主。其对放射治疗不敏感。手术原则：必须行广泛彻底切除，切除范围要比其他恶性肿瘤更广、更深。恶性黑色素瘤的综合序列治疗可采用原发灶首选冷冻治疗→化学药物治疗→颈部选择性或治疗性清扫术→免疫治疗。

附：口腔癌和口咽癌的国际抗癌联盟（UICC）

第8版 TNM 分类分期（2017）

一、唇和口腔癌的 TNM 分期

此分类适用于唇红部的鳞癌和口腔鳞癌，小唾液腺癌，需组织病理证实

（一）解剖分区（anatomical sites and subsites）

唇

1. 上唇，唇红表面

2. 下唇，唇红表面

3. 口角

口腔

1. 颊黏膜

（1）上下唇内侧黏膜

（2）颊黏膜表面

（3）磨牙后区

（4）上下颌牙龈颊沟

2. 上颌牙龈

3. 下颌牙龈

4. 硬腭

5. 舌

（1）轮廓状乳头前的舌背部和舌侧缘（舌前2/3）

（2）舌腹部

6. 口底

（二）临床分类（clinical classification，cTNM）

原发肿瘤（T）

Tx——原发肿瘤不能评估

T0——原发灶隐匿

Tis——原位癌

T1——肿瘤最大径≤2cm，浸润深度（depth of invasion，DOI）≤5mm

T2——肿瘤最大径≤2cm且5mm＜DOI≤10mm，或者2cm＜肿瘤≤4cm且DOI≤10mm

T3——肿瘤最大径＞4cm，或者DOI＞10mm

T4a——局部中度浸润的疾病

（唇）肿瘤侵犯骨皮质、下牙槽神经、口底，或颏部及鼻部皮肤

（口腔）肿瘤穿透下颌骨骨皮质或侵犯上颌窦，或侵犯面部皮肤

T4b——局部非常广泛浸润的疾病

肿瘤侵犯咀嚼肌间隙、翼板或颅底，和（或）包绕颈内动脉

注：牙龈原发肿瘤仅浅表地侵蚀骨或牙槽突，不归纳为T4a

区域淋巴结（N）

Nx——不能评估有无区域淋巴结转移

N0——无区域淋巴结转移

N1——同侧单个淋巴结转移，最大径≤3cm，且ENE（－）

N2——淋巴结转移

N2a——同侧单个淋巴结转移，3cm＜最大径≤6cm，且ENE（－）

N2b——同侧多个淋巴结转移，最大径≤6cm，且ENE（－）

N2c——双侧或对侧淋巴结转移，最大径≤6cm，且ENE（－）

N3a——转移淋巴结最大径＞6cm，且ENE（－）

N3b——单个或多个淋巴结转移，且ENE（＋）

注：淋巴结外侵犯（extranodal extension，ENE）是指转移淋巴结累及表面皮肤，或累及软组织伴有深部肌肉或邻近结构的粘连及固定，或出现神经受累的临床表现；中线部位转移淋巴结应列为同侧转移

远处转移（M）

M0——无远处转移

M1——有远处转移

（三）病理分类（pathological classification，pTNM）

pT分类与临床分类一致

pN——区域淋巴结

选择性颈淋巴清扫的组织标本检查通常包括10个或更多的淋巴结；根治性或改良根治性颈淋巴清扫的组织标本检查通常包括15个或更多的淋巴结

pNx——不能评估有无区域淋巴结转移

pN0——无区域淋巴结转移

pN1——同侧单个淋巴结转移，最大径≤3cm，且ENE（－）

pN2——淋巴结转移

pN2a——同侧单个淋巴结转移，最大径≤3cm，且ENE（＋）；或3cm＜最大径≤6cm，且ENE（－）

pN2b——同侧多个淋巴结转移，最大径≤6cm，且ENE（－）

pN2c——双侧或对侧淋巴结转移，最大径≤6cm，且ENE（－）

pN3a——转移淋巴结最大径＞6cm，且ENE（－）

pN3b——同侧单个淋巴结转移，最大径＞3cm，且ENE（＋）；或同侧、对侧或双侧多个淋巴结转

移，且任意 1 个 ENE（＋）

（四）临床分期（clinical stage）

0 期	Tis	N0	M0
Ⅰ 期	T1	N0	M0
Ⅱ 期	T2	N0	M0
Ⅲ 期	T3	N0	M0
	T1，T2，T3	N1	M0
Ⅳ A 期	T4a	N0，N1	M0
	T1，T2，T3，T4a	N2	M0
Ⅳ B 期	任何 T	N3	M0
	T4b	任何 N	M0
Ⅳ C 期	任何 T	任何 N	M1

二、口咽癌的 TNM 分期

此分类适用于鳞状细胞癌，需组织病理证实

解剖分区

1. 前壁（舌会厌区）

（1）舌根部（舌后缘至轮廓状乳头部或舌后 1/3）

（2）会厌谷

2. 侧壁

（1）扁桃体

（2）扁桃体窝和咽（前）柱

（3）扁桃体窝和咽（后）柱

3. 后壁

4. 上壁

（1）软腭的口腔面

（2）腭垂（悬雍垂）

P16 阴性口咽癌

（一）临床分类

适用于 P16 阴性口咽鳞癌、未做 P16 免疫组化的口咽癌

原发肿瘤（T）

Tx——原发肿瘤不能评估

T0——原发灶隐匿

Tis——原位癌

T1——肿瘤≤2cm

T2——2cm＜肿瘤最大径≤4cm

T3——肿瘤最大径＞4cm，或侵犯会厌的舌面

T4a——中等晚期或局部疾病

肿瘤侵犯喉、舌的外部肌肉、翼内肌、硬腭或下颌骨

T4b——非常晚期局部疾病

肿瘤侵犯翼外肌、翼板、鼻咽侧壁、颅底或包绕颈动脉

注：舌根或会厌谷的原发肿瘤侵犯至会厌舌面黏膜并不意味着侵犯喉

区域淋巴结（N）

Nx——区域淋巴结不能评估

N0——无区域淋巴结转移

N1——同侧单个淋巴结转移，最大径≤3cm且ENE（－）

N2——同侧单个淋巴结转移，3cm＜最大径≤6cm且ENE（－）；或同侧多个淋巴结转移，最大径≤6cm且ENE（－）；或双侧或对侧淋巴结转移，最大径≤6cm且ENE（－）

N2a——同侧单个淋巴结转移，3cm＜最大径≤6cm且ENE（－）

N2b——同侧多个淋巴结转移，最大径≤6cm，且ENE（－）

N2c——双侧或对侧淋巴结转移，最大径≤6cm，且ENE（－）

N3——转移淋巴结最大径＞6cm，且ENE（－）；同侧单个淋巴结转移，最大径＞3cm，且ENE（＋）；同侧、对侧或双侧多个淋巴结转移，且任意1个ENE（＋）

N3a——转移淋巴结最大径＞6cm，且ENE（－）

N3b——转移的单个或多个淋巴结ENE（＋）

注：淋巴结外侵犯（ENE）是指转移淋巴结累及表面皮肤，或累及软组织伴有深部肌肉或邻近结构的粘连及固定，或出现神经受累的临床表现；中线部位转移淋巴结应列为同侧转移

远处转移（M）

M0——无远处转移

M1——有远处转移

（二）病理分类

pT分类与临床分类一致

区域淋巴结（N）

pNx——区域淋巴结不能评估

pN0——无区域淋巴结转移

pN1——同侧单个淋巴结转移，最大径≤3cm且ENE（－）

pN2——同侧单个淋巴结转移，最大径≤3cm且ENE（＋），或3cm＜最大径≤6cm且ENE（－）；或同侧多个淋巴结转移，最大径≤6cm且ENE（－）；或双侧或对侧淋巴结转移，最大径≤6cm且ENE（－）

pN2a——同侧单个淋巴结转移，最大径≤3cm且ENE（＋），或3cm＜最大径≤6cm且ENE（－）

pN2b——同侧多个淋巴结转移，最大径≤6cm，且ENE（－）

pN2c——双侧或对侧淋巴结转移，最大径≤6cm，且ENE（－）

pN3——转移淋巴结最大径＞6cm且ENE（－）；同侧单个淋巴结转移，最大径＞3cm，且ENE（＋）；同侧、对侧或双侧多个淋巴结转移，且任意1个ENE（＋）

pN3a——转移淋巴结最大径＞6cm且ENE（－）

pN3b——转移淋巴结最大径＞3cm且ENE（＋），或多个同侧，或任意对侧，或双侧淋巴结ENE（＋）

（三）临床分期

0期	Tis	N0	M0
Ⅰ期	T1	N0	M0
Ⅱ期	T2	N0	M0
Ⅲ期	T3	N0	M0

Ⅲ期	T1，T2，T3	N1	M0
ⅣA期	T1，T2，T3	N2	M0
	T4a	N0，N1，N2	M0
ⅣB期	任何T	N3	M0
	T4b	任何N	M0
ⅣC期	任何T	任何N	M1

P16阳性口咽癌

（一）临床分类

免疫组化P16阳性的口咽鳞癌

原发肿瘤（T）

Tx——原发肿瘤不能评估

T0——原发灶隐匿

Tis——原位癌

T1——肿瘤最大径≤2cm

T2——2cm＜肿瘤最大径≤4cm

T3——肿瘤最大径＞4cm，或侵犯会厌的舌面

T4——中等晚期或局部疾病

肿瘤侵犯喉、舌的外部肌肉、翼内肌、硬腭、下颌骨、翼外肌、翼板、鼻咽侧壁、颅底或包绕颈动脉

注：舌根或会厌谷的原发肿瘤侵犯至会厌舌面黏膜并不意味着侵犯喉

区域淋巴结（N）

Nx——区域淋巴结不能评估

N0——无区域淋巴结转移

N1——单侧转移淋巴结最大径≤6cm

N2——对侧或双侧转移淋巴结最大径≤6cm

N3——转移淋巴结的最大径＞6cm

远处转移（M）

M0——无远处转移

M1——有远处转移

（二）病理分类

pT分类与临床分类一致

区域淋巴结（N）

pNx——区域淋巴结不能评估

pN0——无区域淋巴结转移

pN1——淋巴结转移≤4个

pN2——淋巴结转移＞4个

（三）临床分期

0期	Tis	N0	M0
Ⅰ期	T1，T2	N0，N1	M0

Ⅱ 期	T1，T2	N2	M0
	T3	N0，N1，N2	M0
Ⅲ 期	T1，T2，T3	N3	M0
	T4	任何 N	M0
Ⅳ 期	任何 T	任何 N	M1

（四）病理分期

0 期	Tis	N0	M0
Ⅰ 期	T1，T2	N0，N1	M0
Ⅱ 期	T1，T2	N2	M0
	T3	N0，N1	M0
Ⅲ 期	T3，T4	N2	M0
Ⅳ 期	任何 T	任何 N	M1

医者仁心 **为晚期颌面部恶性肿瘤患者开辟生路——邱蔚六**

邱蔚六是我国口腔医学界第一位中国工程院院士，1932 年出生。40 多年前，一位身患颞下窝肉瘤的患者找到邱蔚六，彼时肿瘤已侵犯颅底，肿瘤导致的神经疼痛使这个 30 岁的年轻人痛不欲生。目睹患者被折磨，邱蔚六坐不住了。那段时间，他查文献，搞解剖研究，每天工作 10 小时以上，有次啃着馒头就睡着了。经半年摸索，一套侵犯颅底口腔颌面部恶性肿瘤手术方案终于出炉。1978 年 6 月，邱蔚六与尚汉祚终于将手术刀探进了颅底这块"禁区"，经过 7 小时的"鏖战"，这位年轻患者的肿瘤被完整切除。这台手术犹如一把利剑，为晚期颌面部恶性肿瘤患者开辟了一条生路，也为口腔颌面外科开出一片新天地。

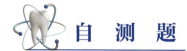

自 测 题

1. 牙源性角化囊肿易复发，下列因素中与复发无关的是（　　）

　A. 囊壁薄

　B. 可能存在多发病灶

　C. 同一病灶内有多个囊腔

　D. 可能存在子囊

　E. 囊肿内有角化物

2. 面部皮肤癌较多见的是（　　）

　A. 鳞状细胞癌　　　　B. 腺上皮癌

　C. 基底细胞癌　　　　D. 未分化癌

　E. 淋巴上皮癌

3. 囊性淋巴管瘤的临床表现如下，除外（　　）

　A. 好发于儿童及青少年

　B. 主要发生于颈部、锁骨上

　C. 表面皮肤正常、柔软有波动感

　D. 内有浅黄色水样液体

　E. 有可压缩性，体位移动试验阳性

4. 以下关于牙龈瘤的叙述哪项是错误的（　　）

　A. 女性多见，与内分泌有关

　B. 可以破坏牙槽骨壁

　C. 病变波及的牙齿需要拔除

　D. 病变波及的骨膜及邻近骨组织需要去除

　E. 切除后不易复发

5. 舌癌的最好发部位是（　　）

　A. 舌尖　　　　　　　B. 舌背

　C. 舌根　　　　　　　D. 舌腹

　E. 舌侧缘

（欧阳可雄）

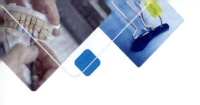

第**9**章
唾液腺疾病

唾液腺（旧称涎腺）包括腮腺、下颌下腺、舌下腺三对大唾液腺和位于不同部位的小唾液腺。小唾液腺主要分布在口腔、咽部、鼻腔及上颌窦黏膜下层，按其所在解剖部位可分别称为腭腺、唇腺、颊腺、舌腺及磨牙后腺等。所有腺体均能分泌唾液，唾液与吞咽、消化、语言、味觉、口腔黏膜保护及龋病的预防有着密切关系。

第 1 节　唾液腺炎症

唾液腺炎症（sialadenitis）根据其感染性质可分为化脓性、病毒性和特异性感染三类。此外，放射性、过敏性及退行性唾液腺炎也可发生，以腮腺最为常见，下颌下腺次之，而舌下腺和小唾液腺极少见。

一、急性化脓性腮腺炎

急性化脓性腮腺炎（acute pyogenic parotitis）过去常见于腹部大手术以后，称为手术后腮腺炎（postoperative parotitis）。近些年由于加强了手术前后处理，加强体液平衡和口腔清洁，以及应用有效的抗菌药物，手术后并发的腮腺炎较少见。目前临床上常见的大多是慢性腮腺炎基础上的急性发作或邻近组织急性炎症的扩散。

（一）病理病因

急性化脓性腮腺炎的病因主要为逆行感染。患者全身代谢紊乱、机体抵抗力低下或胃肠手术禁食后，造成反射性唾液功能降低，其病原菌主要为金黄色葡萄球菌，其次是溶血性链球菌、肺炎链球菌、奋森疏螺旋体。

（二）临床表现

单侧腮腺发病较多见，炎症早期症状轻微或不明显，特别是并发于全身疾病或腹部大型手术后者，常被全身的严重病情掩盖而被忽视，随着病情发展，腮腺区肿痛明显时方引起患者注意。常表现为腮腺区的轻微疼痛、肿大、压痛，导管口可有轻度红肿、疼痛，如果能在发病初期进行恰当治疗，炎症可得到控制。

如果急性期未能有效控制炎症，则疼痛加剧，呈持续性疼痛或跳痛，腮腺区肿胀明显，肿胀以耳垂为中心，耳垂被上抬，此时疾病进入化脓、腺组织坏死期。随着病情进展，炎症扩散到腮腺周围组织时可伴发蜂窝织炎。患者局部皮肤发红、水肿，呈硬性浸润，触痛明显，可出现轻度张口受限。腮腺导管口明显红肿，轻轻按摩腺体可见脓液自导管口溢出，有时甚至可见脓栓堵塞于导管口。患者全身中毒症状明显，体温可高达40℃以上，脉搏、呼吸增快，白细胞总数增加，中性粒细胞比例明显上升，可出现核左移及中毒颗粒。

（三）诊断及鉴别诊断

急性化脓性腮腺炎可依靠病史及临床局部和全身的临床表现进行诊断，特别是全身情况衰弱或腹部外科手术后发生者。

急性化脓性腮腺炎不宜进行腮腺造影，因造影剂可使内部压力增大，且导管壁薄弱，导致炎症扩散至导管周围组织。

通常急性化脓性腮腺炎需与流行性腮腺炎、咬肌间隙感染及腮腺淋巴结炎（假性腮腺炎）相鉴别。

1. 流行性腮腺炎　是一种由病毒感染引发的非化脓性腮腺炎症。好发于5～15岁儿童，常为双侧发病，有季节流行特点和接触史。主要表现为腮腺肿大，可有发热、疼痛，导管口无红肿，唾液清亮无脓液。白细胞计数正常或偏高，淋巴细胞增多，血清和尿淀粉酶水平可上升。一般痊愈后可终身免疫。

2. 咬肌间隙感染　常来源于下颌智齿冠周炎、下颌磨牙根尖周炎、牙槽脓肿等牙源性疾病或邻近间隙感染扩散。表现为以下颌支及下颌角为中心的咬肌区肿胀、变硬、牙痛伴张口受限。腮腺导管口正常，挤压腺体无脓性分泌物自导管口流出。

3. 假性腮腺炎　是腮腺区淋巴结的化脓性炎症。一般发病缓慢，症状较轻，可有局限性肿胀。腮腺导管口无红肿，挤压腺体无脓性分泌物自导管口流出。

（四）预防

因本病主要由逆行感染所致，所以对患有严重全身性疾病及腹部大手术术后的患者，应加强护理，保持体液平衡，加强营养及抗感染治疗，同时应加强口腔卫生，可用过氧化氢液或氯己定溶液清洗口腔。

（五）治疗

急性化脓性腮腺炎的患者应采用全身治疗和局部治疗相结合的方法，确诊后应当尽快采取有效的治疗措施。

1. 全身治疗　对继发于全身严重疾病者，应积极治疗原发疾病，改善全身情况。及时纠正电解质紊乱，补充营养，提高机体的抗感染能力。可从腮腺导管口取脓性分泌物做细菌培养及药物敏感试验，针对致病菌选用有效的抗菌药物。疼痛明显者，可给予适量镇痛药物。

2. 局部治疗　脓肿形成前，可采用热敷、理疗、外敷中草药等中医疗法。饮用酸性饮料或口服1%毛果芸香碱或维生素C等药物，促进唾液的分泌与排出，同时注意保持口腔卫生，可使用漱口液清洗口腔。

3. 腮腺脓肿切开引流

（1）切开引流的指征　①病程持续1周以上，抗炎治疗无效或疗效不明显，全身中毒症状明显，高热持续不退；②局部出现跳痛和局限性压痛点或凹陷性水肿明显；③腮腺导管口有脓液排出；④穿刺抽出脓液。

（2）切开引流的方法　行局部浸润麻醉，在耳前及下颌支后缘，经耳屏向下至下颌角处作切口，分别切开皮肤、皮下组织及腮腺咬肌筋膜，用弯血管钳钝性分离进入脓腔，建立引流。由于腮腺被纤维组织分隔成许多小叶，形成的脓肿散在于各腺小叶内，切开引流应注意向不同方向分离，分开各腺小叶的脓腔，达到彻底引流。冲洗脓腔，放置引流条。如脓肿已扩散至邻近间隙，应作附加切口一并引流。

二、慢性复发性腮腺炎

慢性复发性腮腺炎（chronic recurrent parotitis）以前统称为慢性化脓性腮腺炎（包括慢性阻塞性腮

腺炎），临床上较为常见。它可发生于儿童，也可见于成人，但两者的转归各不相同。

（一）病理病因

儿童复发性腮腺炎的病因较为复杂，发病机制尚不明确，可能是多因素综合作用的结果，一般认为与以下因素有关。

1. **先天性发育异常** 有些患者可有阳性家族史，如同胞姐弟和姐妹发病或祖孙三代均患本病。有些患者表现为单侧腮腺肿胀，但腮腺造影显示对侧腮腺亦有末梢导管扩张。这些现象提示可能有腺体的先天性发育异常，成为潜在的发病因素。

2. **免疫功能异常** 儿童免疫系统发育尚不完善，免疫功能低下，容易发生逆行性感染。免疫系统随着年龄增长逐渐发育成熟，故青春期后发作次数减少或不再复发。

3. **细菌逆行感染** 口腔内炎性病灶或上呼吸道的感染常为儿童发病的原因，致病菌可通过腮腺导管逆行感染。

成人的复发性腮腺炎为儿童复发性腮腺炎迁延未愈而来。

（二）临床表现

儿童复发性腮腺炎自婴幼儿至15岁均可发生，以5岁左右最为常见，男性较女性多见。常为单侧肿胀，也可双侧发病，但症状以一侧为重。其可骤然发作，也可呈缓慢渐进性发生过程。腮腺反复出现肿胀，伴不适，表面皮肤颜色一般正常。压迫腺体可见导管口有胶冻样液体或脓液溢出，少数有脓肿形成。病程大多持续1周左右，数周或数月发作一次，年龄越小间隔时间越短，随着年龄增长，发作次数逐渐减少，间歇时间延长，青春期后极少再发病或痊愈。

（三）诊断及鉴别诊断

根据临床表现和腮腺造影可作出诊断。患儿双侧或单侧腮腺反复肿胀，导管口有脓液或胶冻样分泌物。随年龄增大，发病次数减少，症状减轻，大多在青春期后痊愈。腮腺造影可见腺体部的末梢导管呈点状、球状扩张，排空迟缓，主导管及腺内导管无明显异常。单侧腮腺肿胀者，做双侧腮腺造影，约半数患者可见双侧腮腺末梢导管点状扩张，故应常规做双侧腮腺造影。

儿童复发性腮腺炎需与流行性腮腺炎和舍格伦综合征继发感染相鉴别。

（四）治疗

复发性腮腺炎具有自愈性，一般以增强抵抗力，防止继发感染，减少发作为原则。可反复按摩腺体促进唾液排空，防止淤滞，能有效地减少发作次数。可多饮水、进食酸性食物，刺激唾液分泌。保持口腔卫生，可用淡盐水漱口。若有急性炎症表现应用抗生素治疗。

三、慢性阻塞性腮腺炎

慢性阻塞性腮腺炎（chronic obstructive parotitis）又称腮腺管炎，过去曾与慢性复发性腮腺炎统称为慢性化脓性腮腺炎。

（一）病理病因

多数患者由局部阻塞性原因引起。如导管狭窄、唾液腺导管结石、导管内异物等造成腮腺导管堵塞。

（二）临床表现

男性多于女性，大多发生于中年，单侧多见，也可为双侧。患者多因腮腺反复肿胀就诊，常不明确起病时间，约半数患者腮腺肿胀常与进食有关。发作次数变异较大，多者每次进食后都有肿胀，少者一年内很少发作，大多数每月发作一次以上，发作时伴有轻微疼痛。但有些患者腮腺肿胀与进食无明确关系，晨起感腮腺区肿胀，经自行按压腺体并从导管口流出"咸味"液体后，患者顿感轻松。

腮腺稍肿大，扪诊时可触及肿大的腮腺轮廓，中等硬度，并有轻微压痛。腮腺导管口轻微红肿，压迫腺体可见浑浊的"雪花样"或黏稠的"蛋清样"唾液自导管口流出，有时可见黏液栓子。病程较长者，可在颊部黏膜下扪及粗硬、条索状的腮腺导管。

（三）诊断及鉴别诊断

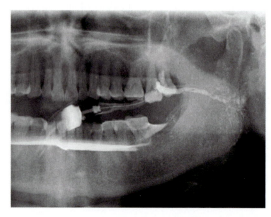

图9-1　慢性阻塞性腮腺炎腮腺造影表现

根据临床表现及腮腺造影可作出诊断。进食肿胀、压迫腮腺导管口流出浑浊液体。有时在颊部黏膜下扪及条索状的腮腺导管。腮腺造影显示主导管，叶间、小叶间导管部分狭窄、部分扩张，呈腊肠样改变（图9-1）。部分伴有"点状扩张"，但均为先有主导管扩张，延及叶间、小叶间导管后，才出现"点状扩张"。

慢性阻塞性腮腺炎需与成人复发性腮腺炎和舍格伦综合征继发感染相鉴别。

（四）治疗

慢性阻塞性腮腺炎多由局部因素所致，治疗以排除发病因素、消除阻塞、消除感染为主。有唾液腺结石者，应予去除结石；导管狭窄者，应予扩张导管。可用钝头探针扩张导管，先用较细的探针，再用较粗的探针逐步扩张。可向导管内注入具有一定的抑菌或抗炎作用的药物，如碘化油、抗生素等。可采用催唾食物，并辅以按摩腺体，促进唾液分泌。用温盐水漱口，保持口腔卫生。可采用唾液腺内镜，在直视下观察导管病变，对导管进行冲洗、灌注药物、扩张，且效果良好。

病变严重，经上述治疗无效者，可考虑手术治疗。行保存面神经的腮腺腺叶切除术。术中应尽可能摘除腺叶及导管，并保存面神经。

四、唾液腺结石病

唾液腺结石病（sialolithiasis）是在腺体或导管内发生的钙化性团块而引起的一系列病变。85%左右发生在下颌下腺，其次是腮腺，偶见于上唇及颊部的小唾液腺，舌下腺很少见。

唾液腺结石易造成唾液的排出障碍，致使唾液滞留，腺体易继发感染，导致急性或反复发作的炎症。

（一）病理病因

唾液腺结石形成的原因仍不完全清楚，一般认为与某些局部因素有关，如异物、炎症、各种原因造成的唾液滞留等，也可能与无机盐新陈代谢紊乱有关，部分唾液腺结石病患者可合并全身其他部位的结石。

下颌下腺发生率高，可能与下列因素有关：①下颌下腺分泌的唾液含黏液量高，钙盐含量也高；

②下颌下腺导管长，开口大，易受伤，唾液易淤滞；③下颌下腺导管自下向上走行且有弯曲，腺体分泌液逆重力方向流动。

（二）临床表现

唾液腺结石病任何年龄均可发生，但以20～40岁的中、青年多见，无性别差异。病程一般数日至数月，偶见数年至数十年。

唾液腺结石较小时一般无任何阻塞症状，较大时可出现以下一系列阻塞症状及体征。

1. 进食时腺体肿大，患者自觉肿胀感，并有疼痛；有时疼痛剧烈，呈针刺样，称为"涎绞痛"。可伴同侧舌或舌尖痛，并放射至耳颞部或颈部。停止进食约半小时后，腺体可自行复原，疼痛消失。

2. 导管口黏膜红肿，挤压腺体可溢出少许脓性分泌物。

3. 导管内结石者，行口底双合诊可触及硬块，并有压痛。

4. 唾液腺结石可引起腺体继发感染，出现反复肿胀、疼痛。

5. 由于下颌下腺包膜不完整，组织疏松，炎症可扩散至下颌下间隙。

6. 慢性下颌下腺炎可表现为进食时的反复肿胀，疼痛症状并不重。检查腺体呈硬结性肿块，导管口可有脓性或黏液脓性唾液流出。

（三）诊断及鉴别诊断

根据进食时下颌下腺肿胀及伴发疼痛、病史反复发作、导管口溢脓并扪及导管结石等临床表现可诊断下颌下腺结石并发下颌下腺炎。

影像学检查可辅助诊断，如X线平片、超声、CT和唾液腺造影等。临床上最常用X线平片，下颌横断咬合片适用于下颌下腺导管较前部的结石，全口牙位曲面体层片和下颌下腺侧位片适用于显示下颌下腺导管后部及腺体内部的结石（图9-2）。钙化程度低的结石在X线平片上难以显示，即所谓阴性结石，超声和CT对其均有较高的诊断率。

唾液腺结石病应与以下疾病相鉴别。

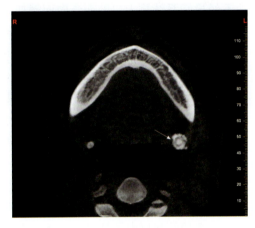

图9-2 下颌下腺腺体内部结石

1. 舌下腺肿瘤 绝大多数的舌下腺肿瘤无导管阻塞症状，因而无进食肿胀和疼痛，极少数患者可因肿瘤压迫下颌下腺导管出现不全性阻塞症状，X线检查无阳性结石。

2. 下颌下腺肿瘤 呈进行性肿大。无进食肿胀或下颌下腺炎症发作史。

3. 下颌下淋巴结炎 反复肿大，但无进食疼痛，好发于儿童。患儿常有上呼吸道感染病史，导管口无红肿，腺体分泌正常。位置表浅，容易扪及并常有触痛。

4. 下颌下间隙感染 患者常有牙痛史，并能发现病原牙，可有急性下颌下腺炎症状，颌下区呈弥漫性肿胀，皮肤潮红并可出现凹陷性水肿，但无下颌下腺炎病史，无导管阻塞症状，腺体分泌正常。

（四）治疗

唾液腺结石病的治疗目的是去除结石、消除阻塞因素，尽最大可能保留腺体。但当腺体功能丧失或腺体功能不可能逆转时，则应将病灶清除。可采用^{99m}Tc核素扫描对下颌下腺的摄取或排泄功能进行判断。

1. 保守治疗 很小的唾液腺结石可嘱患者口含蘸有枸橼酸的棉签或维生素C片，也可进食酸性食物，促使唾液分泌，有望自行排出。

2. **手术取石** 适用于下颌下腺无反复感染病史,腺体尚未纤维化,腺体功能经 ^{99m}Tc 功能测定存在者。下颌下腺导管结石体积较大者,宜行导管再通术,使唾液从正常导管口排出,有利于术后腺体功能的恢复。

(1)切开取石术 适用于可扪及、相当于下颌第二磨牙以前部位的唾液腺结石。局部麻醉下在唾液腺结石后方用缝线从导管深面穿过,提起缝线,然后沿导管长轴方向切开口底黏膜,显露导管并切开取出结石,冲洗后仅缝合黏膜即可。

(2)唾液腺内镜取石术 适用于下颌下腺导管结石、腺门及部分腺体内导管结石、体积不是很大的结石及多发性结石。

(3)唾液腺内镜辅助下切开取石术 适用于导管后段及腺门部的大结石。

3. **碎石术** 近年来,一些学者根据碎石机粉碎泌尿系结石的原理,采用体外冲击波碎石术治疗唾液腺结石,利用体外冲击波聚焦后击碎导管内的结石,使其能自行排出或经刺激后随唾液排出体外。

4. **腺体切除术** 适用于以上方法无法取出的唾液腺结石,以及下颌下腺反复感染或继发慢性硬化性下颌下腺炎、腺体萎缩,已失去摄取及分泌功能者。

第 2 节 唾液腺损伤和唾液腺瘘

大唾液腺包括腮腺、下颌下腺、舌下腺各 1 对。唾液腺瘘(salivary fistula)又称涎腺瘘,是指唾液不经导管系统排入口腔而流向面颊部皮肤表面。多由外伤、感染或不正确的手术切口等因素造成,多发生于腮腺及其导管。由于腮腺及其导管位于面颊部皮下,位置表浅,易受损伤。

(一)临床表现

腮腺瘘根据瘘口所在的部位可分为腺体瘘和导管瘘。

1. **腺体瘘** 指发生在腺体区皮肤的小的点状瘘孔。瘘管的腺端通向一个或多个腺小叶的分泌管。瘘口常有少量清亮透明液体流出,当进食时唾液自瘘孔的排出量显著增多。口腔内导管口流出的唾液基本正常。

2. **导管瘘** 瘘口可发生在颊肌部,也可发生在咬肌部,分别称为颊瘘和咬肌瘘。因导管断裂情况不同,可分为导管完全瘘和不完全瘘。唾液经瘘口全部流向面部,而口内导管口无唾液流出,称为完全瘘。面颊部和口内导管口均有唾液流出称为不完全瘘。瘘孔常有清亮液体流至面颊部,并发感染时唾液混浊。进食时增多,完全瘘流出的唾液量一昼夜可达 2000ml 以上。瘘口周围皮肤因唾液刺激可发生轻度炎症或皮疹样病损。

(二)诊断

腮腺瘘可根据病史及临床表现作出诊断。进食时瘘口流出液体的增多是典型表现。对流出液体进行生化定性分析,显示含有淀粉酶。做腮腺造影检查时,显示导管系统完好即为腺体瘘,如主导管中断、造影剂外溢即为导管瘘。

(三)治疗

1. **烧灼压迫** 唾液分泌量较少的腺体瘘,新鲜创口可直接加压包扎促其愈合。陈旧性瘘可用电凝固器烧灼瘘管及瘘口,破坏上皮组织,加压包扎。同时使用阿托品,避免进食酸性或刺激性食物,限制唾液分泌。

2. 瘘管封闭术　使用烧灼压迫的方法不能使其愈合者，可行瘘管封闭术或用局部皮瓣修复（图9-3）。

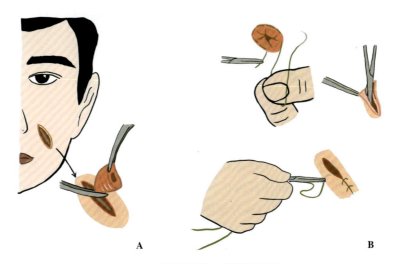

图9-3　腮腺腺体瘘瘘管封闭术

A. 瘘管切除、结扎；B. 荷包缝合，潜行分离及缝合皮肤

3. 腮腺导管吻合术　腮腺导管新鲜的断裂伤可行导管端-端吻合术（图9-4）。

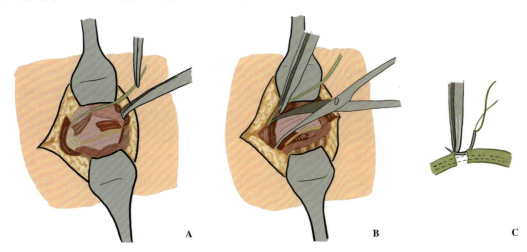

图9-4　腮腺导管瘘端-端吻合术

A. 游离导管近腺段；B. 游离导管近口腔段；C. 端-端吻合

4. 导管改道术　导管断裂处接近口腔者，可做导管改道术，将导管引入口腔，即变外瘘为内瘘。

5. 腮腺导管再造术　对于完全性导管瘘且导管缺损较多，残留导管较短，不能做导管吻合及改道者，可利用口腔黏膜做导管再造术。

6. 腺体萎缩　患者全身状况差，局部有广而深的瘢痕组织，导管缺损大，不宜行手术整复者，在控制炎症后可行导管结扎，使腺体萎缩。

7. 腮腺切除术　腺体有慢性炎症，其他方法治疗失败者，可考虑腮腺切除术。

第3节　舍格伦综合征

舍格伦综合征（Sjogren syndrome，SS）又称干燥综合征，是一种自身免疫性疾病，其特征表现为外分泌腺的进行性破坏，导致口腔黏膜及结膜干燥，并伴有各种自身免疫性病征。病变限于外分泌腺本身者称为原发性舍格伦综合征（primary SS，PSS）；而伴发类风湿关节炎、系统性硬皮病、系统性红斑狼疮等其他自身免疫病者称为继发性舍格伦综合征（secondary SS，SSS）。

（一）病理病因

舍格伦综合征的确切病因及发病机制尚不十分明确，其发病可能与病毒感染、遗传和性激素异常等多种因素有关。

（二）临床表现

舍格伦综合征多见于中老年女性，出现症状至就诊时间长短不一。患者的主要症状是眼干、口干，唾液腺及泪腺肿大，严重者可出现肺间质纤维化、肾小管酸中毒、肝损害及中枢神经系统受累等。

1. 眼部表现　患者泪腺受侵，导致泪液分泌停止或减少，情绪激动或受到刺激时少泪或无泪。角膜及球结膜上皮破坏，可引起干燥性角膜炎、结膜炎。患者眼有异物感、摩擦感或烧灼感，出现畏光、疼痛、视物疲劳等症状。

2. 口腔表现　患者唾液腺腺泡细胞萎缩，导致唾液分泌减少，出现口干。症状轻者可无明显自觉症状；较重者感舌、颊及咽喉部灼热，出现口腔发黏，味觉异常；严重者可出现言语、咀嚼及吞咽均困难。患者食用干性食物时难以咽下，进食时需饮水；说话久时，舌体运动不灵活；如戴有全口义齿时，常影响其就位。

由于口腔黏膜干燥，口腔检查时口镜与口腔黏膜黏着而不能滑动，口底唾液池消失。唇舌黏膜发红，舌表面干燥并出现裂纹，舌背丝状乳头萎缩，舌表面光滑潮红呈"镜面舌"。由于缺失唾液的清洁、稀释及缓冲作用，龋病的发生率明显增加，且常为猖獗龋。

3. 唾液腺肿大　主要发生在腮腺，也可伴下颌下腺、舌下腺及小唾液腺肿大。多为双侧，也可单侧发生。腮腺呈弥漫性肿大，边界不明显，表面光滑，与周围组织无粘连。无继发感染时，腺体韧实而无压痛，挤压腺体导管口时，唾液分泌很少或无分泌。由于唾液减少，可引起继发性逆行感染。感染后腮腺出现反复肿胀，有轻微压痛。挤压腺体有混浊的"雪花样"唾液或脓液流出。少数病例在腺体内可触及结节状肿块，数量一个或多个不等，也可是单个较大肿块，质地中等偏软，界线常不清楚，无压痛，此为结节型舍格伦综合征。

4. 其他外分泌腺受累的表现　可有上、下呼吸道分泌腺和皮肤外分泌腺受累。鼻腔黏膜可出现干燥、结痂，严重者出现鼻中隔穿孔。喉及支气管受累可出现声音嘶哑和慢性干咳。汗腺和皮脂腺受累时可出现皮肤干燥或萎缩。

5. 结缔组织疾病　约占50%的患者伴有类风湿关节炎，约占10%的患者伴系统性红斑狼疮。此外，尚可有硬皮病、多发性肌炎等。

6. 其他合并症　可出现全身多器官受累。如肾、耳、甲状腺等器官。发生肾间质淋巴细胞浸润可致肾小管功能不全，造成尿浓缩能力降低，产生低渗尿。肌酐清除率降低，肾小管酸中毒，但极少出现慢性肾衰竭。发生咽鼓管阻塞可引起中耳炎。甲状腺也可出现桥本甲状腺炎。病变也可累及神经、肌及血管，出现感觉神经的末梢神经炎，肌病变表现为多发性肌炎或重症肌无力，血管病变有小动脉炎、手足发绀、雷诺现象等。

（三）诊断

除询问病史及一般体检外，可做下列检查以帮助诊断。

1. 施墨试验　用于检测泪腺分泌功能。用5mm×35mm的滤纸两条，置于睑裂内1/3和中1/3交界处，闭眼将其夹住，5分钟后检查滤纸湿润长度，低于5mm则表明泪液分泌减少。

2. **四碘四氯荧光素染色** 用1滴1%四碘四氯荧光素滴入眼结膜囊内，随即以生理盐水冲洗，可在暴露的睑裂角膜部位发现不同程度的荧光着色，表示角膜上皮干燥。

3. **唾液流量测定** 可收集腮腺唾液或静态全唾液流量。刺激性唾液流量测定方法：取5g白蜡请患者咀嚼3分钟，全唾液量低于3ml为分泌减少。静态全唾液流量收集方法要求患者采取坐姿，弯腰低头，使唾液沿下唇逐渐滴入容器中，并在结束时将口内剩余唾液全部吐入容器，一般收集10分钟，流量小于1ml/min为分泌减少。

4. **唾液腺造影或磁共振唾液腺造影片（MPS）** 为舍格伦综合征主要诊断方法之一。常规拍摄充盈期侧位片及5分钟功能片。主要表现为唾液腺末梢导管扩张，排空功能减退。

5. **放射性核素功能测定** 病变较轻时，放射性核素摄取功能无明显改变，只有分泌功能迟缓。病变较重时，摄取和分泌功能均低下。

6. **实验室检查** 可有红细胞沉降率加快，血浆球蛋白水平增高，血清IgG明显增高，IgM和IgA可能增高。自身抗体，如类风湿因子、抗核抗体、抗SS-A抗体、抗SS-B抗体、抗α-胞衬蛋白多肽抗体等可能阳性。

7. **唇腺活组织检查** 主要病理表现为腺小叶内淋巴、浆细胞浸润、腺实质萎缩、导管扩张、导管细胞化生。与大唾液腺不同的是，肌上皮岛少见。需要注意的是，唇腺亦是其他免疫性疾病的靶组织之一，故在类风湿关节炎、系统性红斑狼疮时，亦可出现类似表现，诊断时应紧密结合临床。

（四）治疗

舍格伦综合征的治疗主要以对症治疗为主，目前尚无有效的根治方法。眼干可用人工泪液滴眼，也可以采用硅酮栓进行泪点封闭，以缓解眼干症状。口干可用人工唾液，乙基纤维素和黏液素可增加口腔表面湿润和润滑作用，缓解不适感。亦可用催唾剂，刺激唾液分泌，如口服茴三硫（环戊硫酮），3次/日，每次1片。注意保持口腔卫生，预防唾液腺的逆行性感染。伴发急性炎症时用抗生素治疗。由于龋病发生率增加，故应积极预防和治疗龋病。

应用免疫抑制剂和免疫调节剂。免疫调节剂，如胸腺肽，可调节细胞免疫功能，使其与体液免疫相平衡。免疫抑制剂如羟氯喹、泼尼松、雷公藤多苷等，对继发性舍格伦综合征有类风湿关节炎或结节型舍格伦综合征患者可考虑应用，但病情时有反复，且不良反应大，应在用药期间定期监测肝肾功能等。

对于结节型舍格伦综合征可采用手术治疗，及早切除受累腺体，以防止恶变。单发性病变，腺体破坏严重或继发感染明显者，也可考虑手术切除患侧腮腺。

辅以中药治疗，可达到缓解症状、阻止病变进展的目的。需经过辨证论治，制订治疗方案。通常的治疗原则为"养阴生津，清热润燥"。药物可用柴胡、山栀、麦冬、生地、沙参、桑叶、菊花及甘草等。

舍格伦综合征一般呈良性过程，极少数患者可发生恶变。其淋巴样成分和上皮成分均可发生恶变，前者多恶变为非霍奇金淋巴瘤，后者恶变为未分化癌，淋巴样成分恶变明显多于上皮成分恶变。Chused等报告，伴有腮腺肿胀、不含抗唾液腺导管抗体、原发性舍格伦综合征患者，发生恶性淋巴瘤的比例明显高于无腮腺肿胀、含抗唾液腺导管抗体、继发性舍格伦综合征患者。

第4节 唾液腺瘤样病变

一、唾液腺黏液囊肿

唾液腺黏液囊肿（salivary mucocele）是较为常见的唾液腺瘤样病变，包括小唾液腺黏液囊肿和舌下腺囊肿。

（一）病理病因

根据病因及病理表现的不同，唾液腺黏液囊肿可分为外渗性黏液囊肿（extravasation mucocele）和潴留性黏液囊肿（retention mucocele）。

（二）临床表现

1. 小唾液腺黏液囊肿　是最常见的小唾液腺瘤样病变，因舌体运动常受下颌前牙摩擦，以及自觉或不自觉咬下唇动作使黏膜下腺体受伤，故好发于下唇及舌尖腹侧。囊肿位于黏膜下，表面仅覆盖一薄层黏膜，故呈半透明、浅蓝色的小泡，状似水泡。大多为黄豆至樱桃大小、质地软而有弹性。囊肿易被咬伤而破裂，有蛋清样透明黏稠液体流出，随之囊肿消失。破裂处愈合后，又被黏液充满，再次形成囊肿。反复破损后不再有囊肿的临床特点，而表现为较厚的白色瘢痕状突起，囊肿透明度减低。

2. 舌下腺囊肿　最常见于青少年，临床上可分为三种类型。

（1）单纯型　大多数舌下腺囊肿为此类型，为典型的舌下腺囊肿表现。囊肿常位于口底一侧，在下颌舌骨肌以上的舌下区，由于囊壁菲薄并紧贴口底黏膜，囊肿呈浅紫蓝色。扪之柔软有波动感。囊肿增大时可扩展至对侧，较大的囊肿可将舌抬起，状似"重舌"。囊肿因创伤而破裂后，有黄色黏稠或蛋清样液体流出，囊肿暂时消失。经数日创口愈合后，囊肿又长大如前。囊肿发展很大时，可引起吞咽、言语及呼吸困难。

（2）口外型　又称潜突型。囊肿主要表现为下颌下区肿物，而口底囊肿表现不明显。触诊柔软，与皮肤无粘连，不可压缩，低头时因重力作用，肿物稍有增大。穿刺可抽出蛋清样黏稠液体。

（3）哑铃型　为上述两种类型的混合，即在口内舌下区及口外下颌下区均可见囊性肿物。

（三）诊断及鉴别诊断

舌下腺囊肿需与口底皮样囊肿及下颌下区囊性水瘤相鉴别。

1. 口底皮样囊肿　囊肿呈圆形或卵圆形，边界清楚，位于口底正中，表面黏膜及囊壁厚，囊腔内含有半固体状皮脂性分泌物，扪诊有面团样柔韧感，无波动感，可有压迫性凹陷。肿物表面颜色与口底黏膜相似而非浅紫蓝色。

2. 下颌下区囊性水瘤　常见于婴幼儿，穿刺检查可见囊腔内有稀薄、淡黄清亮的内容物，涂片镜检可见淋巴细胞。

（四）治疗

1. 小唾液腺黏液囊肿　可行药物治疗或手术治疗。将囊腔内囊液抽尽后，注入2%碘酊0.2～0.5ml，2～3分钟后，再将碘酊抽出。可破坏腺体上皮细胞，使其失去分泌功能而防止囊肿再次形成。但最常用的治疗方法仍为手术切除。

2. 舌下腺囊肿　切除舌下腺是根治舌下腺囊肿的最有效方法，残留部分囊壁不致造成复发。对于口外型舌下腺囊肿，可全部切除舌下腺后，将囊腔内的囊液吸净，在下颌下区加压包扎，无须在下颌下区作切口摘除囊肿。对全身情况较差，不能耐受手术的患者及婴儿，可行简单的成形性囊肿切开术，即袋形缝合术，切除覆盖囊肿的部分黏膜和囊壁，放尽囊液，填入碘仿纱条。待全身情况好转或婴儿长至4～5岁后再行舌下腺切除。

二、唾液腺良性肥大

唾液腺良性肥大又称唾液腺肿大症（sialadenosis）或唾液腺退行性肿大，是一种非肿瘤、非炎症性、慢性、复发性、无痛性肿大的唾液腺疾病。

（一）病理病因

唾液腺良性肥大的确切病因尚不清楚，可能与内分泌紊乱、营养不良和自主神经功能失调有关。

（二）临床表现

绝大多数发生在腮腺，少数发生在下颌下腺。多为双侧肿大，偶见单侧。好发于中老年人。腮腺逐渐肿大，呈弥漫性，可持续多年，肿胀反复发作，无疼痛，有时大时小的病史。触诊柔软并均匀一致，无肿块，亦无压痛，病程较久者则稍硬韧。导管口无红肿，挤压腺体导管口有清亮液体流出。偶有唾液分泌减少，但患者一般无口干症状。

（三）诊断及鉴别诊断

唾液腺造影显示腺体形态大多正常，体积明显增大，排空功能稍迟缓。超声检查腺体呈弥漫性增大，回声无异常。

唾液腺良性肥大有时需与唾液腺肿瘤及舍格伦综合征相鉴别。单侧唾液腺肥大者，有时临床触诊不确切，感到颌后区丰满。此类患者可首选超声检查，如显示为回声均匀且无占位性病变者，当可确诊。

舍格伦综合征的唾液腺造影片上显示末梢导管扩张，排空功能迟缓相较唾液腺良性肥大更为明显，免疫学检查常有异常表现。

（四）治疗

唾液腺良性肥大目前尚无特殊治疗方法。有全身性疾病者，部分患者的腺体经系统治疗后能恢复正常。但有些糖尿病患者，在血糖得到理想控制后，唾液腺肿大仍无明显变化。高血压患者因药物引起的唾液腺肿大，大多在停药后可以消退。腺体肿胀时，患者可自行按摩腺体，促使唾液排空，也可咀嚼无糖口香糖或使用催唾剂，刺激唾液分泌。

第5节 唾液腺肿瘤

唾液腺肿瘤在口腔颌面部的肿瘤中发病率较高，其中绝大多数为上皮性肿瘤，少数是间叶组织来源的肿瘤。不同解剖位置的唾液腺，其肿瘤的发生率是不同的。其中腮腺肿瘤的发生率最高，约占80%。下颌下腺肿瘤占10%，舌下腺肿瘤占1%，小唾液腺肿瘤占9%。在小唾液腺肿瘤中，最常见腭腺肿瘤。不同位置的唾液腺，发生良、恶性肿瘤的比例也不相同。腮腺肿瘤中良性肿瘤约占75%，恶性肿瘤占25%；下颌下腺肿瘤中良性肿瘤占60%，恶性肿瘤占40%；而舌下腺肿瘤中，良性肿瘤占10%，恶性肿瘤则高达90%；小唾液腺肿瘤中，良性肿瘤占40%，恶性肿瘤占60%。唾液腺肿瘤可发生于任何年龄，其中成人唾液腺肿瘤良性多于恶性，儿童唾液腺肿瘤恶性多于良性。

一、多形性腺瘤

多形性腺瘤（pleomorphic adenoma）又称为混合瘤（mixed tumor），是最为常见的唾液腺肿瘤。肿瘤由肿瘤性上皮组织和黏液样组织或软骨样间质组成。因其组织结构的多样性和混合性，故称为多形性腺瘤或混合瘤。

（一）临床表现

在大唾液腺中，多形性腺瘤好发于腮腺，下颌下腺次之，舌下腺极为少见。在小唾液腺中，腭部较为常见。任何年龄均可发生，以30～50岁较为多见，女性略多于男性。极少数病例可双侧同时发生。肿瘤生长缓慢，一般无自觉症状，病程较长。肿瘤边界清楚，质地中等，与周围组织无粘连，实性、有结节，突起的结节可有囊性感。肿瘤增大可引起耳垂上抬、面部畸形，一般无功能障碍。

当肿瘤缓慢生长多年后，突然迅速生长，局部出现疼痛、面神经麻痹等症状时，应考虑恶变的可能。

唾液腺造影显示主导管受压移位，可发生弯曲、变形，但无中断现象，分支导管呈"抱球状"改变，腺泡出现充盈缺损现象。

超声检查亦有助于对多形性腺瘤的诊断，表现如下。

1. 形态规则，呈圆形或椭圆形，或表面呈分叶状。

2. 轮廓完整，界线清楚，边缘处虽无轮廓线，但与周围组织易区分。

3. 如病变呈局限性异常回声团块，则体积较大者可致腺体增大而变形，增大的程度因肿物大小而定。

4. 内部回声可有以下三种形式。

（1）均质、实性，但有细小蜂窝结构表现，即均匀分布的低回声区中有蜂窝状小分隔（或网状）结构。

（2）均质、实性，软组织结构回声类型表现，呈均匀分布的低回声或等回声区。

（3）实性囊性变结构表现，当有实性变时，可出现无回声区。

5. 病灶后方回声无增强或衰减。

6. 如显示强回声光点或光斑，则有恶变可能。

（二）诊断

可根据临床表现和影像学检查作出初步诊断。为协助诊断和确定手术方式，术中须做冷冻活组织检查。

（三）治疗

多形性腺瘤的治疗应是手术切除，为防止肿瘤复发，应在肿瘤包膜外正常组织处切除。腮腺多形性腺瘤手术时应保存面神经。下颌下腺的肿瘤应将下颌下腺一并切除。腭部小唾液腺的肿瘤，应在正常黏膜组织内切除，有骨质破坏者，应在正常骨组织内切除。

二、沃 辛 瘤

沃辛瘤（Warthin tumor）又称淋巴瘤性乳头状囊腺瘤（papillary cystadenoma lymphomatosum）或腺淋巴瘤（adenolymphoma）。沃辛瘤名称较多，世界卫生组织唾液腺肿瘤分类中，建议用"沃辛瘤"这一命名。

沃辛瘤的组织发生与淋巴结有关。在胚胎发育时期，淋巴组织未形成淋巴结薄膜前，腺体组织迷走到淋巴组织中。这种迷走的腺体组织发生的肿瘤，即是沃辛瘤。

（一）临床表现

绝大多数发生于腮腺，发病率仅次于多形性腺瘤。本病多见于男性，男女比例约为6:1，以

30～50岁最为多见，常与吸烟有密切关系。常为无意中发现，也可因炎症发作而就诊。临床表现为缓慢、无痛生长的肿块，圆形或卵圆形，表面光滑，边界清楚，质地柔软，可有波动感。肿瘤有消长史。绝大多数肿瘤位于腮腺后下极。肿瘤常呈多发性，可于一侧腮腺出现多个肿瘤，也可双侧腮腺同时发生。有些患者术后又出现肿瘤，不是复发而是多发。肿瘤^{99m}Tc核素显像呈"热"结节，具有特征性。

超声检查显示肿瘤内部低回声区被线状强回声分隔成网格状，这与肿瘤多数小囊腔中有上皮乳头突入的组织病理学特点有关，具有一定的特征性。

（二）治疗

沃辛瘤的治疗为手术切除。手术时应将肿瘤周围的淋巴结一并切除。由于肿瘤常位于腮腺后下极，在确认面神经干的情况下，可行下极及其淋巴结切除，保留导管。肿瘤位于耳屏前，则采取保留面神经的腮腺浅叶切除术。

三、黏液表皮样癌

黏液表皮样癌（mucoepidermoid carcinoma）在1972年世界卫生组织唾液腺肿瘤分类中定名为黏液表皮样肿瘤。1991年世界卫生组织唾液腺新分类中根据其生物学行为更名为黏液表皮样癌。

黏液表皮样癌是唾液腺最常见的恶性肿瘤。根据其生长方式、细胞的分化程度等分为高分化和低分化两类。

（一）临床表现

黏液表皮样癌好发年龄为30～50岁，女性多于男性，大多发生于腮腺，其次是下颌下腺及舌下腺，也可发生在小唾液腺，多为磨牙后腺。

高分化黏液表皮样癌临床上与多形性腺瘤较相似，呈无痛性缓慢生长肿块。病史一般较长，大小不等，形态不规则，边缘界线清或不清，活动度较差，质地偏硬。有时可呈囊性，表面黏膜呈浅蓝色，破溃后可流出淡黄色黏稠液体。很少出现面瘫症状，淋巴转移也较少见。磨牙后区及腭部的肿瘤，因位置表浅，穿刺抽出少量血性紫黑色液体，易被误诊为囊肿或血管瘤。

低分化的黏液表皮样癌生长迅速，伴有疼痛，质地较硬，边界不清，与周围组织粘连，常可侵犯面神经或舌下神经。淋巴转移率较高，也可随血行转移。术后易于复发，患者预后差。

唾液腺造影表现为主导管或分支导管排列扭曲、紊乱，与良性肿瘤的压迫移位完全不同，导管呈粗细不均的腊肠状或念珠状；主导管或叶间导管可突然中断，或表现为导管系统的断续，不全充盈现象，腺泡不规则充盈缺损，边缘不齐，周围导管无移位，造影剂外溢呈点、片状。如侵袭颌骨可致溶骨性破坏。

超声检查可表现为以下几点。

1. 可有实性或混合性病灶影像。
2. 边缘不清晰，轮廓不清、不完整。
3. 呈不均匀分布的不均质实性回声表现，不均质低回声或低回声与致密较强回声交错分布。高分化者亦可表现为均质、致密、较强回声团块。
4. 有较大囊性变者表现为囊样结构的囊、实性混合改变。

（二）治疗

黏液表皮样癌以手术治疗为主，高分化者应尽量保留面神经。面神经与肿瘤有粘连，分离后无面瘫症状者，术中应对面神经及周围组织用液氮冷冻处理或术后放射治疗，杀灭可能残留的肿瘤细胞，以减少复发。低分化黏液表皮样癌，则不能保留面神经，考虑选择性颈淋巴结清扫术。

四、腺样囊性癌

腺样囊性癌（adenoid cystic carcinoma）是最常见的唾液腺恶性肿瘤之一。其病理特征为上皮团块中的玻璃样物质，似"圆柱状"，故又称圆柱瘤（cylindroma）。

腺样囊性癌可发生于任何年龄，但中年以上多见。多发于小唾液腺，大唾液腺中多发于腮腺，发生于舌下腺的恶性肿瘤，多为腺样囊性癌。

（一）临床表现

肿瘤生长缓慢，病程较长。多见于40～60岁，女性多于男性。肿瘤无包膜，侵袭性较强，易沿神经扩散，具有高度的神经侵犯性而出现相应的神经症状，如面瘫、疼痛等。晚期沿血管扩散转移，转移率较高。肿瘤边缘不清，与周围组织粘连，质地较硬，有明显的压痛。腭部腺样囊性癌术后如果出现明显的头痛、眼球发胀，虽未见明显的局部复发灶，也应高度怀疑肿瘤复发。

唾液腺造影表现为主导管或分支导管排列扭曲、紊乱，导管呈粗细不均的腊肠状或念珠状；主导管或叶间导管可突然中断，或表现为导管系统的断续，不全充盈现象，腺泡不规则充盈缺损，边缘不齐，周围导管无移位，造影剂外溢。

超声检查可表现为以下几点。

1. 形态不规则，呈团块的局限异常回声改变。
2. 界线不清、边缘不齐、轮廓不完整。
3. 内部回声呈不均质实性结构，或囊、实性混合性结构。
4. 后侧回声有衰减。

（二）治疗

腺样囊性癌的治疗主要是手术切除，配合放射治疗，有远处转移加用化疗。腮腺腺样囊性癌应行全腺叶切除，不保留面神经；下颌下腺、舌下腺的腺样囊性癌应切除下颌下腺和舌下腺及肿瘤，也应切除舌神经及舌下神经；腭腺的腺样囊性癌应将包括翼突在内的上颌骨一并切除。

医者仁心

讲别人没讲过的故事——王松灵

每周三上午和周五下午，王松灵会准时出现在北京口腔医院的诊室里。他曾任首都医科大学的副校长，还是近20个学生的硕博导师，兼顾行政管理和教学科研的同时，他坚持出诊，"不到一线去，怎么能深入了解病人需求呢？"他把自己的研究比作"讲故事"，常挂在嘴边的一句话是"讲别人没讲过的故事，讲别人讲错的故事"。对唾液中硝酸盐的研究，便是他口中"别人讲错的故事"。长期以来，无论学术圈还是社会大众，都认为硝酸盐对机体有害。但王松灵发现，唾液中硝酸盐含量很高，是血液中含量的10倍。"看来口腔分泌硝酸盐是个生理现象，那身体不可能害自己吧，这是最朴素的想法。"后来他多方寻求合作，进行唾液中硝酸盐转运机制的研究，终于发现，硝酸盐对胃肠、肝脏等组织器官有重要的保护作用，甚至还具有放射性保护作用。如今，他和团队希望从硝酸盐预防放射性唾液损伤的角度切入，研发出用于临床治疗的药物。

自 测 题

1. 唾液腺炎症最常见于（　　）
   A. 腮腺
   B. 下颌下腺
   C. 舌下腺
   D. 磨牙后腺
   E. 唇腺

2. 唾液腺结石病多发生于（　　）
   A. 腮腺
   B. 下颌下腺
   C. 舌下腺
   D. 腭腺
   E. 唇腺

3. 腮腺良性肿瘤中最常见的是（　　）
   A. 腺瘤
   B. 圆柱瘤
   C. 腺淋巴瘤
   D. 神经纤维瘤
   E. 多形性腺瘤

4. 根治舌下腺囊肿的方法是（　　）

   A. 引流囊液
   B. 袋形缝合
   C. 摘除舌下腺
   D. 完整摘除囊肿
   E. 尽可能摘除囊肿

5. 男孩，9岁。双侧腮腺反复肿胀2年，每年肿胀5～6次，每次持续一周左右，无口干、眼干症状，腮腺造影显示有点球状扩展。合适的处理为（　　）
   A. 理疗
   B. 主导管结扎
   C. 双侧腮腺手术切除
   D. 行腮腺导管再通术
   E. 多饮水，按摩腺体，保持口腔卫生，必要时抗感染治疗

（彭宏峰）

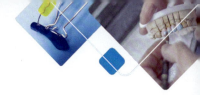

第10章

颞下颌关节疾病

颞下颌关节由颞骨的关节面、下颌骨的髁突、介于两者之间的关节盘及包绕周围的关节囊和关节韧带组成，是人体最复杂的关节之一。颞下颌关节双侧联动，每侧关节既可做转动运动又可做滑动运动。关节软骨、软骨下骨、关节盘等组织结构具有随功能需要而进行改建的能力。本章主要讲述颞下颌关节疾病中较为常见的疾病：颞下颌关节紊乱病、颞下颌关节脱位和颞下颌关节强直，简单介绍颞下颌关节囊肿及肿瘤。以上这些疾病都会影响颞下颌关节的正常功能，颞下颌关节强直还可影响颌面部正常发育，造成口腔颌面部畸形等。有的关节强直继发小颌畸形和后缩畸形，可引起阻塞性睡眠呼吸暂停。

第1节　颞下颌关节疾病的分类

颞下颌关节疾病主要有两类，一类是关于颞下颌关节疾病的基本分类，另一类是关于颞下颌关节疾病中最常见的颞下颌关节紊乱病的分类。

一、国外颞下颌关节疾病的分类

国内外有关颞下颌关节疾病的分类众多，特征各异，特别是关于颞下颌关节紊乱病（temporomandibular disorder，TMD）的分类。1992年，根据TMD临床及流行病学特征制定了颞下颌关节紊乱病研究诊断标准（research diagnostic criteria for temporomandibular disorders，简称RDC/TMD）以及由其不断修订而来的颞下颌关节紊乱病诊断标准（diagnostic criteria for temporomandibular disorders，简称DC/TMD）。

（一）颞下颌关节紊乱病研究诊断标准

在美国国立牙科研究院的支持下，由美国华盛顿大学牙医学院Dworkin等于1992年提出了颞下颌关节紊乱病研究诊断标准。该分类方法对颞下颌关节紊乱病的诊断从躯体疾病和疼痛、精神心理状况两方面进行评估，即进行"双轴（dual-axis）诊断"。轴Ⅰ包括肌病、关节盘移位、关节痛、关节炎、关节病等，主要对患者躯体疾病进行分类。轴Ⅱ则主要对患者的疼痛及精神心理状况进行评估，反映与疼痛相关的功能丧失和心理状况，包括对疼痛强度及功能丧失分级（0～Ⅳ级），抑郁及生活单调症状分级（正常、中度及重度）和目前尚无具体分类方法的下颌功能运动受限等。

（二）颞下颌关节紊乱病诊断标准

DC/TMD依旧包含"双轴诊断"，但是将TMD躯体性疾病分为以下两大类。

1. **疼痛性疾病**　包括肌痛、关节痛及TMD相关性头痛三类。肌痛又分为局限型肌痛、放散型肌筋膜痛及牵涉型肌筋膜痛。

2. **关节疾病**　包括可复性关节盘移位、可复性关节盘移位伴间歇性交锁、不可复性关节盘移位伴开口受限、不可复性关节盘移位不伴开口受限、退行性关节病及半脱位。

二、国内颞下颌关节疾病的分类

（一）颞下颌关节疾病的总体分类

目前，国内关于颞下颌关节疾病尚无统一的分类，依据北京大学口腔医学院资料，基本上可分为9类：①颞下颌关节紊乱病类；②关节囊肿、肿瘤和类肿瘤类；③关节强直类；④外伤骨折类；⑤感染类；⑥发育异常类；⑦关节脱位；⑧系统病累及关节；⑨其他疾病，指因开口受限、疼痛等就诊于颞下颌关节门诊的一些相关疾病，如冠突肥大、冠突骨软骨瘤等。

（二）颞下颌关节紊乱病诊断标准

国内有关颞下颌关节紊乱病的分类主要为张震康、曾祥辉分类（1973年）及马绪臣、张震康分类（1985年、1997年、2005年）。其中2005年马绪臣和张震康参考RDC/TMD，结合其课题组的研究结果及实践经验和我国颞下颌关节紊乱病临床工作的实际情况所提出的诊断标准，为我国口腔医学临床目前应用较多的分类方法，具体如下。

1. 轴Ⅰ　躯体疾病评估。

（1）咀嚼肌紊乱疾病　包括肌筋膜痛、肌痉挛、肌纤维变性挛缩及未分类的局限型肌痛。

（2）结构紊乱疾病　包括可复性关节盘前移位、不可复性关节盘前移位伴开口受限、不可复性关节盘前移位不伴开口受限、关节盘侧方（内、外）移位及关节盘旋转移位。

（3）关节炎性疾病　包括滑膜炎（急性、慢性），关节囊炎（急性、慢性）。

（4）骨关节病或骨关节炎　包括骨关节病或骨关节炎伴关节盘穿孔，骨关节病或骨关节炎不伴关节盘穿孔。

2. 轴Ⅱ　与疼痛相关的功能丧失和心理状况。

（1）疼痛及功能丧失分级　分为0～Ⅳ级。

（2）精神心理状况　按症状自评量表调查结果分为正常、中度异常和重度异常三种情况。

第2节　颞下颌关节紊乱病

> **案例 10-1**
>
> 患者，女性，21岁。
>
> 主诉：开口受限1个月余。
>
> 现病史：患者1年前开始出现右侧耳前区"咔、咔"的声音，张闭口时右侧耳前区偶伴疼痛不适，1个月前开口受限，张大口时右侧耳前区疼痛不适伴拉扯感，未曾治疗，今来诊。
>
> 既往史：患者否认药物过敏史和外伤史等。
>
> 临床检查：患者颌面部基本对称，最大开口度30mm，张口型右偏。张闭口双侧颞下颌关节区无弹响，张闭口、侧方运动、前后运动时右侧颞下颌关节区疼痛，VAS评分3分。后推下颌实验（－），咀嚼肌无压痛。
>
> 辅助检查：CBCT检查结果显示，右侧颞下颌关节前间隙明显增宽，右侧髁突前斜面骨皮质模糊消失。
>
> 问题：1. 该患者最可能的诊断是什么？请简述诊断依据。
>
> 　　　2. 该病应与哪些疾病进行鉴别诊断？

颞下颌关节紊乱病是一组涉及颞下颌关节、咀嚼肌及其相关附属结构的咀嚼系统疾病，其主要症状包括咀嚼肌和颞下颌关节疼痛、颞下颌关节弹响或杂音及下颌运动异常等，可伴有包括头痛在内的多部位疼痛和功能障碍等。颞下颌关节紊乱病是口颌面部的常见病，好发于青少年和中年人群，患病率、就诊率最高的年龄段是20~30岁，女性患病率比男性高（为2∶1~3∶1）。本病发病因素尚未完全阐明，早期多为功能紊乱性质，晚期可以出现关节的器质性破坏。临床症状与影像学检查的表现可以不一致。影像学检查显示器质性变化明显的患者，也可以没有明显的临床症状。本病具有一定的自限性，治疗一般首选保守、可逆的治疗方法，必要时可选择手术治疗。

一、病　　因

颞下颌关节紊乱病的发病原因目前尚未完全阐明，一般认为是多因素影响的疾病，主要包含以下几个方面。

（一）心理社会因素

20世纪60年代，随着生物-心理-社会医学模式的兴起，精神心理因素与颞下颌关节紊乱病的致病相关性越来越受到重视。颞下颌关节紊乱病的患者，常有情绪焦急、易怒、精神紧张、容易激动及失眠等症状，有的患者精神因素与发病之间存在明显的因果关系。另外，颞下颌关节紊乱病的疼痛主要发生于颌面部，容易引起患者的过度关注，引发焦虑和紧张情绪，进而加重患者疼痛的主观感受。因此，颞下颌关节紊乱病疼痛患者所叙述的不仅仅是疼痛，而是伴随着心理反应的复杂情绪。

（二）𬌗因素

关于咬合与颞下颌关节紊乱病之间的联系尚无广泛的、直接的证据。许多研究者认为咬合因素与颞下颌关节紊乱病的关系很小，甚至没有关系。但是，不可否认的是，咬合异常是其主要的易感因素和持续因素。颞下颌关节紊乱病患者中临床常见的咬合异常包括内倾性深覆𬌗、个别前牙反𬌗、个别后牙反𬌗或锁𬌗、第三磨牙伸长等。有时一旦消除这些因素，症状可缓解或消失。例如，由于第三磨牙错位萌出，可造成𬌗的创伤，引起颞下颌关节紊乱病，一旦拔除，症状可消失。常见的咬合病因学说主要包括压迫学说、神经肌肉反馈学说、功能负荷改变学说和咬合围栏学说等。

（三）免疫因素

颞下颌关节紊乱病也存在着免疫因素：免疫学研究表明关节软骨的主要成分如胶原蛋白多糖和软骨细胞都具有抗原性。由于关节软骨有基质包裹，从胚胎到成人都和血管系统隔绝，成为封闭抗原，不能被自身免疫系统识别。当软骨表面由于某种原因（如外伤、感染等）发生破坏时，使这些封闭抗原暴露于免疫系统则可引起自身免疫反应。

（四）关节负荷过重

颞下颌关节是一个负重关节。适度的负重对维持关节的正常结构、功能和生理改建是必需的，有重要意义。但是过度的负重，超出生理限度则可造成关节的退行性改变，甚至关节器质性破坏。造成关节负荷过重的因素，主要有创伤𬌗、夜磨牙、关节手术、髁突骨折、下颌发育不对称、偏侧咀嚼、喜吃硬食物、长时间嗑瓜子、嚼口香糖等，这些因素均可使关节负荷过重，引起关节内持续微小损伤，这种微小损伤的长期作用将引起关节改变。

（五）关节解剖因素

人类进化过程中，言语功能的增强需要下颌活动更加灵巧、精细，直立行走后视野的扩大及火的使用，使食物形状发生改变，颌骨及颞下颌关节的解剖结构也随之发生相应的变化。

1. 上下颌骨明显变小，使下颌骨更为轻便，利于运动。

2. 关节结节明显变低，使关节窝变浅，而前后径变长，使髁突能更多向前滑动。

3. 髁突明显小于关节窝，相应的髁突颈部变细，使髁突不仅可以向前自由滑动，也可做侧方后退活动。

从功能上看，颞下颌关节随着人类的进化使关节和颌骨更为灵巧，以适应做更为复杂的下颌运动。从解剖结构上看，相应的颞下颌关节、肌肉韧带明显变弱，关节的承重能力也相应降低，以致颞下颌关节在没有外力时就可以发生完全脱位，成为人体关节中发生半脱位和脱位概率最高的关节。颞下颌关节的过度活动，如张口过大和大开口时间过长等，也是诱发颞下颌关节紊乱病的因素。

（六）其他因素

除上述因素外，关节区突然受到寒冷刺激，不良姿势，如用手支撑下颌的不良习惯，长期低头驼背伏案工作，可造成头颈部肌链的肌张力不平衡，引起肌功能紊乱而影响下颌骨及髁突的正常位置等，这些也是诱发颞下颌关节紊乱病的因素。

颞下颌关节紊乱病的发病机制尚不明确，多数学者认为其是在多因素相互作用下发生的。在颞下颌关节解剖因素基础上，关节内持续的微小创伤引起关节结构紊乱，大多数处于亚临床状态；当生活事件造成情绪改变和肌紧张、痉挛时，将可能诱发心理神经内分泌和心理神经免疫反应的参与，其则由亚临床状态发展为临床疾病，出现功能障碍和疼痛等症状。

二、临 床 表 现

颞下颌关节紊乱病的发展一般有三个阶段：功能紊乱阶段、结构紊乱阶段和关节器质性破坏阶段。这三个阶段显示了疾病的早期、中期和后期。各期的症状不尽相同，也可以见到两个阶段的症状同时或交替出现，但不同的个体，症状的轻重并不一致。早期的功能紊乱阶段可以自愈或经过治疗后痊愈；有的即使已发展到关节结构紊乱阶段，经过适当的治疗后，仍然可以恢复到病变的早期阶段。有的则逐步发展到关节器质性破坏阶段。

颞下颌关节紊乱病虽然病期一般较长，几年或十几年，并经常反复发作，但是本病有自限性，一般不发生关节强直，预后良好。其临床表现有下颌运动异常、疼痛、弹响和杂音三个主要症状，三种症状可同时存在，也可单独存在。

（一）下颌运动异常

成人正常的下颌运动，正常开口度平均约3.7cm，开口型不偏斜，呈"↓"。异常的下颌运动，可以由咀嚼肌张力变化引起，也可由长期肌张力变化所致，或者移位的关节盘阻碍髁突运动所致。下颌运动异常包括：①开口度异常（过大或过小），如两侧翼外肌功能亢进，在开口运动时，髁突可超越关节结节，而发生半脱位使开口度过大。慢性滑膜炎则出现开口度过小。②开口型异常（偏斜或歪曲），指下颌在开闭口过程中出现偏摆，主要是咀嚼肌张力不协调所致。如一侧翼外肌痉挛或不可复性关节盘前移位，可出现开口型偏向患侧。③开闭运动中出现关节交锁，如关节盘移位、穿孔、断裂，使关节运动发生障碍，在开口运动时，髁突要绕过关节盘的障碍后才能继续完成大开口运动，称为关节交锁。

（二）疼痛

主要表现在开口和咀嚼运动时关节区或关节周围肌群的疼痛。一般无自发痛。急性滑膜炎发作时，偶有自发痛。如关节有器质性破坏或肌肉痉挛时，相应的关节区和肌组织有压痛。有的患者有肌肉和肌筋膜的疼痛扳机点，压迫扳机点可引起远处的牵涉区疼痛。此外，一些经久不愈、病程迁延的患者，常常有关节区发沉、酸胀、咀嚼肌容易疲劳，以及面颊、颞枕区等慢性疼痛和感觉异常。

（三）弹响和杂音

正常关节在下颌运动时是一个连续、润滑、无声的过程。本病常见的异常声音如下。①弹响音，即开口运动中有"咔、咔"的声音，多为单音，有时为双音，如可复性关节盘前移位时可出现这类弹响；②破碎音，即开口运动中有"咔叭、咔叭"的破碎声音，多为双声或多声，如关节盘穿孔、破裂或移位可出现这类杂音；③摩擦音，即在开口运动中有连续的似揉玻璃纸样的摩擦音，在骨关节病患者骨、软骨面粗糙可出现这类杂音。

此外，本病还常伴有许多其他症状，如各种耳症、眼症、吞咽困难、言语困难及慢性全身疲劳等。其中伴有耳症的较多，包括耳闷、听力下降、耳鸣等，一般认为耳症和关节盘-锤骨韧带又称下颌锤韧带有关。有研究报道，从新鲜标本和临床观察到，当下颌前伸和关节盘移动时，此韧带明显紧张，同时有鼓膜内陷症状。真正的耳症机制尚待进一步研究。

三、诊断及鉴别诊断

根据病史和临床检查诊断颞下颌关节紊乱病并不困难。常用的辅助检查：①关节许勒位和髁突经咽侧位X线片，可发现有关节间隙改变和骨质改变；②关节造影（上腔造影因操作容易而多用，下腔造影国内应用较少）和磁共振检查，可发现关节盘移位、穿孔及关节盘诸附着的改变等；③CBCT检查，可发现关节间隙及骨质改变情况；④关节内镜检查，可发现本病的早期改变。由于本病有许多类型，治疗方法各异。因此，应作出具体类型的诊断。

由于许多其他疾病也常出现颞下颌关节紊乱病的主要症状，必须加以鉴别。

（一）颞下颌关节炎

常见者有急性化脓性颞下颌关节炎和类风湿性颞下颌关节炎。急性化脓性颞下颌关节炎一般发病急，关节区可见红肿，压痛明显，尤其后牙稍用力咬合时可引起关节区剧痛。较少见，常有感染及外伤病史。类风湿性颞下颌关节炎常伴有全身游走性、多发性关节炎，尤以四肢小关节最常受累，晚期可发生关节强直。

（二）耳源性疾病

耳部疾病，如外耳道疖和中耳炎时，其疼痛常放射到关节区并引起张口受限和咀嚼困难。

（三）颈椎病

该类患者常出现颈、肩、背、耳后区及面侧部疼痛。但疼痛与张口咀嚼无关，常与颈部活动和姿势有关，并可有手部感觉和运动异常。X线片检查颈椎有无骨质变化可协助进行鉴别诊断。

（四）茎突过长症

患者除有吞咽时咽部疼痛和异常感觉外，常在张口、咀嚼时引起关节区疼痛，以及关节后区、耳后区和颈后区牵涉痛。X线检查可观察到过长或钙化了的茎突。

（五）肿瘤

颞下窝、翼腭窝、上颌窦后壁癌，腮腺恶性肿瘤，鼻咽癌及颞下颌关节等部位的肿瘤可侵犯翼外肌等肌群，常出现张口受限或牙关紧闭等类似颞下颌关节紊乱病的症状，而被误诊为颞下颌关节紊乱病，应加以鉴别。此外，还要注意与髁突良性肥大、髁突骨瘤、滑膜软骨瘤病、纤维骨瘤等疾病进行鉴别。

（六）癔症性牙关紧闭

多发于女青年，既往有癔症史，病前常有精神诱因，然后突然发生张口受限或牙关紧闭，常与全身其他肌痉挛或抽搐伴发。此病用语言暗示或间接暗示常能奏效。

（七）破伤风牙关紧闭

由破伤风杆菌引起的一种以肌肉阵发性痉挛和紧张性收缩为特征的急性特异性感染，一般都有外伤史。痉挛通常从咀嚼肌开始，先是咀嚼肌少许紧张，即患者感到张口受限；继之出现强直性痉挛呈牙关紧闭状；同时还因表情肌的紧缩，形成"苦笑"面容，可伴有面肌抽搐。由于破伤风初期症状可表现为张口困难或牙关紧闭，常首先到口腔科就诊，应特别注意与颞下颌关节紊乱病相鉴别，以免误诊而影响早期治疗。

四、治疗原则及治疗要点

由美国牙科研究会2010年批准并于2015年再次确认的《关于TMD的政策声明》（修订版）明确指出：除非有特殊的、无可非议的与此相反的指征，强烈推荐对于颞下颌关节紊乱病患者的治疗应用保守的、可逆的、符合循证医学的治疗方法。许多关于颞下颌关节紊乱病进展过程的研究提示，其倾向于随时间的推移而改善或消退。尽管没有特别的治疗被证明是一律有效的，但在缓解症状方面，已然证明很多保守治疗方法与绝大多数侵入性治疗方法至少是同样有效的。国内马绪臣、张震康自1998年以来依据其临床经验及相关研究结果多次提出以保守治疗作为颞下颌关节紊乱病主要治疗方法的意见，主张在颞下颌关节紊乱病治疗中坚持以患者付出最小代价而最大获益为原则，将提高患者生活质量、恢复关节功能作为最重要的治疗目的；建议慎重使用可能对患者造成损害的手术治疗等不可逆的治疗方法；坚持个体化、程序化治疗原则；坚持在治疗中全面评估患者的躯体疾病和精神心理状况；避免过度诊断和过度治疗。

颞下颌关节紊乱病的治疗方法很多，如药物治疗、物理治疗、咬合板治疗、局部封闭治疗、关节腔内注药疗法和冲洗疗法、肌功能训练治疗、正畸治疗、修复治疗、心理支持疗法及手术治疗等（图10-1）。

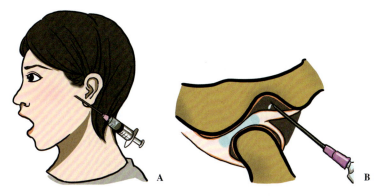

图10-1　颞下颌关节上腔注射

在治疗过程中应首先采用可逆性保守治疗方法，如药物治疗、理疗、局部封闭治疗和咬合板治疗等；然后采用不可逆性保守治疗方法等。外科手术治疗在颞下颌关节紊乱病总体治疗策略中的作用是很有限的；但对极少数关节病变诊断明确、经正确的可逆性的非手术治疗后无效且明显影响生活质量的患者，仍有重要意义。建议慎重应用可能对患者造成损害的外科手术方法，以及为治疗颞下颌关节紊乱病而施行改变患者天然牙列的全口咬合重建、大范围调牙合等不可逆性的治疗方法。

依据国内外颞下颌关节紊乱病主要分类方法，结合我国目前临床工作状况，本章将按咀嚼肌紊乱疾病、关节结构紊乱疾病、炎性疾病及骨关节病（骨关节炎）四类进行描述。

（一）咀嚼肌紊乱疾病类

咀嚼肌紊乱疾病类主要包括咀嚼肌痛、翼外肌功能亢进及咀嚼肌痉挛等，实际上其是关节外疾病，关节的结构本身尚属正常。一般经适当治疗可以痊愈；不少患者可表现为一过性功能紊乱，短期内可以自愈；也有患者可表现为慢性过程。

1. **咀嚼肌痛** 依据DC/TMD标准，肌痛可分为局限型肌痛、放散型肌筋膜痛及牵涉型肌筋膜痛。可首先请患者自行局部湿热敷、冷敷、理疗；服用非甾体抗炎药，如双氯芬酸钠25mg，每日3次，美洛昔康7.5mg，每日1次等治疗。必要时可采用2%利多卡因对压痛点进行封闭治疗，每日或每2～3日1次，每次1～2ml，3～5次为1个疗程。可根据症状消失情况减少封闭次数。同时，应告知患者注意自身关节保护，如避免食用难以咀嚼的食物、避免外伤、过大开口及寒冷刺激等。

2. **翼外肌功能亢进** 是指在最大开口位时，翼外肌下头继续收缩，把髁突连同关节盘过度地强拉过关节结节发生大开口末弹响乃至关节半脱位的状况。治疗可用0.5%或1%利多卡因5ml进行翼外肌封闭，每日或每2～3日1次，5次为1个疗程。每次封闭的量和间隔时间可根据开口度、弹响消失情况和程度来调整。应用不当可发展为翼外肌痉挛和持续性开口困难，为了巩固治疗效果，可配合肌功能训练，在最大开口位时，加强舌骨上诸肌的力量而减弱翼外肌收缩力量。

3. **咀嚼肌痉挛** 在DC/TMD中并未将咀嚼肌群痉挛纳入颞下颌关节紊乱病中，但在临床上确实存在，且对患者生活质量影响较大。咀嚼肌痉挛可单独发生于一块肌肉，如翼外肌、咬肌、颞肌等；也可多块肌肉同时发生，表现为半侧咀嚼肌群痉挛，主要发生于闭口肌。

翼外肌痉挛可表现为疼痛及开口受限。患者可以指出疼痛处在关节区深部，但不能触及。一般无自发痛；疼痛性质为钝痛。检查时可见开口中度受限，下颌偏向患侧。翼外肌痉挛严重者，可出现急性咬合紊乱。可采用理疗、针灸、按摩、湿热敷等治疗。必要时可用2%利多卡因2～3ml行翼外肌封闭，如封闭后疼痛减轻，开口度增大则可每日1次或隔日1次，5次为1个疗程。如封闭后疼痛无明显改善，则不应继续封闭，否则可能使痉挛加重。

咀嚼肌群痉挛相对较常见的是半侧咀嚼肌群痉挛，主要发生在闭口肌群，特别是咬肌和颞肌较为常见，可出现不自主肌肉抽搐、肌痛和严重的开口受限，不少患者还伴有头痛。病程长，且反复发作。可采用理疗、咬合板、服用镇静剂、服用肌松弛剂等治疗方法。必要时可采用痉挛肌肉内局部注射类肉毒毒素的治疗方法。在治疗期间精神放松，休息都是必要的。

（二）关节结构紊乱疾病类

关节结构紊乱疾病又称关节内紊乱或内错乱，为髁突-关节盘这一有机复合体出现结构关系的异常改变。有的患者可以治愈，有的则可进一步发展为骨关节病，也有的可长期稳定在这一阶段。此类疾病临床常见的类型为可复性关节盘前移位及不可复性关节盘前移位。

1. **可复性关节盘前移位** 主要临床表现为开闭口弹响，是由于关节盘前移位，在做开口运动时，髁突横嵴撞击关节盘后带的后缘并迅速向前下继而向前上运动，同时关节盘向后反跳，从而恢复正常的髁突-关节盘的结构关系，在此极为短暂的过程中，出现开口初期弹响。随着关节盘前移程度的加重，开口初期的弹响可发展为开口中期，甚至开口末期的弹响。开口型在弹响发生前偏向患侧，弹响发生后又回到中线。有的患者可以存在开闭口过程中的间歇性交锁或关节交锁，造成开闭口障碍。造影片或MRI检查可证实关节盘前移位。

对无功能障碍的关节弹响，嘱患者对关节采取保护措施，如避免食用坚果等不易咀嚼的食物，局部湿热敷等；也可采用再定位咬合板进行治疗，以消除关节弹响。对于是否需行关节盘复位手术的问题，长时间来国内外学者均存有较大争议。但近年来基本趋于一致，认为对此类关节盘移位进行复位手术既无必要，亦不可靠。因为绝大多数患者并不影响关节功能，通过对患者进行医学教育治疗，即可消除患者的疑虑并接受其关节所存在的状况。如伴有关节滑膜炎或肌筋膜痛症状时，则应进行积极的对症治疗；如存在开闭口间歇性交锁时，可采用再定位咬合板及关节腔内注射透明质酸钠等治疗方法。

2. 不可复性关节盘前移位 关节盘前移位在开口运动时，不能恢复正常位置，不能恢复正常的髁突-关节盘关系。临床上常有典型的关节弹响病史，继之可有间歇性关节交锁史；进而弹响消失，开口受限，开口时下颌偏向患侧，关节区疼痛；测量被动开口度时，开口度不能增大。慢性患者常因关节结构的适应性变化，开口受限症状可逐渐好转，乃至消失，此时患者虽仍为不可复性关节盘前移位状态，但临床上并无开口受限。造影片或MRI可证实为不可复性关节盘前移位。

对不可复性关节盘前移位伴开口受限时间较短者，一般于2%利多卡因2ml关节腔内注射后，采用简单的手法复位可使之开口度恢复正常。急性期不可复性关节盘前移位经手法复位多可转变为可复性关节盘前移位，然后可按可复性关节盘前移位进行处理。同时可用1%透明质酸钠进行关节腔内注射，以改变关节腔内流变学性能，减少关节内摩擦，对于改善关节症状亦有所帮助。对于不可复性关节盘前移位伴开口受限时间较长且关节疼痛、功能活动受限严重者，在经上述治疗不能改善临床症状时，可予以关节镜外科治疗，进行关节内粘连松解，以增加患者的开口度，改善关节功能。仅在极少数病例，临床症状严重，患者生活质量受到明显影响时，方采用开放外科手术治疗。

对于不可复性关节盘前移位不伴开口受限的患者，若有关节疼痛等症状时，可仅以对症治疗为主，而无须进行关节镜外科或开放外科手术治疗。

（三）炎性疾病类

这一类疾病不是指由细菌引起的感染性疾病，而是指由各种原因造成的过大开口或外伤，引起滑膜或关节囊的急性炎症；也可由创伤因素等引起滑膜或关节囊的慢性炎症。关节结构紊乱及骨关节病患者可继发或并发滑膜炎；急性炎症如及时治疗，消除发病因素后可以痊愈；慢性炎症则可反复发作，疾病迁延。滑膜炎的主要临床表现为关节运动时发生关节局部疼痛和开口受限。疼痛可随向后上方向的关节负重压力加大而加重。有的患者可能由关节腔内积液而致关节区轻度肿胀，局部有明显的触压痛，且可伴有同侧后牙不能紧密咬合。关节囊炎在临床上很难与滑膜炎进行鉴别，但其压痛点主要在关节外侧，可能有助于诊断。

治疗可首先采用口服非甾体抗炎药，如双氯芬酸钠25mg每日3次口服或美洛昔康7.5mg每日1次口服。同时可辅以理疗。如经此治疗无明显效果时，可采用关节封闭治疗。用泼尼松龙混悬液0.5ml（12.5mg）加入2%利多卡因0.5~1ml，注射于关节上腔。一般第2次关节腔内注射泼尼松龙需待3个月之后，且不应多次注射，一般以1~2次为宜。用超声将激素类药导入关节区，其效果可能更为持久。红外线、激光、超短波、热敷也有一定效果。此外，应用关节腔灌洗术，对急性、亚急性和慢性滑膜炎有较好的效果。可以使用关节镜进行灌洗，没有关节镜的可在注射器后接一个三通阀门，用生理盐水反复冲洗，通过灌洗可以清除关节腔内的某些组织碎屑、炎性疼痛介质等，也可松解细小粘连，冲洗后再注射上述剂量泼尼松龙混悬液，有利于消炎止痛，增加关节活动度，增大开口度。

（四）骨关节病（骨关节炎）类

骨关节病（骨关节炎）DC/TMD称为退行性关节病，通过影像学检查可以发现关节结构的退行性改变，包括髁突、关节结节及关节窝的退行性改变，以及关节盘移位、变形、变性乃至穿孔等。其除了可同时出现下颌运动障碍、疼痛、弹响之外，关节运动时亦可闻及连续的摩擦音或多声的破碎音。这类疾病在病情稳定期自觉症状可不明显，也可无明显功能障碍。有的患者可同时伴有肌痛及滑膜炎或关节囊炎等，自觉症状明显，可反复发作。绝大多数此类患者仍应以非手术治疗方法为主。仅极少数症状严重且明显影响生活质量的患者方可予以外科手术治疗，如经关节镜进行关节腔扩大及清扫修整术、关节盘穿孔修复术、关节盘摘除术、髁突修整术及髁突高位切除术等开放外科手术，但应注意严格掌握手术适应证。关节盘穿孔较常见于重度骨关节病患者，多发生于双板区，一般可以行盘穿孔修复，不宜摘除；在穿孔过大或在关节盘本体部穿孔、破裂、严重退行性变不能修复者，方可摘除关节盘。关节盘摘除后，关节间隙内可以用颞肌筋膜瓣等插补或用非生物体暂时留置。

第3节　颞下颌关节脱位

案例 10-2

患者，男性，27岁。

主诉：下巴脱位1小时。

现病史：患者1小时前打哈欠时下巴脱位，不能闭口，未曾出现类似情况，现来诊。

既往史：患者否认药物过敏史和外伤史等。

临床检查：患者大张口不能咬合，言语不清，流涎，下颌前伸，双侧耳屏前触及凹陷。

问题：1. 该患者的初步诊断是什么？诊断依据是什么？

　　　2. 为进一步确诊应做什么检查？

颞下颌关节脱位是指髁突脱出关节窝以外，超越了关节运动的正常限度，并且不能自行恢复原位。按部位可以分单侧脱位和双侧脱位；按性质可分为急性脱位、复发性脱位和陈旧性脱位；按髁突脱出的方向、位置可分为前方脱位、后方脱位、上方脱位及侧方脱位。关节向上、后和侧方脱位常见于外伤，并常伴有下颌骨骨折和颅脑损伤。临床上以急性和复发性前脱位最为常见，常由各种原因所致的过大开口引起。

一、急性前脱位

急性前脱位是临床最常见的颞下颌关节脱位。

（一）病因

在正常情况下，大开口末，髁突和关节盘从关节窝向前滑动，止于关节结节的下方或稍前方。各种原因导致大开口时髁突位于关节结节的前上方，而不能自行恢复至原位者，称为关节前脱位。引起关节前脱位的因素很多，因此明确发病因素对临床诊断和治疗是非常重要的。常见的原因有以下几点。

　　1. 咀嚼肌功能紊乱　翼外肌功能平衡失调，功能亢进，当大开口运动，如打哈欠、唱歌、大笑、咬大块食物等时，翼外肌继续收缩把髁突过度地向前拉过关节结节而造成脱位。

　　2. 关节解剖因素　关节结节过高或关节结节前斜面过陡是关节前脱位的解剖因素。

3. 外力作用 在开口状态下,颏部或下颌骨部受到外力,或在使用开口器时暴力开口等均可使关节脱位。

(二)临床表现

急性前脱位可为单侧,亦可双侧同时发生。

1. 双侧脱位

(1)下颌运动异常,患者不能咬合或咬合紊乱,前牙呈开𬌗、反𬌗状,言语不清,唾液外流,咀嚼和吞咽均有困难。

(2)下颌前伸,颏部前突,双侧颊部变平,使面下1/3变长。

(3)耳屏前凹陷,颧弓下突起。

(4)X线片可见髁突脱位于关节结节前上方。

2. 单侧脱位 症状与双侧急性前脱位的症状类似,只是以上症状显示在患侧,患者开闭口困难,颏部中线偏向健侧,健侧后牙呈反𬌗。

(三)治疗

颞下颌关节急性前脱位后,应及时复位,以免脱位致使关节周围纤维组织增生,发生粘连而难以复位。复位后应限制下颌运动。

1. 复位 复位前,应解除患者的心理紧张状态,可行局部肌肉按摩,使肌肉放松,便于复位顺利进行。必要时,复位前可给予镇静剂。复位方法包括口内法和口外法。

(1)口内法 最为常用。请患者端坐在口腔手术椅上(或普通椅子上,但头部应紧靠墙壁)。下颌牙𬌗面的位置应低于术者两臂下垂时肘关节水平。术者立于患者前方,两拇指用纱布缠紧,伸入患者口内,放在下颌磨牙𬌗面上,其余手指握住下颌体部下缘。复位时,两拇指压下颌骨向下,力量逐渐增大,其余手指将颏部缓慢上推,当髁突降至关节结节水平以下时,再将下颌向后、向上推动,使髁突滑入关节窝内而复位。有时在复位瞬间可听到弹响声。为防止复位时引起咀嚼肌反射性收缩而咬伤术者的拇指,术者应在即将复位闭合时,将两拇指迅速滑向颊侧口腔前庭沟(图10-2)。

(2)口外法 患者和术者的体位同口内法。复位时,术者两拇指放在患者两侧突起的髁突之前缘,用力将髁突向下后方推压。同时用两手的示、中指托住两侧下颌角,以环指、小指托住下颌体下缘,当髁突降至关节结节下方时,各指协调配合,施以向后、向上的力,使髁突滑入关节窝内而得以复位(图10-3)。

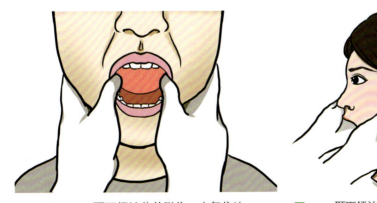

图10-2 颞下颌关节前脱位口内复位法　　**图10-3** 颞下颌关节前脱位口外复位法

因脱位时间较长,咀嚼肌存在痉挛,关节局部水肿、疼痛,手法复位困难者,可行理疗热敷,或局部咀嚼肌封闭,解除痉挛后再行复位。

2. 限制下颌运动 复位后，为使脱位时被牵拉过度而损伤的韧带、关节盘诸附着和关节囊得到修复，应采用颅颌绷带限制下颌运动2~3周，在此期间开口度不宜超过1cm。

二、复发性脱位

复发性脱位是指颞下颌关节前脱位反复发作，又称习惯性脱位。反复发作将造成患者言语、进食困难。

（一）病因

复发性脱位常由急性前脱位后治疗不当引起。如复位后未制动或制动时间短，被损伤的韧带、关节囊等未得到修复，还处于松弛状态而引起复脱。长期翼外肌功能亢进，髁突运动过度，使韧带、关节盘诸附着和关节囊松弛也可造成复发性脱位。一些患慢性消耗性疾病者，肌张力失常，韧带松弛也易发生顽固的复发性脱位。

（二）临床表现

临床症状与急性前脱位相同。复发性脱位可为单侧，亦可为双侧。通常在进食、大笑、打哈欠等大开口时，患者突然感到下颌骨不能运动自如，前牙不能闭合。其发作频率不一，有时几个月发作一次，有时一个月发作几次，甚至一日几次。经常性脱位患者不敢开口说话，常用手托着下颌。关节造影可见关节囊扩大，关节盘诸附着松弛。

（三）治疗

单纯限制下颌运动不能达到防止再脱位的目的。可采用多种治疗方法，如颌间固定，限制下颌运动；硬化剂注射，使关节囊产生纤维化；或采用手术治疗，如关节结节增高术、关节囊紧缩术、关节盘摘除术、翼外肌分离术等。

三、陈旧性脱位

急性前脱位或复发性脱位，如3~4周后尚未复位者，称陈旧性脱位。陈旧性脱位比较少见，其临床症状和前脱位相同，不同的是下颌可进行一定程度的开闭口运动。

（一）病因

急性前脱位后，由于髁突长期脱位于关节结节前上方，关节局部组织受到牵拉的一方可造成组织的撕裂伤，而受挤压的另一方则可造成挤压伤，均可引起咀嚼肌群的痉挛及关节周围组织的纤维化、关节窝及髁突的改建。这些变化随脱位时间变长而加重，复位亦更加困难。

（二）治疗

陈旧性脱位因已发生组织学的改变，手法复位比较困难，其治疗一般应以手术复位为主。治疗时，可在全身麻醉下给予肌肉松弛剂后，先行手法复位，如失败再进行手术复位。手术方法应根据临床特征选用直接暴露关节复位术、髁突切除术、下颌升支切除术等。复位后下颌应制动2~3周。

第4节　颞下颌关节强直

由各种疾病、损伤或外科手术而导致的关节固定，运动丧失，表现为开口困难或完全不能开口者，称为颞下颌关节强直。临床上根据病变部位分为以下三型。

1. **关节内强直**　又称真性关节强直，是由于一侧或两侧关节内发生病变，最后造成关节内的纤维性或骨性粘连，简称关节强直。

2. **关节外强直**　又称假性关节强直，亦称为颌间挛缩，是指病变发生在关节外上下颌间皮肤、黏膜或深层组织。

3. **混合性强直**　即关节内和关节外强直同时存在者，称为混合性强直。

一、病　因　病　理

关节内强直多发于15岁以前的儿童。以前，常见的原因是炎症，多由局部感染导致，最常见的是化脓性中耳炎。因儿童的中耳与颞下颌关节紧密相邻，岩鼓裂处只有很薄的软组织相隔，脓液可直接扩散到关节。下颌骨髓炎、化脓性腮腺炎等也可扩散到关节。比较少见的感染来源是身体其他部位的感染引起的脓毒血症及败血症等所致的血源性化脓性关节炎。目前，认为关节损伤是最多见的病因，如婴儿产钳伤、颏部外伤及下颌骨髁突颈部骨折。此外，类风湿关节炎偶尔亦可导致颞下颌关节强直。

关节外强直过去常见的病因是以坏疽性口炎（走马疳）多见，现已极罕见。目前，颜面部各种软组织损伤，如物理或化学的烧伤、颧弓骨折等为常见病因。此外，口腔内手术时创面处理不当，鼻咽部、颞下窝肿瘤放射治疗等也可造成颌间瘢痕挛缩。

关节内强直的病理变化为颞下颌关节的纤维软骨及骨质逐渐破坏，被有血管的纤维组织所代替，最后形成纤维性愈合，此时称为纤维性强直。并可见关节骨面有不同程度的骨质破坏，纤维组织长入骨髓腔，关节周围可有大量纤维组织增生。纤维性强直进一步骨化，使关节窝、关节结节和髁突之间发生骨性愈合，关节形态逐渐消失，融合成一致密骨痂。骨痂不断增大，波及下颌切迹，甚至整个下颌支与颧弓完全融合。

关节外强直的病理变化是由于上下颌间软组织损伤、愈合过程中，大量结缔组织增生而形成挛缩的瘢痕。瘢痕可因损伤区域的广度和深度不同而不同，范围大小不一，形态可为条索状或片状，波及上颌结节和下颌升支处，甚至整个下颌下间隙和口咽部。瘢痕内还有不同程度骨化现象。

二、临　床　表　现

（一）关节内强直

1. **开口困难**　关节内强直的主要症状是进行性开口困难或完全不能开口，病史较长，呈渐进性发展过程，一般在几年以上。开口困难的程度因强直的性质而不同。如属纤维性强直一般可有一定的开口度；而骨性强直则完全不能开口。单侧关节强直时，患者靠对侧髁突的代偿性活动可有一定的开口度，开口时下颌偏向患侧。儿童患者依靠下颌骨的弹性来克服双侧关节的骨性强直，仍可有数毫米的开口度。开口困难造成进食困难，通常只能由磨牙后间隙处缓慢吸入流质或半流质。

2. **髁突活动减小或消失**　用两手小指末端放在两侧外耳道内，让患者做开闭口运动和侧方运动时，通过对外耳道前壁的感受，可以判定髁突有无动度和对比对侧髁突运动的差别。单侧关节骨性强直患者张闭口运动时，可明显触及健侧髁突的活动度。

3. **𬌗关系错乱**　关节强直发病于成年人或青春发育期以后，因下颌骨已发育正常或基本正常，无明显的𬌗关系错乱，仅有开口受限。儿童期发病者下颌骨发育不足，可造成面下部垂直距离变短，牙弓变小而狭窄，牙列拥挤，磨牙舌向倾斜或萌出不全，下颌切牙唇向倾斜呈扇形分离，𬌗关系明显错乱。

4. 面下部发育障碍畸形 多发生在儿童，由咀嚼功能的减弱和下颌的主要生长发育中心髁突被破坏所致，一般随年龄的增长而日益明显。单侧关节强直表现为面容两侧不对称，患侧下颌体及下颌升支短小，颏部偏向患侧，患者面部反而丰满；健侧下颌由于生长发育正常，相应面部反而扁平狭长。双侧关节强直者，由于整个下颌发育障碍，下颌体内收，颏部明显后缩，严重者颏颈角几乎成一直线。而正常上颌却显前突，形成特殊的小颌畸形面容，又称鸟喙畸形。发病年龄越小，颜面下部发育障碍畸形越严重。此外，由于患者经常试图开口，长期的下颌升颌肌群向上牵引与下颌体上的降颌肌群向下牵拉使下颌角前切迹明显加深。

5. 呼吸结构紊乱 儿童患者由于下颌发育障碍，下颌极度后缩，使舌骨位置下移，导致舌骨上、下肌群张力失调及固有口腔变小，舌及舌根后坠，与咽后壁距离变小。部分患者软腭及腭垂长度增加，睡眠时肌肉松弛，上呼吸道更加狭窄，通气量不足，打鼾并有呼吸暂停，称为阻塞性睡眠呼吸暂停低通气综合征。这种情况一般发生在双侧颞下颌关节强直患者。

6. X线表现 有三种类型。第一种类型表现为关节正常解剖形态消失，关节间隙模糊，关节窝及髁突表面骨质有不规则破坏，多属纤维性关节强直；第二种类型表现为关节间隙消失，髁突和关节窝融合成很大的致密团块，呈骨球状；第三种类型表现为致密的骨性团块可波及下颌切迹，使正常喙突、颧弓、下颌切迹影像消失，下颌升支和颧弓甚至可完全融合呈"T"形。第二种类型和第三种类型为骨性强直。上述分型对手术设计具有一定参考价值。

（二）关节外强直

1. 开口困难 患者常有由坏疽性口炎引起的口腔溃烂史，或上、下颌骨损伤史，或放射治疗等治疗史。开口困难的程度取决于关节外瘢痕粘连的程度。由于下颌骨的生长发育中心未受侵犯，患者的面下部发育障碍畸形和殆关系错乱均较关节内强直为轻。

2. 口腔或颌面部瘢痕挛缩或缺损畸形 患者患侧口腔龈颊沟变浅或消失，并可触到范围不等的索条状瘢痕区。由坏疽性口炎引起者，常伴有软组织缺损畸形，牙排列错乱。由损伤或灼伤引起者，可有相应的瘢痕或缺损畸形。

3. 髁突活动减小或消失 多数患者做下颌运动时，患侧可触及髁突轻微的动度，在侧方运动时动度更为明显；但如颌间瘢痕已骨化，则髁突动度消失。

4. X线检查 可以观察到清晰的髁突、关节窝和关节间隙。但是，有些病例可见到上颌与下颌支之间的颌间间隙变窄，密度增高，有时可见大小不等的骨化灶。当上、下颌骨之间或下颌与颧骨、颧弓之间形成骨性粘连时，称为骨性颌间挛缩。

（三）混合性强直

临床上可以有关节内强直和关节外强直同时存在的病例，其症状为两者的综合，称为混合性强直。

三、诊断及鉴别诊断

依据病史、临床表现和X线检查，对颞下颌关节强直进行诊断并不困难。开口困难可由多种疾病引起，但是颞下颌关节强直的开口受限有进行性和时间长的特点。重要的是要查明颞下颌关节强直是哪种类型、哪一侧，以便采取正确的治疗。

因颞下颌关节内、外强直的手术方式不同，必须鉴别清楚，其鉴别要点见表10-1。

鉴别点	关节内强直	关节外强直
病史	化脓性炎症病史、损伤史等	口腔溃疡史、上下颌骨骨折史、烧伤及放射治疗史
颌间瘢痕	无	有
面下部发育	严重畸形（成年后患病不明显）	畸形较轻（成年后患病无影响）
殆关系	严重畸形（成年后患病不明显）	轻度错乱（成年后患病无影响）
X线表现	关节间隙消失，关节部融合呈骨球状（纤维性强直的关节间隙存在但模糊）	关节部正常，上颌与下颌支间隙可以变窄，密度增高

表10-1　关节内和关节外强直的鉴别诊断

四、治疗原则及治疗要点

颞下颌关节强直的治疗一般都需采用手术的方法。但手术前必须明确是关节内强直还是关节外强直或混合性强直，强直的性质是纤维性还是骨性，病变是单侧还是双侧，以及病变的部位和范围，这样才能制订正确的手术计划。手术可在局部麻醉或全身麻醉下进行。全身麻醉手术时，为防止患者麻醉后发生舌后坠引起窒息而危及生命，应采取气管内插管，术后在患者完全清醒后才可拔除气管插管。

（一）关节内强直

髁突切除术适用于纤维性强直的病例。颞下颌关节成形术又称假关节形成术，适用于骨性强直病例。手术原则如下。

1. 截骨的部位　即形成假关节的位置，应尽可能在下颌升支接近原来关节活动的部位。截骨的部位分为以下三种情况。①高位：在髁突颈部、乙状切迹之上，形成假关节。②中位：在乙状切迹之下，下颌孔之上。③低位：下颌角之上，下颌孔之下，因手术后关节功能恢复差，已不采用低位切开。

2. 截开的骨断面，应进行适当的修整，形成点与面的接触且表面光滑，可减少再次发生骨性粘连的机会。

3. 保持截开的间隙在0.5～1cm，在此间隙内插入各种组织或代用品，如采用自体骨（带软骨的肋骨、髂骨等）游离移植，行关节重建术，有预防骨断面重新粘连而复发的作用。或行人工关节置换术。

4. 双侧关节内强直最好进行一次手术，如必须分两次手术，相隔时间亦不应超过2周，以免第一次手术处发生瘢痕挛缩，造成手术失败。

5. 手术年龄以12～15岁以后为宜，对伴有阻塞性睡眠呼吸暂停低通气综合征的儿童则更应及时进行手术。

6. 在行关节成形术的同时，应矫正小颌畸形，不但有利于改善呼吸，而且可以在一定程度上矫正下颌后移的面容畸形，也有利于改善由长期慢性缺氧造成的心肺功能障碍和儿童全身发育不良。

（二）关节外强直

手术方法：切断和切除颌间挛缩的瘢痕，凿开颌间粘连的骨质。如颌间挛缩的瘢痕范围较小，可用游离皮片移植消灭瘢痕切除、松解后遗留的创面。如果挛缩的瘢痕范围较大或伴有唇颊组织缺损畸形，则应采用额瓣或游离皮瓣移植修复。

（三）混合性强直

治疗要根据不同情况决定手术方案。多采用假关节成形术，凿开下颌与上颌间骨性粘连，并结合游离植皮或皮瓣移植术。

（四）预防术后复发的主要措施

颞下颌关节强直术后复发率为10%～55%。引起复发的因素很多，目前观点也不完全一致。预防术后复发的主要措施如下。

1. 儿童期手术者比成人期复发率高，故手术年龄在15岁以后为佳。

2. 切除骨质的范围应为0.5～1cm，过多会造成开𬌗，过少易复发；两个断端应修整成点面接触且表面光滑。

3. 在假关节间隙填入各种组织或代用品可降低复发率。

4. 术中选用电刀热凝，既可热凝止血，又可破坏骨膜，以防止复发。

5. 根据开口度的不同，采用适当厚度的楔形硬橡皮块或阶梯形木块作为开口器。术后开口练习应建立在正确和成功的手术基础上，否则是无效的。术后7～10天开始进行开口练习（同期植骨或行下颌前移术者应推迟2周）。

6. 手术中尽量减少创伤，止血完善，减少死腔。术后包扎良好，预防感染，对减少复发也很重要。

第 5 节　颞下颌关节囊肿及肿瘤

颞下颌关节囊肿在临床上十分罕见，颞下颌关节肿瘤在临床上也不多见，但因与颞下颌关节紊乱病症状相似，在鉴别诊断中需给予高度重视，以免误诊、误治。

一、颞下颌关节囊肿

颞下颌关节囊肿包括滑膜囊肿（synovial cyst）和腱鞘囊肿（ganglion cyst），两者均为罕见疾病。

（一）病因病理

颞下颌关节囊肿的病因尚未完全清楚，滑膜囊肿的发生可能与创伤或炎症导致关节内压升高从而造成关节囊疝（capsular herniation）有关，也可因胚胎发生时滑膜组织移位所致。腱鞘囊肿的发生可能由关节囊的黏液样退行性变性和囊性软化所致。在组织病理学上，两者有不同的表现。滑膜囊肿囊壁为纤维性，较厚，为含有滑膜细胞的内皮衬里覆盖，内含滑液。囊腔常与关节腔相通连，但也可无通连。在囊壁内可见软骨及骨性碎片和含铁血黄素的沉积。腱鞘囊肿无上皮衬里，囊壁为致密的纤维结缔组织，内含黏液，囊腔与关节腔无通连。

（二）临床表现

1. 滑膜囊肿　关节区疼痛或酸胀不适感，可伴同侧面痛及头痛；缓慢加重的开口受限，开口偏斜；多无明确的关节区肿块形成，但可表现为较对侧关节区丰满或轻度膨隆。影像学检查具有重要诊断价值，常可发现关节间隙增宽，关节窝受压变形或骨质吸收，MRI图像可显示与关节腔相通或不相通的囊性占位病变。

2. 腱鞘囊肿　耳前区肿块，生长缓慢，可无明显疼痛或仅有轻微的酸痛等。一般无开口受限，但开口型可稍向患侧偏斜。腱鞘囊肿在临床上应注意与腮腺肿瘤、皮脂腺囊肿、髁突肿瘤及滑膜软骨瘤病等鉴别。影像学检查对于鉴别诊断颇有帮助。腱鞘囊肿的CT及MRI均表现为囊性病变，且与腮腺无关。

（三）治疗

由于颞下颌关节滑膜囊肿和腱鞘囊肿在临床上均很少见，对于其治疗亦尚无足够的经验。一般无症状者可不予处理。对有症状的患者，可首先采用穿刺冲洗治疗，即以粗穿刺针吸出囊液，继以5%葡萄糖盐水反复冲洗，待冲洗液变清澈后，再改用10%葡萄糖液反复冲洗，最后注入泼尼松龙12.5～25mg。经治疗后患者症状多可明显减轻。如再度出现临床症状，且经影像学检查证实囊肿又有增大者，可再次重复上述治疗。如经多次囊腔冲洗治疗失败，且患者症状明显者，可行开放手术切除治疗。

二、颞下颌关节良性肿瘤

颞下颌关节良性肿瘤包括髁突骨瘤（osteoma）、骨软骨瘤（osteochondroma）、滑膜软骨瘤病（synovial chondromatosis）、腱鞘纤维瘤、髁突黏液瘤及成软骨细胞瘤等。下面仅对临床上相对较为常见的髁突骨瘤、骨软骨瘤和滑膜软骨瘤病进行介绍。

（一）病因病理

1. 髁突骨瘤及骨软骨瘤 髁突骨瘤、骨软骨瘤的病理学改变均仅为过度增生变化。骨瘤只见有骨性组织成分；而骨软骨瘤则可见骨及软骨两种成分。骨瘤可分为骨皮质性和骨松质性两种。诸多学者曾认为骨瘤并非真性肿瘤。WHO于2013年关于骨肿瘤的分类，将其纳入良性骨源性肿瘤范畴。骨软骨瘤在生长活跃时，可见软骨细胞增殖明显；而在肿瘤生长停止时，软骨细胞亦停止增殖。

2. 滑膜软骨瘤病 根据WHO于2002年分类定义，滑膜软骨瘤病为关节、滑膜囊或腱鞘的滑膜内发生的良性、结节性软骨增生。WHO于2013年关于肿瘤的分类提出滑膜软骨瘤病是一种表现为多发透明软骨结节的良性肿瘤，滑膜骨软骨瘤病为其同义词；但关于其性质是新生物或仅为具有化生活性的慢性炎症仍有争议。其病因尚不明确，可能与创伤及感染有关。组织病理学上软骨结节可为一薄层纤维组织或滑膜组织覆盖。软骨细胞簇集分布，核饱满，具中度多形核表现，常可见有双核细胞。Milgram（1977年）曾将滑膜软骨瘤病分为三期：Ⅰ期，滑膜内软骨化生病变活动，无游离体形成；Ⅱ期，为过渡期，可见滑膜内骨软骨结节，并伴有关节腔内骨软骨性游离体形成；Ⅲ期，滑膜内病变静止，并形成游离体。

（二）临床表现

1. 髁突骨瘤及骨软骨瘤 常无明显自觉症状，而仅以关节区膨隆、下颌偏斜就诊。肿瘤生长缓慢，可长达数年，表现为缓慢发生的下颌偏斜，𬌗关系紊乱，健侧呈反𬌗或对刀状态，部分患者可存在患侧关节疼痛、弹响或杂音等颞下颌关节功能紊乱症状。

2. 滑膜软骨瘤病 临床表现为多与颞下颌关节紊乱病相类似，如关节痛、关节内杂音或弹响、开口受限及患侧面部疼痛和头痛等，较易漏诊。但若仔细询问病史，常可发现一些有助于诊断的临床表现，如某些患者可存在患侧关节局部反复发生的轻度肿胀及轻、中度开口受限，常于疲劳后发生，并可伴发热等。此外，患侧咬合不紧亦较常见。滑膜软骨瘤病多仅局限于关节内，少数患者病变具侵袭性，可侵及关节外，甚至破坏颅中窝底而侵入颅内。

（三）治疗

1. 髁突骨瘤及骨软骨瘤 一般无症状者可不予处理。有症状者优先保守治疗，亦可经手术完整摘除肿瘤。瘤体较小者可经耳前切口入路摘除肿瘤；而瘤体大者，经耳前切口入路摘除肿瘤常有困难，此时可经下颌下切口入路，完整摘除肿瘤。摘除骨瘤、骨软骨瘤后，应注意恢复患者的下颌支高度及关系。此外，由于髁突骨瘤、骨软骨瘤常伴有颌面骨畸形，可同时进行正颌外科手术治疗，矫正颌面骨畸形。

2. 滑膜软骨瘤病 对于不同的病例，应根据其不同的临床情况采用不同的治疗措施。对无明显症状者，可仅以对症治疗，如采用咬合板治疗及给予非甾体抗炎药治疗等，无须进行手术治疗。对于症状明显或有多次反复发作的关节肿痛史者，应给予外科手术治疗，包括关节镜外科及开放外科手术治疗。应尽可能去除游离体及病变的滑膜组织。如有关节骨质受累，亦应进行相应处理，如髁突及关节窝、关节结节修整等。如术中发现关节结构无明显受累情况，则应尽量予以保留，而仅行游离体清除术。

三、颞下颌关节恶性肿瘤

颞下颌关节恶性肿瘤分为原发性恶性肿瘤和转移瘤两类，以转移瘤相对较为常见。关节原发性恶性肿瘤包括骨肉瘤（osteosarcoma）、软骨肉瘤（chondrosarcoma）、滑膜肉瘤（synovial sarcoma）及纤维肉瘤（fibrosarcoma）等，均极少见。临床上可表现有关节区痛、开口受限、局部肿胀及感觉异常等症状，但亦可无明显临床症状。关节转移瘤可来自邻近部位如腮腺、中耳、外耳道及鼻咽部等处的恶性肿瘤；也可来自乳腺、甲状腺、肺、直肠、肾及前列腺等身体其他部位的恶性肿瘤。常可表现为关节区肿块、疼痛、感觉异常及开口受限等。无论关节原发性恶性肿瘤或转移瘤，均可与颞下颌关节紊乱病相混淆而导致误诊、误治。

颞下颌关节原发性恶性肿瘤的病理学表现与大关节恶性肿瘤基本相同，颞下颌关节转移瘤的病理学表现与其原发肿瘤相同，因此，在此均不再赘述。

对于颞下颌关节恶性肿瘤的治疗，应按恶性肿瘤治疗原则进行综合治疗，包括彻底手术切除肿瘤，以及放化疗等。

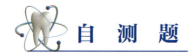

自测题

1. 颞下颌关节紊乱病患病率、就诊率最高的年龄段是
（　　　）
  A. 20～30岁　　　　　　B. 10～19岁
  C. 41～60岁　　　　　　D. 31～40岁
  E. 61～75岁

2. 关于颞下颌关节紊乱病描述正确的是（　　　）
  A. 指单一一个疾病
  B. 原因已完全阐明的关节疾病
  C. 一般有弹响、疼痛和下颌运动异常三大症状
  D. 一般无自限性
  E. 只是功能紊乱性质

3. 下列颞下颌关节紊乱病发病原因的描述不正确的是
（　　　）
  A. 发病过程有心理、社会因素参与
  B. 临床检查可伴有咬合关系紊乱
  C. 外伤或疾病等原因可使关节软骨中封闭的抗原暴露，引起自身免疫反应
  D. 人类颞下颌关节的解剖结构与颞下颌关节紊乱病无关
  E. 单侧咀嚼、夜磨牙、经常吃硬食和白天紧咬牙等可引起关节负荷过重

4. 在颞下颌关节紊乱病发病的多种因素中，主要致病因素是（　　　）
  A. 人类关节进化的解剖结构减弱和关节运动类型、灵活性和范围的增加之间的矛盾
  B. 单侧咀嚼、夜磨牙和白天紧咬牙
  C. 关节软骨中封闭抗原的暴露
  D. 关节内持续的微小创伤和精神心理因素
  E. 不良姿势造成头颈部肌链的肌张力不平衡

5. 关于颞下颌关节紊乱病发生、发展，哪一种说法不正确
（　　　）
  A. 疾病的早期为功能紊乱阶段
  B. 疾病的中期为结构紊乱阶段
  C. 疾病的后期为器质性破坏阶段
  D. 病程较长且经常反复发作，但本病有自限性，一般不发生关节强直
  E. 如已发展到关节结构紊乱阶段，即使经适当治疗也不能恢复到病变的早期阶段

6. 由大张口引起的颞下颌关节脱位类型不包括（　　　）
  A. 急性前脱位　　　　　B. 上方脱位
  C. 复发性前脱位　　　　D. 陈旧性脱位
  E. 以上都是

（张清彬　李传洁）

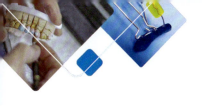

第**11**章
口腔颌面部神经疾病

口腔颌面部神经包括三叉神经、面神经、舌咽神经、舌下神经、迷走神经及副神经。其中支配口腔颌面部感觉与运动功能的主要是三叉神经和面神经。面部的感觉及咀嚼肌运动主要由三叉神经支配。面部表情肌运动主要由面神经支配。常见的口腔颌面部神经疾病主要是三叉神经痛和面神经麻痹，而面肌痉挛和舌咽神经痛较为少见。

第1节　三叉神经痛

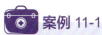 **案例 11-1**

患者，女性，48岁，工人。

主诉：左上唇阵发性剧烈疼痛半年。

现病史：半年前，患者自感左上唇阵发性剧痛，发作时持续时间 2～3 秒，时轻时重。开始时每日发作 2～3 次，后症状加重，次数增多。遂就诊于本院。

既往史：患者否认药物过敏史和牙痛史等。

专科检查：患者全口牙龈肿胀、充血，口腔卫生较差，开口度1.5cm。触诊检查下眼睑、左眶下孔、鼻翼、鼻唇沟、口角区、上颌结节及腭大孔等部位，未见疼痛发作。按压左上唇、鼻孔下方可引起疼痛发作，行局部麻醉，疼痛即刻缓解。

问题：1. 该患者最可能的诊断是什么？请简述诊断依据。

2. 该病应与哪些疾病进行鉴别诊断？

三叉神经痛（trigeminal neuralgia，TN）又称痛性痉挛，是指在三叉神经分布区域内突然出现的电击样、阵发性剧烈疼痛，持续数秒至数分钟，周期性发作，间歇期无症状的一种疾病。多数为单侧性，好发生于中老年人，女性多见。

临床上通常将三叉神经痛分为原发性（真性或特发性）和继发性（症状性）两种。原发性三叉神经痛是指无神经系统体征，且应用各种检查并未发现明显和发病有关的器质性病变者，如三叉神经分布区的感觉、运动正常。而继发性者有明确病因可查，三叉神经痛只是某种疾病引起临床症状的一种表现。通常由机体的其他病变如炎症、肿瘤、多发性硬化等疾病侵犯三叉神经所致。此型除表现疼痛症状外，也可伴有神经系统体征，如在三叉神经分布区域内出现持续性疼痛、感觉减退，角膜反射迟钝或消失等，常合并其他脑神经病变症状。

一、病因与病理

（一）病因

目前三叉神经痛的病因及发病机制尚不明确，有待于进一步探索和研究。关于原发性三叉神经痛病因，根据临床实践、颅脑手术、动物实验等进行推论，主要集中于中枢病变学说与周围病变学说。

1. 中枢病变学说　认为三叉神经痛由中枢神经病变引起。有学者认为三叉神经痛是一种特殊感觉性癫痫发作，骤起骤止、时间短暂、用抗癫痫药物有效，推测其是三叉神经的传出机制失控，导致神经中枢出现癫痫样放电的结果。也有人认为三叉神经痛与脑干中三叉神经感觉核的兴奋性改变有关，病理性刺激使其兴奋性增高。还有人认为三叉神经痛与丘脑损害相关，因丘脑损害出现的强烈自发性疼痛可由某些非伤害性刺激引起。但中枢病变学说并不能解释临床上的某些事实，如延髓肿瘤不产生三叉神经痛；三叉神经痛的表现往往仅限于某一分支，其他分支分布区域并不受累等。

2. **周围病变学说** 认为某些周围性病变刺激三叉神经引起疼痛。可能引起三叉神经痛的周围性疾病如下。

（1）机械性压迫 国内外学者提出血管神经压迫学说，认为微血管压迫邻近神经感觉根是引起三叉神经痛的主要病因。也有专家推断局部硬脑膜增厚、岩嵴过高、神经分支经过的骨孔因骨膜炎相对狭小等可能压迫三叉神经半月节或感觉根，产生三叉神经痛。

（2）炎症 有学者研究发现"扳机点"处的颌骨内存在着区域性炎性病变，手术清除病变骨腔后可使疼痛消失，故推论局部性的颌骨病变可能为三叉神经痛的病因。

（3）三叉神经中枢及周围的动脉硬化狭窄 本病多见于老年人，患者常伴有高血压，且使用降压或血管扩张药有一定的疗效。由此推测三叉神经中枢及周围的动脉可能有硬化狭窄，致使血供缺乏，进一步诱发三叉神经痛。

（4）其他因素 面部遭受寒冷刺激、遗传等可能是三叉神经痛的重要病因。

继发性三叉神经痛的病因，也可能为颅中窝和颅后窝的颅内病变，如原发性或转移性颅底肿瘤、多发性硬化、耳源性和鼻源性的颅底蛛网膜炎、脑血管动脉瘤等。在颅内肿瘤中，特别是位于三叉神经根部及半月神经节、脑桥小脑三角部的肿瘤，均可引起三叉神经分布区的疼痛。常见的半月神经节肿瘤如神经节细胞瘤、脊索瘤等，脑桥小脑三角部的肿瘤有胆脂瘤、脑膜瘤、听神经瘤、血管瘤等。

（二）病理

三叉神经痛组织形态学改变的意见目前并不统一。有的学者认为无明显的神经组织病理性改变，而多数认为在半月神经节及感觉根内有明显的变化。

近些年研究证明：电子显微镜下，在半月神经节和感觉根内可观察到节细胞的消失，有炎性浸润、动脉粥样硬化及脱髓鞘样改变等。主要变化为髓鞘的病变，表现为节细胞的轴突上有不规则的球状茎块，这是由于髓鞘的不正常染色所形成。这种变化常沿神经束分布，并发生在相邻的几束上。受损的髓鞘明显增厚，失去原有的层次结构。有的髓鞘破碎形成椭圆形颗粒，甚至粉末状。其内的轴突显得不规则并出现节段性的断裂改变；有的发生退行性变；有的轴突只剩余物甚至完全消失。

目前已公认引起三叉神经痛的主要病理变化是脱髓鞘改变。动物实验发现，脱髓鞘纤维处产生异常冲动，证实了脱髓鞘是三叉神经痛的病理基础。并进一步推测颅内脱髓鞘后的三叉神经触觉纤维和痛觉纤维发生"短路"，轻微触摸"扳机点"便可引起剧烈的疼痛。

🔗 链接 三叉神经痛的历史记载

《黄帝内经》是我国现存最早的医学典籍。其成书大约在战国时代，距今已有两千多年的历史，从这里能够观察到当时对于三叉神经痛的描述。《黄帝内经·素问·奇病论篇第四十七》就有关于厥逆的记载。帝曰："人有病头痛以数岁不已，此安得之？名为何病？"岐伯曰："当有所犯大寒，内至骨髓，髓者以脑为主，脑逆故令头痛，齿亦痛，病名曰厥逆。"

二、临 床 表 现

三叉神经痛以中老年多见，临床表现为剧烈疼痛，久治不愈，极大地影响患者的生活与工作，甚至使其丧失劳动能力及生存的欲望。典型特点如下。

1. **疼痛位置** 疼痛部位与受累的三叉神经分布区域相同（图11-1）。单侧发病，很少超过中线。临床上以三叉神经第Ⅱ支、第Ⅲ支单独发病最为常见，也有上述两支同时发病。第Ⅰ支或Ⅰ、Ⅱ、Ⅲ支同时受累极为少见。

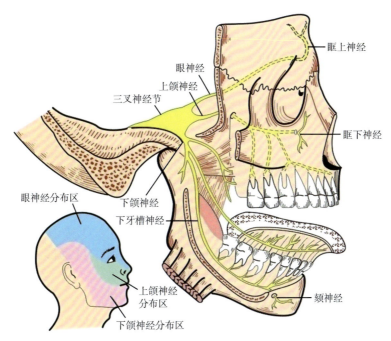

图11-1 三叉神经分支及分布区域示意图

2. **诱因及"扳机点"** 疼痛多发生在白天，晚上安静状态下时极少发作，自发疼痛较少。疼痛可由口、舌运动或刺激到"扳机点"而诱发。如刷牙、洗脸、漱口、说话、吃饭、打哈欠、微风吹拂，甚至表情肌的运动等。

颌面部三叉神经分支区域内的某一固定的局限的小块皮肤或黏膜特别敏感，稍加刺激可致使疼痛发作，这个激发疼痛的敏感点称为"扳机点"。疼痛由"扳机点"开始，立即扩散至整个神经分支区域。"扳机点"往往是固定的，可有一个或多个。

3. **疼痛性质** 三叉神经痛疼痛为刀割、电击、针刺或撕裂样的阵发性剧烈疼痛。发作时，患者疼痛难忍，甚至产生轻生念头。

4. **特殊动作** 疼痛发作时，有的患者为减轻疼痛常用力揉搓患区皮肤，可导致皮肤粗糙、增厚或色素沉着，也可造成皮肤损伤而继发感染。还有的患者试图用各种动作来减轻疼痛，如咬牙、叩齿、摇头、咬唇、伸舌、咂嘴等。

发作时常伴有颜面部表情肌的痉挛性抽搐，还可出现痛区潮红，患侧鼻腔黏液增多，结膜充血、流泪、出汗、流涎等症状，称为痛性抽搐。

5. **持续时间** 患者疼痛初期持续时间极短，约数秒至数分钟，反复发作，每天发作次数不等。两次发作之间无任何疼痛症状称为间歇期。随着疾病的加重，发作越来越频繁，持续时间延长，间歇期缩短。

6. **周期性发作** 疼痛发作呈周期性，发作期可持续数周或数月，而后一段时间疼痛缓解或消失。部分病例的发作与气候有关，一般在春季及冬季容易发病。

7. **拔牙史** 三叉神经痛常被误认为牙痛，患者多有拔牙史。

原发性三叉神经痛患者一般不影响患侧神经的功能，神经系统检查无阳性体征发现。继发性三叉神经痛因病变部位的不同，可伴有不同程度的功能减退，如面部感觉减退、角膜反射减退、运动功能减退等。

三、检　查

三叉神经痛检查可以分为临床检查和影像学检查。临床检查主要目的是确定发生疼痛症状的分支。通过检查其他伴随症状和体征，结合拍摄X线片、CT、MRI等影像学检查来明确是原发性还是继发性三叉神经痛。

（一）定分支检查

各分支常见"扳机点"部位如下。

1. 眼支　眉、前额、颞部、上眼睑、眶上孔等部位。

2. 上颌支　眼睑、眶下孔、鼻翼、鼻唇沟、鼻孔下方、上唇、口角区、上颌结节、腭大孔等部位。

3. 下颌支　耳屏部、颊黏膜、颊脂垫尖、下唇、口角区、颏孔、舌颌沟等部位。

对上述常见"扳机点"按顺序进行检查，刺激强度由轻至重：①拂诊：用棉签或示指轻拂可疑"扳机点"；②触诊：示指触摸"扳机点"；③压诊：示指加压触诊；④揉诊：对可疑"扳机点"做连续回旋式重揉，每次回旋稍作停顿，多用于眶下孔和颏孔区的检查。

（二）三叉神经功能检查

原发性三叉神经痛一般并不影响患侧神经的功能，功能检查是为了解神经路径是否正常。尤其是青壮年初发患者，伴第Ⅲ支三叉神经痛，应怀疑胆脂瘤的可能。

1. 感觉功能　用探针轻划（触觉）和轻刺（痛觉）局部皮肤和黏膜，与健侧进行比较。若痛觉丧失，再用0～10℃的冷水和40～50℃的温水检查患者的温度觉。若痛觉和温度觉均丧失而触觉存在，可能是脊束核受损。

2. 角膜反射　患者向一侧注视，用棉絮由外向内轻触角膜，可出现直接和间接闭眼动作。如一侧三叉神经受损，刺激患侧角膜双侧均无反应，而刺激健侧角膜，可引起双侧的反应。

3. 腭反射　棉签轻划软腭边缘可引起软腭上提。若一侧反射消失，表明该侧上颌神经的分支腭后神经或蝶腭神经有损伤。

4. 运动功能　运动支功能障碍表现为紧咬牙时咬肌松弛无力，咀嚼肌麻痹。

出现上述神经功能改变的患者，说明神经路径上有损害，常有占位性病变，需进一步检查以明确诊断。

四、诊　断

根据病史、症状及体征，诊断原发性三叉神经痛不难，但要排除继发性三叉神经痛，应进一步了解疼痛的分支及疼痛涉及的范围。可根据主诉的疼痛区域及查体所见和"扳机点"的位置，初步了解三叉神经的受累区域，再用阻滞麻醉的方法进一步确定受累支。

具体方法：由痛区三叉神经末梢开始，用1%～2%利多卡因行阻滞麻醉，逐段向近中枢段注射，如疼痛停止，1小时内不再发作，所麻醉区域即为疼痛相应分支。

第Ⅰ支痛时，应封闭眶上孔及其周围。第Ⅱ支痛时，可据疼痛部位将麻药选择性地注入眶下孔、切牙孔、腭大孔、上颌结节部或圆孔。第Ⅲ支痛时应进行颏孔、下牙槽神经孔或卵圆孔的阻滞麻醉。

继发性三叉神经痛其疼痛可不典型，常呈持续性，病程短，发病年龄较小，故对年轻患者的不典型三叉神经痛，特别是双侧性应怀疑多发性硬化。检查时，在三叉神经分布区域内出现病理症状，如角膜反射减低或丧失，常提示为症状性或器质性三叉神经痛。此外，也常伴有三叉神经分布区的痛觉、温度觉与触觉障碍，还可出现咀嚼肌力减弱与肌萎缩。

怀疑为继发性三叉神经痛时，应进一步进行详细的临床检查，按需拍摄颅骨X线片（特别是颅底和岩骨），并做腰椎穿刺和脑超声波检查，以及特殊造影、CT、MRI检查等以明确诊断。

五、鉴 别 诊 断

需与三叉神经痛相鉴别的疾病如下。

1. 神经源性疼痛 如舌咽神经痛、蝶腭神经痛、中间神经痛、耳颞神经痛等。

（1）舌咽神经痛 舌咽神经分布区域内的阵发性剧烈疼痛，男性多见，疼痛性质与三叉神经痛极为相似，易与三叉神经痛第Ⅲ支的舌神经痛混淆。疼痛部位在咽后壁、扁桃体、软腭、舌根、外耳道等处，说话、咳嗽、吞咽等可诱发，睡眠时也可发作。用表面麻醉剂喷涂咽部、扁桃体及舌根部，疼痛即可消失。舌咽神经痛和三叉神经痛可同时发病。

（2）蝶腭神经痛 单侧面中部阵发性疼痛。用局部麻醉药物麻醉蝶腭神经节可缓解。

（3）中间神经痛 面神经痛，疼痛剧烈，持续时间长，可伴有味觉减退。

（4）耳颞神经痛 一侧耳颞部阵发性灼痛，夜晚也可发作。

2. 牙源性疾病 急性牙髓炎、髓石等疾病症状与三叉神经痛极为相似，容易误诊而给予不当治疗，故三叉神经痛患者常有拔牙史。牙髓炎引起的疼痛多为短期内的阵发性或持续性疼痛，夜间痛，冷热刺激后加重，有病灶牙，面部无"扳机点"。髓石引起的疼痛多由体位改变而发生，X线片示牙髓腔内有结石存在。此外，牙病引起的疼痛在开髓或相应治疗后可迅速缓解或消失。

3. 非典型面痛 病因不明，其主要特点是疼痛不局限于某一感觉神经支配区内，不易定位，疼痛范围广泛、深在，无"扳机点"。疼痛发作时常伴有自主神经症状。

4. 鼻窦炎 多继发于上呼吸道感染之后，常有嗅觉障碍、流脓涕的病史。疼痛为局限性、持续性钝痛，体位改变时头痛加重，常伴鼻塞、流脓涕、发热及嗅觉减退，鼻窦区有压痛。X线检查可见鼻旁窦腔密度增高，呈模糊阴影，有时可见液平面。三叉神经痛（第Ⅱ支）易与上颌窦炎混淆，后者可有眶下区压痛，中鼻道脓性分泌物，久坐头痛加重等，抗感染治疗有效。

5. 慢性头痛 颌面部疼痛常伴有头痛，包括偏头痛、丛集性头痛和紧张性头痛等。

（1）偏头痛 有家族发病倾向，呈周期性发作。表现为阵发性偏侧搏动性头痛，伴恶心、呕吐、畏光，女性多见。在安静、黑暗环境内或睡眠后头痛缓解。

（2）丛集性头痛 又称组胺性头痛或周期性偏头痛性神经痛。主要症状为一侧发作的剧烈头痛，多在入睡后1～2小时突发，表现为一连串密集的头面部疼痛发作，可在短时间内达到高峰。

（3）紧张性头痛 头痛部位较弥散，常呈钝痛，头部压迫感，按摩头颈部可缓解，多有额、颈部肌肉紧张。

6. 颅内病变 颅内占位性病变所致的头痛早期可为间断性或晨起为重，后多为持续性头痛，进行性加重，出现颅内高压及局灶症状与体征。

7. 颞下颌关节紊乱病 引起的疼痛，部位多局限于颞下颌关节区域，呈持续性，咀嚼及大张口等关节运动时可诱发疼痛。颞下颌关节疾病患者在关节区常有关节弹响或杂音，开口型偏斜，张口受限或开口过度等下颌运动障碍。必要时行影像学检查及专科检查可以协助诊断。

8. 神经症性面痛 常由大脑高度紧张或精神心理障碍导致压迫性钝痛，伴麻木。

六、治　疗

原发性三叉神经痛首选药物治疗，如无效再考虑针刺治疗、理疗、局部注射治疗、射频温控热凝治疗或手术治疗。临床上，应根据患者病情、治疗效果及医疗技术和条件，来选择、调整或联合应用不同的治疗方法，以取得最佳疗效。三叉神经痛属继发性者，应针对病因治疗，如为肿瘤应进行切除。

（一）药物治疗

1. 卡马西平　或称酰胺咪嗪、痛痉宁，镇痛效果较好，是目前治疗三叉神经痛的首选药物。用药方法是从小剂量开始，逐渐加至理想剂量，达到既能控制疼痛又不引起其他不良反应的效果。轻症或早期患者，每次100mg，每日2次，无效可增至每次200mg，一般为300～800mg/d，最大剂量为1200mg/d。不良作用有眩晕、嗜睡、复视、共济失调或恶心、呕吐、粒细胞减少、心脏传导障碍等；严重不良反应有再生障碍性贫血、肝功能损害等。患者初次服药后，嘱其减少活动以防摔倒或发生意外。疼痛完全消失达4周，可试探减至维持量至停药。长期较大剂量服药者，应定期检查血、尿常规及肝功能。

2. 苯妥英钠　亦称大仑丁，也是常用药物之一。用法：每次100mg，每日2～3次；疗效差者可增量至200mg，每日3次，极限量为600mg/d。该药小剂量效果差，而大剂量应用副作用明显，可出现眩晕、疲倦、震颤、共济失调等，其不良反应有行为改变、发音不清、牙龈纤维增生等。此药对三叉神经痛治疗效果不如卡马西平，但当卡马西平疗效降低时与其合用，能提高疗效，出现明显牙龈增生时可更换其他药物治疗。

3. 氯硝西泮　又称氯硝安定、利福全等。初始剂量1mg/d，2～4周逐渐增加至4～8mg/d，分3～4次服用。维持量一般为4～6mg/d。不良反应有嗜睡及步态不稳等。

4. 七叶莲或野木瓜片　是中成药，每次3片，4次/日。可根据情况配合使用。

（二）针刺治疗

按循经穴及神经分布的解剖位置相结合的原则，选择邻近神经干的穴位进行针刺。每天1次，每次选一组穴位，针刺后留针20～30分钟，可配合电针和穴位红外线照射，亦可强刺激后不留针。可在"扳机点"进行阿是穴针疗，也可直接针刺接近神经干的部位，如眶下孔、颏孔、圆孔、卵圆孔等。常用的针刺穴位见表11-1。

表11-1　三叉神经痛针刺治疗选用穴位

神经分支	主穴	配穴
第Ⅰ支	下关、阳白、鱼腰	合谷、太阳、攒竹
第Ⅱ支	下关、四白、迎香	合谷、太阳、攒竹
第Ⅲ支	下关、承浆、颊车	合谷、地仓、东风

（三）局部注射治疗

1. 封闭疗法　用1%～2%普鲁卡因或者1%～2%利多卡因行疼痛神经支的阻滞麻醉。每日1次，10次为一疗程。如加入维生素B$_{12}$，可提高疗效。多用于重度疼痛、药物治疗无效初发患者的短期治疗。应注意无菌操作，防止感染。

2. 注射疗法　采用95%的乙醇或无水乙醇，方法同相应区域神经干的阻滞麻醉。局部麻醉下，将0.5ml乙醇注射于受累支的神经干处，进孔深度2～3mm。乙醇可破坏神经组织，阻断其传导的作用而达到止痛目的。此法疗效一般为6～12个月，复发后仍可再用。但注射后，神经分支相关区域痛感消失的同时，感觉也会消失且恢复较慢。故乙醇封闭适用于药物治疗效果不佳而又不愿手术治疗，或年老体弱不宜手术者。对于三叉神经痛（第Ⅰ支）者，尽量不用，以免引起眼神经的损害导致失明。

（四）射频温控热凝治疗

射频温控热凝治疗原理是通过高频电流有选择地使感觉神经组织产热，传导痛觉的神经细胞的蛋白质凝固、变性，而保留对热抵抗力较大的传导触觉的神经纤维，从而阻断神经传导而达到止痛的目的。操作方法：在放射影像引导下，将射频针经卵圆孔刺入半月神经节及其感觉根后通电热凝，关键在于准确地穿刺和定位，术后给予抗生素和激素，以预防感染。此法较开颅手术简便、安全，但需要较贵的医疗设备和娴熟的操作技术，且并发症及不良反应较多，对严重心脑血管疾病患者不宜采用本法。

（五）手术治疗

非手术治疗无效时，则考虑手术治疗。

1. **颌骨病变骨腔清除术** 根据"扳机点"的位置和X线检查发现颌骨病变，确定手术部位。手术方法：①设计适当的切口，暴露骨腔所在处的骨皮质；②用骨凿去除骨皮质，找到病变骨腔；③刮除病变骨质；④冲洗止血，缝合创口。1周左右拆线。

2. **周围神经撕脱术** 将三叉神经病变所在部位的三叉神经周围支离断并将其远心段撕脱的手术方法称周围神经撕脱术。如眶上神经撕脱术（第Ⅰ支）、眶下神经撕脱术（第Ⅱ支）、下颌神经、颏神经撕脱术（第Ⅲ支）等。这些方法安全、止痛效果可靠，但术后复发率较高。其平均止痛时间为1年左右。现临床较少使用。

3. **颅内手术** 三叉神经感觉根切除术、微血管减压术、经皮穿刺半月神经节微球囊压迫术等。

选择三叉神经痛的治疗方法时，通常本着循序渐进的原则。首选对机体无损害或损害性较小的治疗方法。一般先从药物治疗、封闭治疗、针刺治疗开始。如上述治疗方法无效，再选择半月神经节温控热凝术、注射疗法、周围神经撕脱术或颅内手术等。

第2节 舌咽神经痛

舌咽神经痛（glossopharyngeal neuralgia）指发生在舌咽神经分布区域的阵发性剧烈疼痛，疼痛性质与三叉神经痛相似，但患病率较低。

一、病　因

原发性舌咽神经痛的病因目前还不明确，可能是舌咽神经及迷走神经发生脱髓鞘性变，引起舌咽神经的传入冲动与迷走神经间发生短路的结果。继发性舌咽神经痛病因中，包括桥脑小脑角的血管异常和肿瘤、蛛网膜炎、椎动脉病，以及发生于颈动脉、咽、喉和扁桃体等处的颅外肿瘤等；另外，颅外血管疾病，如颈内动脉闭塞和颈外动脉狭窄等也可能是本病的病因。

二、临　床　表　现

本病好发于35～50岁，阵发性剧痛位于扁桃体区，咽部舌根部、颈深部、耳道深部及下颌后区等处。一般患者的疼痛部位不会超出上述范围。疼痛呈间歇性发作，阵痛次数通常是早晨或上午频繁，下午或傍晚逐渐减少。但也可在睡眠时发作。每次发作呈针刺样、刀割样痛，持续1～2分钟，也可表现为痛性抽搐。发作时患者咽喉部常有阻塞感或异物感，故会出现频繁咳嗽的现象。

舌咽神经痛和三叉神经痛一样，可有"扳机点"，此点常位于扁桃体部、外耳道及舌根等处，触之可引起疼痛发作。吞咽、咀嚼、打哈欠、咳嗽均可诱发疼痛。发作间歇期并无疼痛，但患者由于惧怕发作而少进饮食，有时表现为脱水和消瘦。舌咽神经痛发作时，有时还可伴有心律不齐，甚至心搏骤停；并可引起昏厥、抽搐和癫痫发作；有时还伴有喉部痉挛感和唾液分泌过多等症状。

三、诊　　断

根据原发性舌咽神经痛的临床特点，疼痛部位、性质，神经系统检查无阳性体征，一般诊断无特殊困难。如将表面麻醉剂丁卡因涂于患侧的扁桃体、咽部等处，可暂时阻止疼痛发作。此病须与三叉神经痛、茎突过长、鼻咽癌侵及咽部及颅底而引起的神经痛相鉴别，特别是当疼痛发作呈持续性时，更应注意。

若是颅内外肿瘤等引起的继发性舌咽神经痛，常可伴有其他脑神经障碍或其他的神经系统局限性体征。

四、治　　疗

1. **药物治疗**　同治疗原发性三叉神经痛的药物。以浸有1%潘妥卡因或4%丁卡因的小棉片涂抹咽部、舌根"扳机点"处，或用表面喷雾麻醉，可获得短时止痛效果。发作时伴有心脏停搏者，可给予阿托品0.5～1.0mg静脉注射。

2. **封闭疗法**　可用1%～2%普鲁卡因5～10ml（可加维生素B_1、维生素B_{12}或适量激素）注射于患侧舌根部、扁桃体窝或咽壁的"扳机点"周围或舌咽神经干。

3. **手术治疗**　对保守治疗无效者可行手术治疗，包括颅外舌咽神经干切断术或颅内舌咽神经根切断术，但应严格掌握适应证。当"扳机点"位于扁桃体窝者，行患侧扁桃体切除术偶可收效。

4. **病因治疗**　如属继发性舌咽神经痛，应查明原因进行治疗。应注意有无扁桃体、鼻咽及喉、颅底肿瘤等。此外，还应检查是否有茎突过长和茎突舌骨韧带骨化的存在。

第3节　面神经麻痹

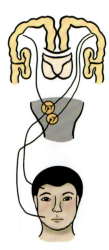

图11-2　面神经核支配面部表情肌运动示意图

面神经麻痹是指以面部表情肌群运动功能障碍为主要特征的一种疾病，也称为面瘫。根据引起面神经麻痹病损部位的不同，可分为中枢性面神经麻痹和周围性面神经麻痹。

中枢性（核上性）面神经麻痹：病变部位位于面神经核以上至大脑皮质之间，当一侧皮质脑干束受损时，称为中枢性面神经麻痹。由于面神经核上部细胞接受两侧皮质脑干束的纤维，故当一侧皮质脑干束受损时，仅表现为对侧面下2/3（即睑裂以下）的表情肌麻痹，如鼻唇沟变浅或消失，不能上提口角，食物易存留于口腔前庭等。面上1/3的表情肌并不出现麻痹现象，由于其同侧的皮质脑干束的传导仍可达到面神经核上的细胞，不影响闭眼、皱额（图11-2）。另外，常出现与面神经麻痹同侧的肢体瘫痪和舌肌麻痹，但无味觉和唾液腺分泌障碍。

周围性（核性或核下性）面神经麻痹：面神经运动纤维发生病变，造成面神经麻痹，称为周围性面神经麻痹。面神经支配面部表情肌的运动，并在不同的部位与支配泪腺及唾液腺的分泌纤维及味觉纤维和听神经并行。因此，周围性面神经麻痪表现为病变侧全部表情肌麻痹（上睑提肌除外），如眼睑不能闭合，额纹消失，不能蹙眉，可伴有味觉、听觉异常，以及唾液腺、泪腺的分泌障碍。

周围性面神经麻痹的发病原因多样。化脓性感染（化脓性中耳炎、腮腺炎等）可引起面神经功能障碍；恶性肿瘤破坏面神经或外伤引起的面神经断离导致面神经功能丧失；在下牙槽神经阻滞麻醉时，麻醉药物流注至面神经可引起暂时性面神经麻痹等。

📷 案例 11-2

患者，男性，26 岁。

主诉：含漱时左侧口角漏水 1 小时。

现病史：患者自述上班时，空调正对其背后位置，由于天气闷热，一直开着空调降温。今日晨起刷牙，发觉含漱时口角漏水，照镜发现左侧口角下垂，右侧向上歪斜。遂来院就诊。

既往史：否认高血压、糖尿病、冠心病病史，无手术史，无药物过敏史。

检查：患者神志清，精神欠佳。左侧额纹变浅，不能蹙眉，闭目露睛，鼻唇沟变浅。微笑时，左侧口角下垂，右侧向上歪斜。无头痛、头晕及四肢麻木。行头颅 CT 及颈部血管检查均未见明显异常。

问题：1. 该患者最可能的诊断是什么？请简述诊断依据。

2. 该病应与哪些疾病进行鉴别诊断？

在周围性面神经麻痹中，最多见的是贝尔麻痹。贝尔麻痹（Bell palsy）系指临床上不能肯定病因的不伴有其他体征或症状的单纯周围性面神经麻痹，一般认为是由于周围面神经急性非化脓性炎症引起的面部表情肌瘫痪。

🔗 链接　贝尔麻痹的名称由来

在医学领域，通常的惯例是谁最早发现一个解剖结构，或一种疾病，这个解剖结构或疾病就以他的名字命名。这些"人名名词"不仅简明，容易记忆，还是对发现这些结构和疾病的先驱者的尊重和怀念。在耳鼻咽喉科界，贝尔麻痹（特发性面神经麻痹）是一个耳熟能详的名词。1820 年，英国伦敦的 Charles Bell（1774—1842）发表了一篇著名的、有关面神经麻痹的论文，从此，人们都认为，Bell 最早介绍了特发性面神经麻痹，这种面神经麻痹也就被称为贝尔麻痹。

一、病因与病理

（一）病因

目前病因尚不明确。中医学认为本病是由于人体气血亏损，面部、耳部受风寒侵袭，局部经络瘀滞，经脉失养所致。

与本病发生可能相关的疾病及原因如下。

1. **病毒感染**　如单纯疱疹病毒、流行性腮腺炎病毒、带状疱疹病毒等。当感染发生在狭窄而曲折的面神经管内，会导致神经水肿受压、循环功能障碍，使面神经损伤。

2. **风湿性疾病**　为全身性疾病，可累及不同的机体组织。当疾病侵犯面神经或茎乳孔的骨膜时，便会产生风湿性面神经炎，继而致病。

3. **遗传因素**　此病在临床上有家族聚集性，且难以发现其他诱因，故有学者认为可能与遗传有关。

4. **其他**　部分患者因局部受冷风吹袭或着凉而起病。也有的患者因悲哀、忧伤等精神创伤导致发病。

从发病机制来看，贝尔麻痹是由于局部营养神经的血管先发生痉挛，致使该神经组织缺血水肿；或者面神经肿胀、受压而导致其营养血管的血液循环障碍。两者互为因果，形成恶性循环，使面神经受压愈发严重，最终面神经功能障碍，出现面肌瘫痪。

（二）病理

本病的病理变化主要是面神经水肿，髓鞘或轴突出现不同程度的变性，尤其是在茎乳孔和面神经管内的部分。少数患者乳突和面神经管的骨细胞也有变性。

二、临床表现

本病多见于20～40岁的中青年，男性多于女性，大多为单侧发病。患者发病前通常无任何自觉症状。贝尔麻痹起病急骤，往往在清晨洗漱时，不能含漱和喝水，照镜时发现口角歪斜。症状较轻者常被他人先发现。常为不伴其他症状或体征的突发性单侧面神经麻痹。

检查可见面部表情肌瘫痪，主要表现为患侧额纹消失、睑裂扩大、鼻唇沟变浅、口角下垂、饮水漏水、鼓腮漏气等。面部表情肌的瘫痪致使患侧不能做抬眉、龇牙、鼓腮、噘嘴等动作。当眼轮匝肌瘫痪后，失去了受动眼神经支配的上睑提肌保持平衡协调的随意动作，上下眼睑不能闭合，睑裂扩大，闭合不全，露出结膜。患者用力闭眼时，眼球转向外上方，此现象称为"贝尔征"（Bell sign）。如病程较长，患者眼结膜由于缺乏泪液润滑而呈现无光泽、充血，易患结膜炎，或下睑外翻导致泪液不能正常引流而外溢。额纹消失和不能蹙眉是贝尔麻痹与中枢性面神经麻痹鉴别的主要依据。

除上述症状和体征外，如同时出现感觉功能与副交感功能的障碍时，所出现的症状对损害的发生部位有定位意义。因此，在临床上必要时还需进行下列检查。

1. 味觉检查　伸舌固定，擦干唾液，棉签蘸取糖水或盐水涂于患侧舌前2/3，检测有无味觉。舌背区域对不同味觉的敏感性不同，如甜味检查可涂于舌尖，咸味稍偏后，依次向后为酸和苦味。

2. 听觉检查　检查镫骨肌的功能状态。用听音叉进行健患侧对比，以了解患侧听觉有无改变。若镫骨肌神经麻痹，可造成低音性过敏或听觉增强。

3. 泪液检查　也称Schirmer实验。用于观察膝状神经节是否受损。取两条滤纸，一端在2mm处弯折，将其放置在两侧下睑结膜囊内，5分钟末观察滤纸浸湿长度，正常情况下约为2cm。若膝状神经节以上，岩浅大神经受损，患侧泪液量显著减少。

4. 电生理检查　评价面神经功能，包括神经兴奋性试验、神经电图、肌电图等。

5. 影像学检查　包括CT及MRI等，以检查颅内外病变及神经与血管的关系。

6. 实验室检查　包括带状疱疹、HIV血清学检查、螺旋体抗体滴度检测及脑脊液检查等。

贝尔麻痹多在1～4个月内恢复。恢复不全者，可能产生瘫痪肌的挛缩或面肌痉挛，此时切不可将健侧误认为患侧。

三、诊　断

贝尔麻痹具有突然发病的病史及典型的周围性面神经麻痹体征，诊断并不困难。依据味觉、听觉及泪液检查结果，可明确面神经损害部位，继而作出相应的损害定位诊断。①影响鼓索神经时，可出现患侧舌前2/3味觉障碍；②波及支配镫骨肌神经分支时，出现听觉过敏；③膝状神经节受累时，患侧乳突部、外耳道、耳郭感觉迟钝，可伴有外耳道疱疹；④膝状神经节以上损害时，岩浅大神经受侵，可出现患侧泪腺分泌减少和面部出汗障碍等。

四、鉴别诊断

贝尔麻痹应注意与其他原因引起的面神经麻痹相鉴别。

1. 中枢性面神经麻痹　病变部位在面神经核以上，脑出血、脑肿瘤、脑外伤等可引起。中枢性面神经麻痹的患者面肌麻痹仅限于面部下 2/3；伴有同侧肢体瘫痪；由于舌肌麻痹常致语言不清，伸舌时舌尖偏向健侧；重症者可出现昏迷等。

2. **肿瘤** 多为位于面神经干周围的恶性肿瘤或面神经鞘瘤，主要表现为缓慢进展的面肌瘫痪，常伴有相应症状及体征，X 线检查可见占位性改变或局部破坏征象。

3. **损伤** 患者常有外伤或手术史，导致面神经离断，如颞骨骨折或腮腺区、乳突、中耳、内耳手术等，其特点是损伤时立即发生面肌瘫痪。

4. **化脓性感染** 常见化脓性中耳炎、腮腺炎。临床上有中耳或腮腺区疼痛史。检查时，化脓性中耳炎引起者，可见中耳积脓、鼓膜充血或穿孔、外耳道溢脓等；腮腺炎引起者，可有腮腺区红肿，挤压腮腺可见导管口有脓液溢出。

五、治疗与预防

贝尔麻痹起病急骤，如治疗及时得当，多数患者的面神经功能可在 2～3 个月逐渐恢复，预后较好；但如治疗不及时，面神经功能在近期内不能恢复，则日后治疗效果差，甚至留下不同程度的后遗症。贝尔麻痹的治疗可分为急性期、恢复期、后遗症期三个阶段。

（一）治疗原则及方法

贝尔麻痹各阶段的治疗原则不尽相同，应注意选择合适的治疗方法。

1. **急性期（1～2 周内）** 此阶段以改善局部血液循环，消除炎性水肿，减少神经受压为主，同时要注意保护眼睛，防止患侧角膜受损并出现感染，嘱患者常滴眼药水，夜间涂眼药膏并佩戴眼罩。可静脉滴注地塞米松 5～10mg/d，连续 7～10 天，或口服泼尼松 30mg/d，连服 5 天，逐渐减量，疗程共 10～14 天，最好联合抗病毒药物应用，阿昔洛韦或利巴韦林口服或静脉滴注。此外，也可给予营养神经的药物，如维生素 B_1、维生素 B_{12} 及神经生长因子。可做理疗如超短波透热疗法、红外线照射或激光疗法，或进行局部热敷，按摩治疗。此期不宜应用强烈针刺、电针等治疗，以免导致继发性面肌痉挛。

2. **恢复期（2 周末～2 年）** 此期应尽快恢复神经传导功能和加强肌收缩，患者需继续保护眼睛。可给予烟酸，每次 50～100mg，3 次/天；水杨酸钠 0.3～0.6g，3 次/天；可继续给予维生素 B_1、维生素 B_{12}，肌内注射或口服。还可给予肌电刺激、电按摩等，以加快神经功能的恢复。另外，患者应常用手按摩瘫痪的面肌，对镜练习各瘫痪肌的随意运动，以促进面部血液循环，维持肌张力。

大多数病例在起病后 1～3 个月内可完全恢复。药物治疗在 6 个月后已很少有效，但 1～2 年内仍有自行恢复的可能。

3. **后遗症期（2 年后）** 2 年之后仍无恢复迹象，即为后遗症期，可按永久性面神经麻痹处理。

> **链接** 永久性面神经麻痹的手术治疗
>
> ①神经吻合术适用于神经无缺损或缺损不大、直接缝合后无明显张力者。缝合方法有外膜缝合、束膜缝合和外膜 - 束膜缝合。②神经游离移植术适用于因损伤或手术后造成面神经部分缺损者。常用耳大神经和腓肠神经进行移植。③整形手术有筋膜悬吊法、带蒂肌瓣移植悬吊法等。④面神经横跨移植适用于面神经损伤后的晚期病例，是将健侧的面神经分支与病变侧的面神经进行吻合。

（二）预防

预防面神经麻痹，应避免面部及耳后部长时间受风寒，注意保暖，如夏季不使耳后部长时间受空调风吹袭，及时治疗风湿性疾病和病毒感染性疾病等。

第4节 面肌痉挛

面肌痉挛（facial spasm）又称面肌抽搐症或半面痉挛，是指面部肌群不由自主地阵发性、不规则抽搐或痉挛，通常发生于一侧面部，以口角和眼角处多见。

一、病　　因

面肌痉挛的病因目前尚不明确。有学者认为是由于面神经核或核上部分受到病理性刺激引起神经冲动下传，导致出现面肌抽搐；另外，对部分面肌痉挛的患者做探查手术，发现患者的面神经受压变形，借此推断可能是受压的神经发生脱髓鞘改变，使传入和传出的神经发生短路，引起面肌痉挛；还有些病例属于面神经麻痹的后遗症，若面神经麻痹未能完全恢复，常可产生瘫痪肌的痉挛或联带运动。

二、临床表现

原发性面肌痉挛多见于中、老年女性。常先发生于眼轮匝肌，抽搐轻微，历时数秒或数分钟，呈间歇性。随着病情的加重，逐渐累及同侧口角及中下面部的表情肌（其中以口角肌的抽搐最为明显），抽搐幅度增大，发作时间延长，常于精神紧张和劳累时发作，睡眠时停止。患者可伴有头痛、患侧耳鸣，随着病情的加重，可出现患侧面神经麻痹和舌前2/3味觉改变。神经系统检查无其他阳性体征。晚期可伴有面肌轻度瘫痪。本病为缓慢进展性疾病，通常不会自愈。

三、诊　　断

根据本病特点，临床检查无其他神经系统的阳性体征，主要表现为阵发性一侧面肌痉挛，肌电图出现肌纤维震颤和肌束震颤波，此病可确立诊断。

四、鉴别诊断

需与下列疾病相鉴别。

1. 癔症性眼睑痉挛　常见于中年女性，可有独特的性格特征或癔症史，只发生于双侧眼睑肌。

2. 三叉神经痛　常伴有面肌痉挛，其主要症状为三叉神经分布区域的阵发性剧烈疼痛，发作时可伴有面肌抽搐；面肌痉挛的患者先发生面肌抽搐，少有疼痛，只在严重时才有轻微的疼痛，但能够忍受，查体无"扳机点"。

3. 舞蹈病及手足徐动症　主要表现为四肢、躯干的不自主运动，可同时伴有面肌痉挛，均为双侧发病，注意观察全身表现，以资鉴别。

4. 其他颅内病变　可引起面部痉挛，但常伴有脑神经异常症状和体征，如同侧面部感觉减退等，脑电图、颅脑影像学检查可发现异常。

五、治　　疗

面肌痉挛因对患者的社会交往及心理影响较大，通常治疗要求迫切。由于病因不明确，目前尚无理想的治疗方法，可进行对症治疗。治疗方法如下。

1. **药物治疗** 应用药物为抗癫痫类药物和镇静类药物，如苯妥英钠、卡马西平、地西泮等，主要用于轻症或早期病例。

2. **针灸治疗** 祛风活络、平肝解痉。常用穴位有合谷、太冲、百会、风池、迎香、四白、风府等。

3. **封闭治疗** 轻症患者可用局部麻醉药物普鲁卡因加维生素B_1、维生素B_{12}，于面神经主干或分支周围进行封闭，以阻断异常的冲动刺激，可获得一定疗效。

4. **A型肉毒毒素局部注射** 可以干扰神经末梢释放乙酰胆碱，使面肌痉挛缓解，且缓解时间较局部麻醉药物长得多，可用于病情稍重的患者，复发者可反复使用。

5. **乙醇注射疗法** 对于重症患者，可用50%乙醇和5%酚甘油注射于面神经分支上。此法解痉效果好，在制止痉挛的同时可产生不同程度的面肌瘫痪，对面容和功能也有一定的影响。在治疗前，需向患者交代清楚。

6. **手术治疗** 手术方法有显微外科面神经干分束术和微血管减压术。面神经干分束术的机制是通过将神经分束，破坏面神经的完整性，在保持面神经连续性的同时，减弱其传导性，继而缓解面肌痉挛。微血管减压术对面肌痉挛的效果非常好，目前较为常用。

医者仁心

毛德西教授的仁心仁术

从医60余年，医圣张仲景《伤寒杂病论》序文中一句"下以救贫贱之厄"一直被毛德西奉为行医准则。"作为医生就是要把病人放在第一位。"如今年过八旬，毛德西仍坚持每周坐诊三次，病人多时经常到下午一两点才能下班，他总说："我们累一点，病人早点回家，免得家人挂念。"做医生，医术很重要，医德更重要。熟悉毛德西的人都知道，"药味少，疗效好，价格廉，副作用少"一直是他的用药准则。毛德西时常给年轻医生讲孙思邈的《大医精诚》篇，他希望每个医生都能用这样的态度从医，这才是"救死扶伤"的真义。作为医生，只有"心存仁义之心"的"仁爱之人"才能真正把医术传承下去。

自 测 题

1. 三叉神经痛的特点是（   ）
   A. 持续性疼痛，夜间加重
   B. 疼痛一般与咀嚼和张闭口运动有关
   C. 骤然发生的阵发性电击样剧烈疼痛
   D. 临床上常有先兆期和头痛期
   E. 每次发作持续数小时

2. 治疗三叉神经痛的首选药物是（   ）
   A. 神经营养药
   B. 苯妥英钠
   C. 激素类
   D. 卡马西平
   E. 山莨菪碱

3. 三叉神经功能检查不包括的项目是（   ）
   A. 泪液检查
   B. 温、痛觉检查
   C. 角膜反射
   D. 腭反射
   E. 运动功能检查

4. 三叉神经痛的疼痛部位位于下唇，应属于三叉神经的哪一支疼痛（   ）

   A. 第Ⅰ支
   B. 第Ⅱ支
   C. 第Ⅲ支
   D. 第Ⅰ、Ⅱ支
   E. 第Ⅱ、Ⅲ支

5. 鉴别中枢性面神经麻痹与周围性面神经麻痹的主要依据是（   ）
   A. 额纹是否消失、能否皱眉
   B. 眼睑能否闭合
   C. 能否耸鼻
   D. 能否鼓腮
   E. 有无口角歪斜

6. 患者，女性，45岁。由于天气闷热，风扇直吹面部一上午。午睡起床后，刷牙时发觉口角漏水，含漱不便；照镜时发觉右侧口角下垂，左侧向上歪斜。其最可能的诊断是（   ）
   A. 右侧中枢性面神经麻痹
   B. 左侧核上性面神经麻痹
   C. 右侧贝尔麻痹
   D. 左侧贝尔麻痹
   E. 右侧面肌痉挛

（王子娴）

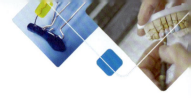

第12章
先天性唇裂和腭裂

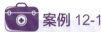 案例 12-1

患儿，男性，3个月。

主诉：患儿出生即发现右侧上唇及上腭部裂开。

现病史：患儿出生即发现右侧上唇及上腭部裂开，伴吮吸困难，进食时易呛咳，饮食时常经鼻腔反流。

既往史和过敏史：患儿无药物过敏史、传染病史等。足月顺产。

专科检查：患儿右侧自鼻腔到唇红完全裂开，唇红缘裂隙宽6mm，鼻腔裂隙宽3mm，患侧上唇较短，口内右侧上腭自牙槽突到软腭完全裂开，牙槽突裂隙约5mm，硬腭最宽处裂隙约1cm。

问题：1.先天性唇、腭裂的临床表现有哪些？
      2.先天性唇裂和腭裂的治疗方法有哪些？

第 1 节 概 述

一、胚 胎 发 育

口腔颌面部的发育始于胚胎发育的第3周，此时前脑的下端及腹面膨大，形成一个圆形的突起，称为额鼻突；同时由第一对腮弓分叉发育而形成上下颌突。上颌突位于下颌突的上方，它们均是从两侧向中线生长发育。上述突起之间的空隙即为口凹，以后发育为原始口腔，有口咽膜将其与前肠相隔。

第5周时，额鼻突的下缘两侧各出现一个由外胚层增厚下陷而形成的嗅窝，嗅窝的内外侧缘高起，称为内侧鼻突和外侧鼻突，嗅窝即为原始鼻腔。第7周，嗅窝底破裂而形成鼻孔。左右侧上颌突与外侧鼻突相连形成鼻孔底及上唇；两侧内侧鼻突相连形成鼻小柱、人中及前颌。同时，下颌突也向内侧生长并在中线相连而形成下颌。至此，由上下颌突围成的扁圆形口裂即发育完成，口裂的腔隙也增大加深，形成了原始口腔，但仍与原始鼻腔相通。

胚胎发育至第8周时，胎儿的面部初步完成。同时，左、右侧上颌突的内面（口裂面）生出一对板状突起称为继发腭突。两侧的继发腭突在中线融合而形成腭的大部，与形成前颌骨的原发腭突相结合处即为切牙孔。腭的形成使口腔和鼻腔分隔开。在已融合的组织内，其前端与鼻中隔相连部分骨化后形成硬腭；其后端不与鼻中隔相连部分无骨质发生，即为软腭，其中的中胚叶组织即发育成为软腭的肌肉组织。额鼻突在左右原始鼻孔外侧之间的部分增高后形成鼻梁和鼻尖，两原始鼻孔外侧之间的中胚层组织垂直向下生长成板状称鼻中隔，此隔下缘与腭前部愈合后将鼻腔分隔为左右两个鼻道，至此，胎儿的口和鼻即具备成人的形态结构，此时为胚胎发育的第12周左右（图12-1）。

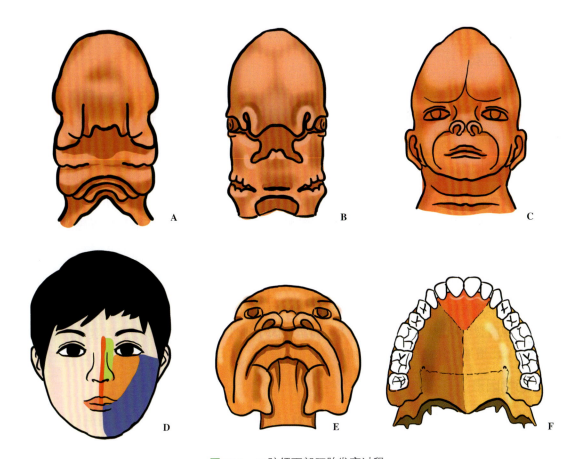

图12-1 口腔颌面部胚胎发育过程

A. 胎儿5周以后；B. 胎儿6周时；C. 胎儿8周时；D. 胎儿与胚突的关系；E. 胎儿6周时的腭部；F. 腭部与胚突的关系

二、唇、面裂和腭裂的形成

胎儿在发育过程中，特别是胎儿发育成形的前12周，若受到某种因素的影响而使各胚突的正常发育及融合受到干扰时，就有可能使胎儿发生各种不同的相应畸形（图12-2）。例如，左右两侧下颌突未能在中线相互融合，则产生下唇正中裂或下颌裂；一侧上颌突未能在一侧与内侧鼻突融合，则在上唇一侧产生单侧唇裂，如在两侧发生，则形成双侧唇裂。

上颌突与内侧鼻突有一部分或全部未融合，则发生各种不同程度的唇裂，以及不同程度的牙槽突裂，两个内侧鼻突未能正常融合则发生上唇正中裂。上颌突与下颌突未能融合则形成面横裂。上颌突与外侧鼻突未能融合则形成面斜裂。

腭裂的形成与唇裂相似，同样为胚突融合不全或完全不融合所致。如原发腭突未能在一侧或两侧与继发腭突融合，则形成了单侧或双侧腭裂；如在前颌部分未能融合，则形成牙槽突裂。

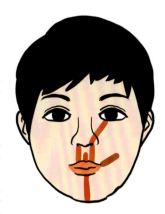

图12-2 面裂形成的部位

三、发病因素

引起胚突发育和融合障碍的确切原因和发病机制，目前尚未完全明了，可能为多种因素的影响而非单一因素所致。根据大量的研究结果表明，可能的因素如下。

（一）遗传因素

有些唇裂和腭裂的患者，可在其直系或旁系亲属中发现类似的畸形，因而认为唇腭裂畸形与遗传有一定的关系。遗传学研究还认为唇、面、腭裂属于多基因遗传性疾病。

（二）营养因素

各种原因造成女性妊娠期间维生素的缺乏。动物实验发现小鼠缺乏维生素A、维生素B_2、泛酸、叶酸等时，可导致包括腭裂在内的各种畸形，但人类是否也会因缺乏这类物质而导致先天性畸形的发生，尚不十分明确。

（三）感染和损伤

临床发现女性在妊娠初期如遇到某些损伤，特别是引起子宫及邻近部位的损伤，如不全人工流产或不科学的药物堕胎等均能影响胚胎的发育而导致畸形。母体在妊娠初期，罹患病毒感染性疾病如风疹等，也可能影响胚胎的发育而成为畸形发生的诱因。

（四）内分泌的影响

小鼠的动物实验表明，给怀孕早期的小鼠注射一定量的激素，如肾上腺素或地塞米松，其所生产的幼鼠中可出现腭裂。因此认为，在妊娠期，如孕妇因生理性、精神性及损伤性因素等，可使体内肾上腺皮质激素分泌增加，从而诱发先天性畸形。

（五）药物因素

多数药物进入母体后能通过血胎屏障影响胚胎，可能导致畸形的发生，如环磷酰胺、甲氨蝶呤、苯妥英钠、抗组胺药物、美克洛嗪、沙利度胺等均可能导致胎儿畸形。

（六）物理因素

胎儿发育时期，如孕妇频繁接触放射线或微波等有可能影响胎儿的生长发育而导致唇腭裂的发生。

（七）烟酒因素

流行病学调查资料表明，女性妊娠早期大量吸烟（包括被动吸烟）及酗酒，其子女唇腭裂的发生率比无烟酒嗜好的妇女要高。

四、唇腭裂的预防

口腔颌面部发育畸形的致病因素是多种多样的，它可能是多种因素在同一时期或不同时期内发生作用的结果。由于病因尚不完全清楚，在妊娠早期特别是在妊娠第12周以前，采取积极的预防措施是非常必要的。对准备生育的女性，应接受有关知识教育，女性孕期应注意营养成分的合理配给；如出现孕吐及偏食情况，应及时补充维生素A、维生素B_2、维生素B_6、维生素C、维生素E及钙、磷、铁等元素。孕妇应保持愉快平和的心情，避免精神过度紧张和情绪激动；避免频繁接触放射线及微波；避免过度劳累和外伤；戒烟；禁忌酗酒；尽量避免感染病毒性疾病，患病后禁用可能导致胎儿畸形的药物等都是有益的预防措施。此外，如患有某些严重疾病而必须使用可能导致胎儿畸形的药物的妇女应采取积极避孕措施。

第2节　唇腭裂的分类

一、唇裂的患病率与分类

唇裂（cleft lip）是口腔颌面部最常见的先天性畸形，常与腭裂伴发。根据流行病学调查，新生儿唇腭裂的患病率约为1∶1 000，但各地的资料并不完全一样。根据我国出生缺陷检测中心1996～2000年所获得的结果显示，唇腭裂患者患病率为1.624∶1 000。上述资料表明，我国唇腭裂的患病率有上升趋势，与近期国外的报道相近似。据统计，唇腭裂患者男女性别比为1.5∶1，男性多于女性。

临床上，根据裂隙部位可将唇裂分为以下几类。

（一）国际常用的分类法

1. 单侧唇裂

（1）单侧不完全唇裂（裂隙未裂至鼻底）。

（2）单侧完全唇裂（整个上唇至鼻底完全裂开）。

2. 双侧唇裂

（1）双侧不完全唇裂（双侧裂隙均未裂至鼻底）。

（2）双侧完全唇裂（双侧上唇至鼻底完全裂开）。

（3）双侧混合性唇裂（一侧完全裂，另一侧不完全裂）。

（二）国内常用的分类法

1. 单侧唇裂（图12-3）

（1）Ⅰ度唇裂：仅限于红唇部分的裂开。

（2）Ⅱ度唇裂：上唇部分裂开，但鼻底尚完整。

（3）Ⅲ度唇裂：整个上唇至鼻底完全裂开。

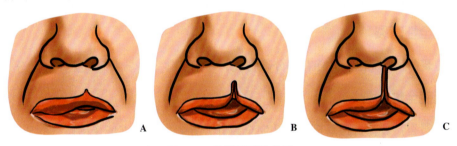

图12-3 单侧唇裂的类型

A. Ⅰ度唇裂（不完全性）；B. Ⅱ度唇裂（不完全性）；C. Ⅲ度唇裂（完全性）

2. 双侧唇裂（图12-4）
按单侧唇裂分类的方法对两侧分别进行分类，如双侧Ⅲ度唇裂、双侧Ⅱ度唇裂、左侧Ⅲ度右侧Ⅱ度混合唇裂等。

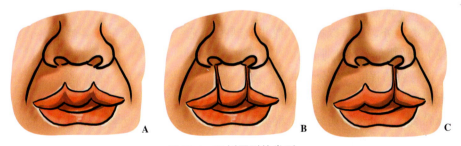

图12-4 双侧唇裂的类型

A. 双侧Ⅱ度唇裂（双侧不完全性）；B. 双侧Ⅲ度唇裂（双侧完全性）；C. 左侧Ⅲ度右侧Ⅱ度混合唇裂（双侧混合性）

此外，临床上还可见到微小型唇裂，即皮肤和黏膜无裂开，但其下方的肌层未能联合或错位联合，导致裂侧出现浅沟状凹陷及唇峰分离等畸形。

二、腭裂的分类

国内外未见统一的腭裂分类方法，但根据腭部的骨质、黏膜、肌层的裂开程度和部位，多采用下列的临床分类方法（图12-5）。

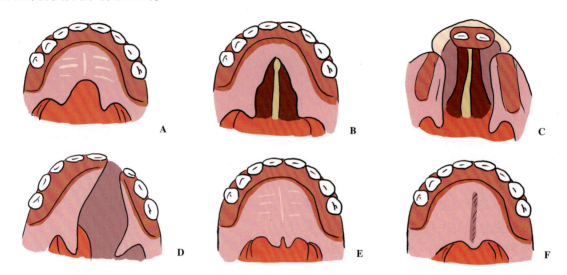

图 12-5　腭裂的临床分类

A. 软腭裂；B. 不完全性腭裂；C. 双侧完全性腭裂；D. 单侧完全性腭裂；E. 腭垂缺失；F. 黏膜下裂

（一）软腭裂

软腭裂：仅软腭裂开，有时只限于腭垂，不分左右。

（二）不完全性腭裂

不完全性腭裂：软腭完全裂开伴有部分硬腭裂，牙槽突常完整。本型也无左右之分。

（三）单侧完全性腭裂

单侧完全性腭裂：裂隙自腭垂至切牙孔完全裂开，并斜向外侧直抵牙槽嵴，与牙槽突裂相连；健侧裂隙缘与鼻中隔相连；牙槽突裂有时裂隙消失仅有裂缝，有时裂隙很宽；常伴有同侧唇裂。

（四）双侧完全性腭裂

双侧完全性腭裂：常与双侧唇裂同时发生，裂隙在前颌骨部分，各向两侧斜裂直达牙槽突；鼻中隔、前颌骨及前唇部分孤立于中间。

除了上述各种类型外，还可以见到少数非典型的情况：如一侧完全、一侧不完全；腭垂缺失；腭隐裂（黏膜下裂）；硬腭部分裂孔等。

除此之外，按腭裂的程度将其分为以下三度。

Ⅰ度：限于腭垂裂。

Ⅱ度：部分腭裂，裂开未到切牙孔；根据裂开部位又分为浅Ⅱ度裂，仅限于软腭；深Ⅱ度裂，包括一部分硬腭裂开（不完全性腭裂）。

Ⅲ度：全腭裂开，从腭垂到牙槽突裂开，常伴发唇裂。

值得注意的是，临床上有些异常语音患儿，常在4岁左右因发音不清多处就诊，但治疗后效果不理想。因此，临床上对发音时有过度鼻音者，应仔细询问病史，认真进行专科检查。腭隐裂患者的局部组织发育（软腭）极差，表面呈半透明状，硬腭骨组织部分有时缺损，软腭过短，腭咽腔常深而大。追问病史，患儿喂养时鼻孔常有溢奶现象。应考虑腭隐裂的存在。

第3节　唇腭裂的序列治疗

一、唇腭裂序列治疗的概念

唇腭裂序列治疗就是在患者从出生到长大成人的每一生长发育阶段，治疗其相应的形态、功能和心理缺陷。有计划地在治疗的最佳时期，采用最合适的方法，最终得到最佳的治疗效果。具体地讲，就是由多学科医生参与，在患者适当的年龄，按照约定的程序对唇腭裂患者进行系统治疗的过程。

唇腭裂序列治疗涉及的学科包括口腔颌面外科、口腔正畸科、口腔内科、口腔修复科、耳鼻咽喉科、语言病理学、儿科、护理学、遗传学、心理学及社会工作等。唇腭裂序列治疗组是唇腭裂序列治疗的主要实施者，其主要工作是针对每位唇腭裂患者的病情，组织序列治疗组成员集体会诊讨论，制订出适合该患者的治疗计划及具体的实施时间表，各序列治疗组成员按时担负本专业内容的治疗工作，相互配合、协作，直到整个序列治疗程序完成（表12-1）。

表12-1　唇腭裂序列治疗时间表

年龄	正畸治疗	手术治疗			腭咽闭合功能评估	语音治疗	心理咨询
出生	术前正畸						
3个月		唇裂整复定期随访					定期随访
6个月							
9个月			腭裂整复定期随访				
1岁							
1岁半							
2岁					定期随访		
3岁							
4岁						定期随访	
5岁		鼻唇二期整复术	腭再成形术或咽成形术				
6岁							
7岁	植骨手术术前（术后）正畸治疗			牙槽突裂植骨术			
8岁							
9岁							
10岁							
11岁							
12岁							
13岁							
14岁							
15岁							
16岁							
17岁							
18岁	正畸正颌联合治疗						
成年后							

二、唇腭裂序列治疗的内容

1. 尽早地建立与患儿-家长的联系，最好是当患儿一出生便建立这种联系。

2. 最初接诊的医生应对患儿的营养、发育、健康状况等进行全面评估。

3. 组织全体序列治疗组成员对每例患儿进行集体会诊，并与患儿家长一起根据患儿畸形情况、全身健康状况，以及患儿家庭的经济条件、文化水平、生活环境、卫生保健条件和患儿家长的具体要求，制订具体的序列治疗内容、程序和时间表。

4. 各序列治疗组成员按每个患者的治疗时间表准时完成本专业内容的治疗工作。

5. 治疗内容可在整个序列治疗过程中根据具体情况进行调整，当患者懂事后，也应参与有关治疗的讨论，协助修正治疗方案。

6. 制订治疗效果的评定标准，按时进行各专科评定、专项评定、阶段性评定和最终评定。

7. 序列治疗组应对患者的全部唇腭裂序列治疗文件，包括病历、治疗计划、相片、模型、医学影像资料、录像带等进行管理。

第 4 节　各类唇腭裂的手术治疗和修复方法

一、唇裂的手术治疗与修复方法

（一）唇裂的手术治疗

口腔颌面外科手术是修复唇裂最有效的手段。手术效果的优劣受多种因素的影响，故需对唇及唇裂的解剖学特点有充分的认识，并根据其畸形特点，采用多学科综合序列治疗的原则，制订出周密的治疗计划并妥善实施，方可取得满意的治疗效果。

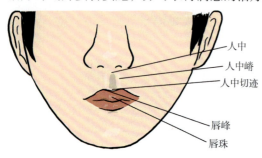

人中
人中嵴
人中切迹

唇峰
唇珠

图 12-6　正常上唇的表面解剖标志

1. **唇与唇裂的解剖学特点**　正常上唇有完整的口轮匝肌结构，从而有吸吮及唇部各种细腻的活动和做表情等功能。正常上唇的形态特点：唇红缘明显，两侧对称性地构成唇弓；上唇下 1/3 部微向前翘；唇红中部稍厚呈珠状微向前下突起；上下唇厚度、宽度比例协调；鼻小柱及鼻尖居中，鼻底宽度适中，两侧鼻翼和鼻孔呈拱状，鼻孔大小位置对称（图 12-6）。

当上唇一侧的连续性发生中断时，两侧口轮匝肌不再围绕口周形成环状结构，而是分别沿裂隙附着于鼻小柱基部和裂侧鼻翼基部。当肌肉收缩时，分别牵拉鼻小柱向非裂侧偏斜，牵拉裂侧鼻翼基部向下、向后和外方向扩展，致鼻中隔软骨呈扭曲状，裂侧鼻孔大而扁平。非裂侧唇峰和人中切迹因不能随上颌突与内侧鼻突的融合正常下降而停留在较高的位置上。当上唇两侧的连续性均发生中断时，两侧口轮匝肌因不能在中线连接而附着在两侧鼻翼基部，牵拉两侧鼻孔外展。前唇因缺乏口轮匝肌的作用，往往发育得较为短小，鼻小柱过短。在伴有双侧腭裂时，还会因鼻中隔软骨与前颌骨的过度生长，而使前唇翻转上翘，状似与鼻尖相连。

2. **唇裂的治疗计划**　唇裂修复是一种要求极高的手术，手术效果会直接影响患者的身心健康与生存质量，故手术前需精心准备，制订周密的手术计划，方可保证手术成功。为了达到此目的，国际上已普遍认同应采取综合序列治疗的方案，即在唇裂修复手术之前，特别是针对严重的完全性唇裂伴有腭裂及鼻畸形的患者，术前应先行口腔正畸治疗，利用矫治器恢复伴有腭裂患者的牙弓形态，改善或减轻裂侧鼻小柱过短和鼻翼塌陷，为唇裂修复手术尽可能创造有利的条件。对某些裂隙较宽的完全性唇裂，还有人主张可以在正畸治疗后或单独在处理修复前采取唇粘连的手术方法，将完全性唇裂变为不完全唇裂。这些治疗方法的应用均有助于达到提高唇裂修复效果的目的。

初次唇裂修复手术后，可能会遗留鼻唇继发畸形，应根据继发畸形的轻重，选择相宜的时机进行二期整复。

3. **手术年龄** 一般建议，唇裂整复术的年龄以3～6个月为宜，体重达5～6kg以上。早期进行手术，可以尽早地恢复上唇的正常功能和外形，并可使瘢痕组织减少到最低程度。对伴有牙槽突裂或腭裂的患儿唇裂整复后，由于唇肌生理运动可以产生压迫作用，促使牙槽突裂隙逐渐靠拢，为以后的腭裂整复创造条件。此外，手术年龄更应该依据患儿全身健康状况及生长发育情况而定，如患儿血红蛋白水平过低，发育欠佳或有胸腺肥大者均应推迟手术。

4. **术前准备** 术前必须进行全面体检。包括体重、营养状况、心肺情况；有无上呼吸道感染及消化不良；面部有无湿疹、痈疮、皮肤病等，此外，还应常规行胸部X线片检查，特别注意有无先天性心脏病、胸腺肥大。还应进行血、尿常规检查，以判定血红蛋白、白细胞、出血时间及凝血时间是否正常。对全身或局部出现的不正常情况，均应查明原因，并给予适当治疗，待恢复正常后才可安排手术。

术前1天进行局部皮肤的准备。可用肥皂水清洗上、下唇及鼻部，并用生理盐水擦洗口腔；如系成人，应剪短鼻毛及剃须、洁牙、清除病灶，并用含漱剂漱口。

婴幼儿应在术前4小时给予10%葡萄糖液口服或进食糖水100～150ml。手术尽量安排在上午进行。术前0.5～1小时预防性使用抗生素。术前30分钟按0.1mg（3～4kg）体重注射阿托品或东莨菪碱以减轻腺体分泌，成人可按3～4mg/kg体重注射苯巴比妥钠或其他镇痛、镇静剂。

5. **麻醉选择** 唇裂整复术麻醉方法的选择应以安全和保证呼吸道通畅为原则。除成人可在局部麻醉（眶下孔阻滞麻醉）下进行外，唇裂整复术都应在气管内插管后施行。

6. **手术方法** 唇裂的外科整复手术有数百年的历史，经过长期的临床实践，不断地改进和创新，目前的手术方法已经能够收到比较满意的修复效果。但是由于每种手术方法均有各自的优缺点，唇裂患者个体之间的差异，尚无任何一种手术方式能够适合多种类型的唇裂患者，因此，手术者应根据不同病例的个体具体情况，选用适宜的手术方法，结合实际，灵活应用。本章选取目前在国内和国际广为使用的手术方法加以介绍。

（1）单侧唇裂整复术

1）旋转推进法（图12-7）：本法为Millard首先提出，其特点是手术原理简单易懂，建立了以矫正组织移位为目标的手术原则，术中切除组织少，术后裂侧唇部中下份的瘢痕线模拟了裂侧人中嵴形态，唇弓形态恢复自然。本书以单侧不完全唇裂为例加以介绍。

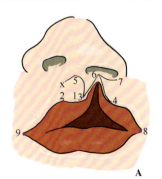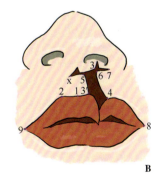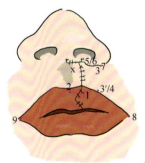

图12-7 单侧唇裂旋转推进法
A.定点与设计；B.切开与旋转；C.修整与缝合

定点与设计：在唇红缘定四个点，即人中切迹定点1，非裂侧唇峰定点2，非裂侧裂隙唇缘上定点3，应使点1—2等于点1—3的距离。在裂侧裂隙唇缘唇红最厚处即相当于唇峰处定点4。

在鼻底处也定四个点，即鼻小柱非裂侧基部定点5，并向外侧延伸2～3mm，不宜超过非裂侧人中嵴，定x点。裂侧鼻底裂隙两旁的唇红与皮肤交界处定点6和点7。点6至鼻小柱基部的距离与点7至裂侧鼻翼基部的距离相加等于非裂侧鼻底的宽度。两侧口角分别定点8和9。

定点完成后，从点3开始，沿红白唇交界处向上，再弯向裂侧鼻小柱基底中点（点5）后倒转向非裂侧人中嵴延长切口定点x，使点3—5—x的距离等于点4—7的距离。再从点3沿皮肤黏膜交界线向上至点6连线，如此在沿上述连线切开后，非裂侧唇部可形成两个唇瓣。从点6向点4、点7各画一线，待切开后可在裂侧形成一个单独的唇瓣。

切开与旋转：连接点3—5—x，点3—6，点4—6，点6—7，用亚甲蓝画切口线并切开。如果鼻翼基脚附丽太靠后外，可将鼻翼基脚从梨状孔边缘、上颌骨前份的骨膜上充分游离，直到将错位的鼻翼基脚松解到与非裂侧对称的位置。再于裂侧沿点4—6—7连线分别或全层切开，此时如裂隙两侧的唇红组织得以下降，瓣亦可向下旋转并向非裂侧推进。如裂侧唇瓣推进时张力较大，可作裂侧唇前庭沟的松弛切口与剥离以减少缝合张力。

修整与缝合：沿画线切开各组织瓣后，为了延长裂侧的鼻小柱，需沿膜状中隔充分游离鼻小柱基部瓣，用单钩提起塌陷的鼻孔，将该瓣向鼻尖推进，使裂侧鼻小柱等于非裂侧鼻小柱，在该瓣与膜状中隔近基底处固定一针，并将该瓣缝合在点5。将患侧唇瓣向中线推进至点5—3切开后所形成的三角形间。先缝合鼻底后，再缝合黏膜层、肌层；皮肤层缝合应从裂隙两侧唇峰点开始，由下而上逆行缝合，最后修整唇红。

唇红的修复形态常用的方法是用裂侧唇红末端组织形成一含肌组织的三角形唇红肌瓣，插入非裂侧唇红沿唇红干湿黏膜交界线切开的切口中，用裂侧红唇组织重建唇珠的形态；如此缝合后，皮肤和红唇的切口不在同一方向的直线上，避免了切口瘢痕组织收缩的影响。

2）新旋转推进法（图12-8）：旋转推进法及改良的方法在临床应用中，存在两个明显的缺陷，一是没有足够的组织延长鼻小柱，故鼻小柱在术中延长后，较易复发；二是为了保证唇高的对称，而难以平衡两侧唇红唇峰口角距的对称。因此，石冰教授在保证旋转推进法原有优点的基础上，针对上述两项不足，进行了全新的设计。新旋转推进法将不完全性单侧唇裂与完全性单侧唇裂分别设计如下。

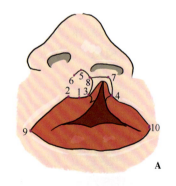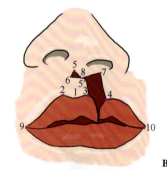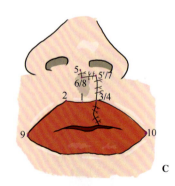

图12-8 单侧唇裂新旋转推进法
A. 定点与设计；B. 切开与旋转；C. 修整与缝合

定点与设计：在唇红缘定四个点，即人中切迹定点1，非裂侧唇峰定点2，非裂侧裂隙唇红缘上定点3，并使点1—2等于点1—3的距离。在裂侧裂隙唇缘唇红即相当于唇峰处定点4。近鼻小柱基部处定点5，在非裂侧人中嵴上端内侧定点6，并保证点6—2的距离与点6—3的距离相等。点6至点5的长度控制在2mm之内，在裂侧鼻翼基部定点7，并使点4—7的距离等于点3—5距离，从点7向点3—

5的水平连线相交于点8，在两侧口角分别定点9与10，并使点2—9等于点4—10的距离。连接点3—5—6与点4—7和点7—8形成上唇的切口线。

切开与旋转：分别沿点3—5—6与点4—7和点7—8切开上唇皮肤，沿皮下作与口轮匝肌表面分离，再分别行两侧口轮匝肌瓣黏膜下分离，先将鼻底口轮匝肌纵行离断，形成两侧肌肉瓣，再在前鼻嵴附丽处水平剪断非裂侧口轮匝肌的附丽，使非裂侧口轮匝肌旋转下降，在鼻翼水平将裂侧口轮匝肌瓣剪开，形成两个不对等的肌瓣。

修整与缝合：将裂侧鼻翼基部肌瓣与对侧鼻小柱基部皮下肌肉组织缝合，使点3—5—6切开后形成的皮瓣向上内侧旋转，矫正鼻底宽度和鼻小柱偏斜，并延长鼻小柱。再将裂侧口轮匝肌瓣尖与前鼻嵴或前颌骨表面的骨膜缝合，从上至下缝合两侧口轮匝肌瓣，继而将非裂侧上唇皮瓣尖端（点5）与点7处的鼻翼基部皮下缝合，点3与点4的皮下缝合，点3—5皮下与点4—7缝合，最后点5—6与点7—8缝合，点3与点4逆行缝合皮肤切口。

鼻畸形矫正：在裂侧鼻孔鼻翼皮肤作弧形切口，皮下潜行分离至鼻骨下缘，用不可吸收线将鼻翼软骨与鼻骨下缘韧带区行可靠内固定缝合，过矫正塌陷的裂侧鼻翼形态。

（2）双侧唇裂整复术　双侧唇裂的整复通常是围绕前唇的形态进行设计和手术。在手术中对于前唇长度的设计一般可分为保留前唇长度的原长法和利用侧唇增加前唇长度的加长法。多数学者建议应尽可能在初期手术中维持前唇原有长度而不要随意加长。但患者情况各异，对于那些前唇明显短小的患者，也不排除有限度使用加长原则。特别是如何在设计中吸取各自优点，设计出有针对性的个体化方法，是提高双侧唇裂整复效果的关键。

1）直线缝合法（图12-9）：以双侧完全性唇裂为例。

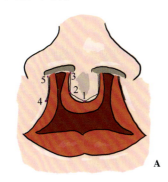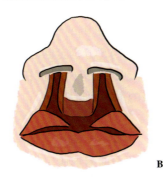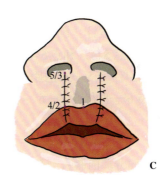

图12-9　直线缝合法整复双侧唇裂

A. 定点；B. 切开；C. 缝合

定点：两侧基本相同。以一侧为例：点3定在鼻小柱基部稍外；点2定于前唇缘，相当于术后唇峰的位置；点1定于前唇红唇缘中点，即术后人中迹处；点2—3连线即为修复后的人中嵴，故两侧点2—3连线的位置应参照正常人中形态来调整；切不可以前唇原有的形态作为修复后的人中嵴，以免术后上唇形成三等分的不良外观。在侧唇上先定点4，定此点时应考虑修复后上下唇宽度的协调性，即正常人上唇宽度略大于下唇。因此，点4不应仅定于侧唇的红唇最厚处，可用下唇1/2宽度或接近此宽度，由口角测量而定出点4。沿红唇皮肤嵴向上连线至点5，再由点2至点3连线，对上述连线可用亚甲蓝标定，按同法完成另一侧定点。

切开：沿点2—3连线切开至皮下，剥离并翻起前唇外侧份的皮肤黏膜瓣向口腔侧，作修复口腔黏膜层之用。再于侧唇部点4—5连线全层切开，刀片尖端可向外侧倾斜，以保留足够多的红唇组织。如需修复鼻底者，同单侧唇裂鼻底修复法。按同法施行另一侧切口。

缝合：为了使鼻翼基部获得良好的复位，宜采用自点2及点4两唇峰点开始的由下而上的分层逆行缝合法。保证两侧上唇高度的对称性。

按同法进行另一侧的缝合。

双侧唇裂的红唇整复后常因前唇下端的红唇组织菲薄而显得不够丰满，其解决的方法主要有两种：一种方法是用去上皮的两侧唇红末端组织瓣做衬里，用前唇唇红黏膜组织瓣覆盖其表面形成唇珠，另一种方法是利用前唇唇红黏膜瓣做前庭衬里，用两侧唇红组织瓣在中线对位缝合修复唇珠。

2）唇弓重建法（图 12-10）。

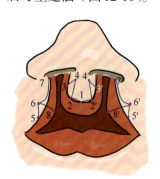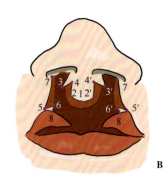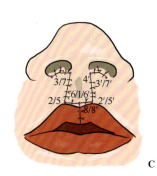

图 12-10 唇弓重建法整复双侧唇裂
A. 定点；B. 切开；C. 缝合

A. 定点。

前唇的手术设计：点 1—2 的距离 + 点 1—2′ 的距离 =4mm，点 2—3 的距离 = 点 2′—3′ 的距离，点 3—3′ 的距离略大于点 2—2′ 的距离，并在点 3 和 3′ 的外侧，前唇皮肤与红唇的交界处分别定点 4 和点 4′，沿点 2—1—2′，点 3—2，点 3′—2′，点 3—4，点 3′—4′ 连线。

侧唇的手术设计：确定重建的唇峰点选择在健侧的红唇较厚处，再在此点上方 1～2mm 处确定人中切迹点，即点 5 与 5′ 和点 6 与 6′，但需使点 5 与 5′ 分别至同侧口角的距离和两侧鼻翼基脚的距离相等。点 5—6 的距离 = 点 5′—6′ 的距离 =2～3mm，点 7 与 7′ 始终定在裂隙缘的红白唇交界处。点 7—6—5，点 6—8，点 6′—8′ 和点 7′—6′—5′ 形成健唇的手术切口线。

B. 切开。

前唇瓣的形成：切除点 2—4—3 和点 2′—4′—3′ 连线之表皮，保留皮下组织与前唇相连。沿前颌骨骨膜的浅面分离前唇直至鼻小柱基部，使整个前唇形成以鼻小柱为蒂的前唇皮瓣。

侧唇瓣的解剖：沿点 7—6—5、点 7′—6′—5′、点 6—8 和点 6′—8′ 作皮肤切口，沿点 6—8 和点 6′—8′ 作唇红黏膜的切口，并行口轮匝肌与皮肤和黏膜间的脱套式解剖。

C. 缝合。

将两侧口轮匝肌瓣在前颌骨表面，由上至下相对缝合，恢复口轮匝肌的连续性，口轮匝肌最上端应同时与鼻中隔软骨下端相缝合。在点 5 和 5′ 的上方，用 11 号尖刀片由点 5 和 5′ 皮肤侧刺入，穿透口腔侧黏膜，逆行沿点 5—6 和点 5′—6′ 连续向上，切开侧唇组织并于点 6—8 和点 6′—8′ 处切断健侧唇唇红末端。完成点 8 与点 8′ 相对缝合，点 5 与点 2，点 5′ 与点 2′，点 1 与点 6 和点 6′ 相对缝合。最后在两侧唇红组织瓣上，各作一三角形唇红瓣，相互交叉缝合形成唇珠。

7. 术后护理

（1）在术后全身麻醉未醒前，应使患儿平卧，将头偏向一侧，以免误吸。

（2）全身麻醉患儿清醒后 4 小时，可给予少量流汁或母乳。手术当日患儿往往进食饮较差或进食饮时间较晚，故应予以补液支持。

（3）唇裂创口当天可用敷料覆盖，吸除分泌物，以后应采用暴露疗法，可以涂敷少许抗生素软膏，保持伤口的湿润，同时便于观察、清洗，减少创口感染的机会和形成瘢痕的最小化。在张力较大的病例，可采用 18 号不锈钢丝弯制而成的唇弓，以保持减张固定，利于创口愈合。但应注意观察皮肤对胶布有无过敏反应和皮肤压伤，如有发生应及时拆除。

（4）术后24小时内应给予适量抗生素，预防感染。

（5）正常愈合的创口，可在术后5～7天拆线，口内的缝线可稍晚拆除或任其自行脱落，特别是不合作的幼儿，无须强行拆除。如在拆线前出现缝线周围炎时，可用抗生素溶液湿敷；必要时提前拆除有感染的缝线，并行清洁换药和加强减张固定。

（6）术后或拆线后，均应嘱咐家属防止患儿摔倒，以免创口裂开。

（二）唇裂术后继发鼻、唇畸形的二期整复

唇裂术后继发畸形是指经唇裂修复术后，仍遗留或继发于手术操作和生长发育变化而表现出来的一类畸形，其表现复杂多样，修复方法也较唇裂修复更加灵活多变。

1.唇裂术后继发畸形的一般原因

（1）客观原因　包括原发畸形较严重，上唇组织生长发育不足，两侧上唇面积差异较大，特别是红唇的组织的形态和厚度两侧差异较大；上唇解剖标志不甚清晰；两侧上颌骨错位明显，以及手术方法本身尚存在的缺点等。

（2）与操作者有关的原因　术前检查分析不够仔细，缺乏对各解剖标志的仔细观察和分析。术前测量定点不够准确，如未注意受气管插管的压迫，仰卧的程度和张口度的改变，以及上唇在受到牵拉的状态上测量定点等。基本操作技术不熟练，如未能做到准确切开与组织间分离，术中丢弃组织过多或未作妥善的松弛切口，术后张力过大；缝合时，未能保证皮肤、肌、黏膜层均按设计切口准确对位等。

2.唇裂术后继发唇畸形的整复　常见的继发畸形大多数都是属于较轻的手术后畸形，可在初次手术半年后的任何时间内完成。早期修复可以减轻对患儿的心理产生不良影响。对于较重的或双侧唇裂后严重的鼻唇畸形应在患儿稍长大或少年时期进行修复。因为这些畸形很多都是随着发育而产生的畸形，在过早时并不十分明显。另外，过早地进行二次手术可能会妨碍患处的继续发育生长。

二、腭裂的手术治疗和整复方法

腭裂（cleft palate）可单独发生，也可与唇裂伴发。近年来，随着孕期常规检查的普及，唇裂患儿有所减少，但腭裂在孕期确诊较困难，在临床上较唇裂常见。腭裂不仅软组织缺损畸形，有些可有不同程度的骨组织缺损，影响颌骨生长发育，患儿面中部出现凹陷畸形，重者呈碟形脸，咬合错乱，裂侧的侧切牙常缺失，萌出的牙以畸形或错位牙等多见。如果不及时有效地治疗，随着患者年龄增大，容易影响身心健康。因此，对腭裂的治疗单注重手术是不完整的，对腭裂的治疗应提倡个体化和序列治疗，需要多学科的相互合作。

（一）腭裂的临床解剖特点

腭部由硬腭、软腭两部分组成。硬腭的主要结构为骨骼，位于前部，介于口鼻腔之间。其主要功能是将鼻腔与口腔分隔，避免食物进入鼻腔和鼻腔分泌物流入口腔，有利于保持口、鼻腔的清洁卫生。软腭是语音、吞咽等功能的重要结构，主要由腭咽肌、腭舌肌、腭帆张肌、腭帆提肌和腭垂肌五对肌组成，并与咽侧壁及咽后壁的咽上缩肌的肌纤维相连，形成一个完整的肌环。

发音时，因肌群的协调收缩，使软腭处于向上后延伸状态。软腭的中后1/3部分向咽后壁、咽侧壁靠拢；再由咽上缩肌活动配合，使口腔与鼻腔的通道部分瞬间隔开，形成"腭咽闭合"。正常发音时，软腭和咽上缩肌有节奏地运动、收缩，使气流有控制地进入口腔，再通过舌、唇、牙等器官的配合，发出各种清晰的声音。

腭裂患者的硬腭在骨骼组成上与正常人的硬腭相同，但在形态结构上有明显差异。主要表现为腭穹隆部不同程度裂开，前可达切牙孔或达牙槽突；裂开部位的硬腭与鼻中隔不相连，使口、鼻腔相通；在体积上患侧较健侧小。软腭肌群虽与正常人的软腭相同，但因软腭不同程度地裂开，改变了软腭五对肌的肌纤维在软腭中线相交织呈拱形的结构，使之呈束状沿裂隙边缘由后向前附着在硬腭后缘和后鼻嵴，从而中断了腭咽部完整的肌环，使腭裂患者难以形成腭咽闭合，造成口、鼻腔相通，同时也影响咽鼓管功能，导致吸吮、语音、听力等多种功能障碍。

（二）腭裂的临床表现与特点

1. **腭部解剖形态的异常**　软硬腭完全或部分由后向前裂开，腭垂一分为二。完全性腭裂的牙槽突有不同程度的断裂和畸形或错位。在临床上偶尔可见一些腭部黏膜看似完整，但菲薄，骨组织可有或没有缺损，这类患者的软腭肌肉发育差，腭咽腔深而大，软腭和咽侧壁活动度微弱，在临床上以综合征形式表现较多见，同时可伴听力障碍，或伴先天性心脏病等。

2. **吮吸功能障碍**　因腭部不连续，造成口、鼻相通，致患儿吸母乳时乳汁易从鼻孔溢出，从而影响患儿的正常母乳喂养，常常迫使有些家长改为人工喂养。这不但增加了喂养难度，也影响患儿的健康生长。

3. **腭裂语音**　是腭裂患者特有的临床特点。发元音时气流进入鼻腔，产生鼻腔共鸣，在发出的元音中带有过度鼻音；发辅音时，口腔内难以维持所需的气压，影响了辅音的清晰度。临床上，腭裂语音应与舌系带过短和弱智儿童的讲话不清相鉴别。

4. **口鼻腔卫生不良**　患儿腭裂使口、鼻腔相通，进食时，食物容易反流到鼻腔和腭咽部，既不卫生，也容易引起局部感染，严重者可造成误吸。

5. **牙列错乱**　完全性腭裂患儿常伴有完全性或不完全性唇裂。牙槽突裂隙的宽窄不一，有的患者牙槽突裂端口可不在同一平面上。唇裂修复后，部分患侧牙槽突向内塌陷，牙弓异常；因裂隙两侧牙弓前部缺乏应有的骨架支持而致牙错位萌出，由此导致牙列紊乱和错位，在临床上常发现裂侧的侧切牙可缺失或出现牙体的畸形。

6. **听力功能的影响**　腭裂造成的肌性损害，影响中耳气流平衡，易患分泌性中耳炎。同时由于不能有效地形成腭咽闭合，吞咽进食时常有食物反流，易引起咽鼓管及中耳的感染。很多腭裂患儿有不同程度的听力障碍。

7. **颌骨发育障碍**　一些腭裂患者有上颌骨发育不足，随年龄增长而越来越明显，导致反𬌗或开𬌗，以及面中部凹陷畸形。

（三）腭裂的治疗原则

腭裂患儿提倡个性化序列治疗。要获得理想的治疗效果，需要多学科的专科医生合作，医生与患者及家属的良好沟通。早在20世纪50年代，就有学者主张应用序列综合治疗来恢复腭部的解剖形态和生理功能，重建良好腭咽闭合和获得正常语音；对面部凹陷畸形、咬合紊乱者应予以纠正；改善面容和恢复正常的咀嚼功能；对有耳、鼻疾病的患者也应及时治疗，以预防和改善听力障碍。有心理障碍的患者应重视对其进行精神心理治疗，使其达到身心健康。为此，治疗方法除外科手术以外，还需结合一些非手术治疗，如正畸治疗、缺牙修复、语音治疗及心理治疗等。由相关学科的专业人员组成治疗组，共同讨论，为患者制订个体化治疗模式。

（四）腭裂的手术治疗

1. **手术目的和要求**　腭裂整复手术是序列治疗中的关键部分，其主要目的：修复腭部的解剖形态，改善腭部的生理功能，重建良好的腭咽闭合功能，为患儿正常吸吮、吞咽、语音、听力等生理功能恢复创造必要条件。整复的基本原则是在关闭裂隙时，应尽量延伸软腭长度；尽可能将移位的组织结构复位；减少手术创伤，保留与腭部营养和运动有关的血管、神经和肌的附着点，以改善软腭的生理功能，达到重建良好的腭咽闭合功能之目的。

2. **手术年龄** 腭裂整复术的合适手术年龄，至今在国内外仍有争议，其焦点主要是腭裂患儿术后的语音效果和手术本身对上颌骨生长发育的影响等。归纳起来大致有两种意见：一种意见是主张早期手术，在8～18个月手术为宜；另一种意见则认为在学龄前，即5～6岁施行为好。近年来也有一些发达国家腭裂整复术的手术年龄在36个月。主张早期手术的学者认为，2岁左右是腭裂患儿开始说话的时期，在此以前如能完成腭裂整复术，有助于患儿比较自然地学习说话和养成正常的发音习惯；同时可获得软腭肌群较好的发育，重建良好的腭咽闭合，得到较理想的发音效果。早期手术对颌骨发育虽有一定影响，但并非唯一的决定因素，因腭裂患儿本身可有不同程度的颌骨发育不良倾向，有的病例在少年期可有正畸医生介入治疗；成人后颌骨发育不足的外科矫治较腭裂语音的治疗效果理想。这些观点目前已得到国内外多数学者的赞同或认可。不主张早期手术的学者认为早期手术方法所获得的语音效果虽好，但因麻醉和手术均较困难，故手术危险性也较大；同时过早手术由于手术的创伤和黏骨膜瓣剥离可能影响面部血供，以及术后瘢痕形成等原因都是加重上颌骨发育不足不可避免的主要因素，使患儿成长后加重面中部的凹陷畸形。故主张5岁以后待上颌骨发育基本完成后再施行手术，同时也减少麻醉的困难。此外，有些学者曾提出腭裂二期手术的方法，即早期修复软腭裂，之后再修复硬腭裂，既有利于发音，又可避免因早期手术影响颌骨发育。但其缺点是一期手术分两次进行，使手术复杂化，同时在行二期手术时，增加了手术难度，其尚未得到众多学者的支持和患儿家长的接受。

3. **术前准备** 腭裂手术因部位的特点，操作较复杂，创伤较大，出血量也较多；术后一旦出现并发症也较严重，所以手术前应周密准备。临床检查患儿的生长发育、体重、心、肺、有无其他先天性畸形等全身器质性疾病；实验室检查主要是胸片、血常规、活化部分凝血活酶时间（APTT）或凝血酶原时间（PT）；也可进行肝、肾功能及性病等检查。部分腭裂患者可同时伴有全身其他疾病或肢体畸形，术前不应被忽视。腭裂手术应在患儿健康状况良好时进行，否则应推迟手术。口腔颌面部、口周及耳鼻咽喉部有炎症疾病存在时需先予以治疗。扁桃体过大可能影响手术后呼吸者，应请耳鼻喉科医生先摘除；要保持口腔和鼻腔清洁，术前清除口腔病灶。如APTT超过正常值的10%，应进一步检查各种凝血因子水平。

4. **麻醉选择** 腭裂整复手术均采用气管内插管麻醉，保证血液和口内的分泌物不流入气管以保持呼吸道通畅和氧气吸入。腭裂手术的气管内插管可以经口腔插管，也可经鼻插管，但临床上以前者为多。经鼻插管可借鼻孔固定，又可不干扰口内的手术操作；但是对于行咽后壁组织瓣转移手术，则应采用经口腔插管，用胶布将其固定于左侧口角或下唇的一侧，建议用缝线在下唇皮肤处缝合一针固定麻醉套管，以防术中麻醉插管移动或滑脱。幼儿的喉黏膜脆弱，气管内插管容易损伤喉或气管而引起喉水肿，造成严重并发症，故操作应微创、精准。

5. **手术方法** 1764年法国牙科医生Le Monnier施行过关闭腭裂的最原始手术。1861年Von Langenbeck提出了分离裂隙两侧黏骨膜瓣向中央靠拢，一次关闭软硬腭裂的手术方法，被同行称为腭裂修补的基本术式。在长期的临床实践中，不同的年代，专家们提出了一些改进的手术方法。大致可分为两大类：一类手术方法是封闭裂隙、保持和延伸软腭长度、恢复软腭生理功能为主的腭成形术（palatoplasty）；另一类手术方法是缩小咽腔、增进腭咽闭合为主的咽成形术（pharyngoplasty）。后者的适应证是腭咽闭合功能不全者。在年龄大的患儿或成年患者，如有必要可两类手术同时进行。但在选择适应证时应慎重，不主张所有的成年人均进行这两类手术，应加以判断腭咽部的情况，对那些腭咽腔不大，软腭后退足够的病例，不应同时行咽成形术。因成年人腭成形术远较幼儿复杂，术中出血较多，若手术者操作技能不够熟练，不宜腭咽同期手术。

（1）腭成形术

1）单瓣术：亦称后推术（push-back operation）或半后推术，适用于肌肉发育较好的软腭裂。1925年Dorrance首先提出，后经张涤生改进，二次手术一次完成。其手术方法：先在一侧翼下颌韧带稍内侧起，绕过上颌结节的内后方，距龈缘2～4mm处沿牙弓弧度作一弧形切口，至对侧翼下颌韧带稍内侧为止。然后剥离整个黏骨膜瓣。该切口，腭前血管神经束不能切断，只宜游离之。如前端的弧形切口在乳尖牙部位（成人在前磨牙部位）即弯向对侧，称为半后推切口（图12-11），这类切口，由于腭瓣较小，故可将神经、血管束切断，并结扎之，也可保留血管神经束，并作充分游离。依上法分离附着在翼钩上的腱膜，并将腭腱膜或连同鼻侧黏膜剪断，这时整个腭黏骨瓣就可以向后方推移，从而达到了延长软腭的目的。然后将腭裂边缘剖开形成创面，分层缝合软腭。如果硬腭后缘鼻侧黏膜不剪断，可在软腭裂隙两侧鼻侧黏膜作"Z"形黏膜瓣交叉，以达到延长鼻侧黏膜的目的。最后将黏骨膜瓣前端与腭骨后缘的膜性组织缝合数针，以固定黏骨膜组织瓣。两侧切口及腭骨组织暴露创面置可吸收止血纱布，局部伤口可用1号缝线缝合。

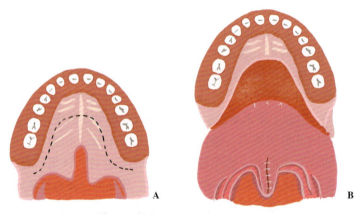

图12-11　半后推术

A.切口；B.后推缝合

2）两瓣术又称两瓣后推术（图12-12）：该方法在Veau-Wardill法的基础上改良而来，是多瓣法中最常用的手术方法；能达到关闭裂隙、后推延长软腭长度的目的。适用于各种类型的腭裂，特别适用于完全性腭裂及程度较严重的不完全性腭裂。

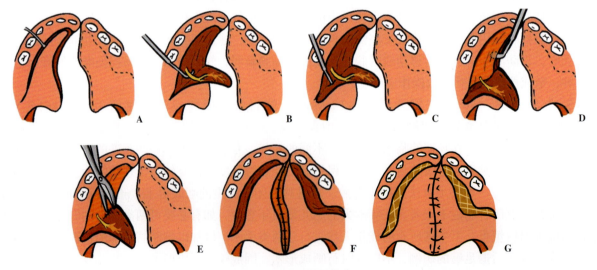

图12-12　两瓣后推术

A.剖开裂隙边缘；B.分离黏骨膜瓣；C.游离血管神经束；D.离断翼钩；E.剪短腭腱膜；F.分层缝合；G.缝合完毕

3）提肌重建术：1968年Braithwaite等提出在修复腭裂时应重视腭帆提肌恢复至正常的位置。手术时不仅应将软腭肌群从硬腭后缘等异常的附着处游离，而且应将游离的肌纤维与口、鼻腔侧黏膜分离，形成两束蒂在后方的肌纤维束；然后将两侧肌纤维束向中央旋转并对端、交织缝合在一起使呈拱形（呈正常的悬吊姿态），使移位的腭帆提肌纤维方向重新复位在正常位置（图12-13），从而进一步发挥腭帆提肌对腭咽闭合的作用。其他操作步骤与两瓣术基本相同。

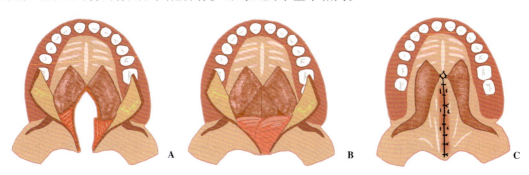

图 12-13 提肌重建术

A. 游离肌束；B. 肌束对位缝合；C. 黏骨膜瓣缝合

4）软腭逆向双"Z"形瓣移位术（double opposing Z-plasty plate repair）：1978年Furlow报道了通过口腔面和鼻腔面的两个方向相反、层次不一的"Z"形黏膜肌瓣交叉转移，以达到肌纤维方向复位和延长软腭的目的。该方法适合裂隙较狭小的各类腭裂和腭裂术后腭咽闭合不全或先天性腭咽闭合不全者。其操作方法（图12-14）：剖开裂隙边缘后在口腔黏膜面的裂隙两侧各作一个呈60°的斜行切口，形成"Z"形组织瓣，蒂在前面（近硬腭）的组织瓣切口仅切开口腔黏膜层，蒂在后方（近软腭末端）的组织瓣切口应切断肌层达鼻腔黏膜。分离组织后在口腔侧即形成两个层次不一的对偶三角组织瓣，即一蒂在前的口腔黏膜瓣和一蒂在后的口腔黏膜肌瓣。然后再在鼻腔面作两个方向与口腔面相反的斜行切口，以形成鼻腔侧两个层次不一的对偶三角组织瓣，即一蒂在前的鼻腔黏膜瓣和一蒂在后的鼻腔黏膜肌瓣。最后分别将鼻腔面和口腔面的对偶组织瓣交叉移位缝合，裂隙两侧的肌纤维方向也随着组织瓣的移位交叉而恢复到水平位，并相对重叠近似正常。同时因"Z"形组织瓣的交叉还可延长软腭的长度。

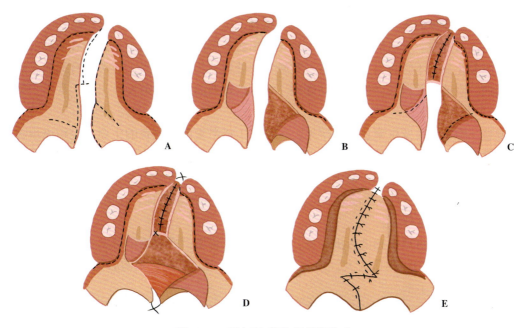

图 12-14 逆向双"Z"形瓣移位术

A. 口腔面切口；B. 分离口腔面黏膜肌瓣（左）和黏膜瓣（右）；C. 鼻腔面"Z"形切口；D. 鼻腔侧两对偶三角瓣置换；E. 口腔侧两对偶三角瓣置换

（2）咽成形术 为缩小咽腔，增进腭咽闭合，目前采用的有咽后壁组织瓣转移术和腭咽肌瓣转移术。咽后壁组织瓣转移术主要适用于软腭过短、先天性腭垂缺少或腭裂二期手术。利用咽后壁黏膜肌瓣转移移植于软腭部，以延长软腭，改进腭咽，改善发音条件。腭咽肌瓣转移术主要适用于咽腔横径过大者，或腭裂二期手术。

6. 术后护理

（1）腭裂术后，患儿完全清醒后拔除气管内插管；拔管后患儿往往有一嗜睡阶段，因此回到病室或复苏室后，应仍按未清醒前护理严密观察患儿的呼吸、脉搏、体温和氧饱和度；体位宜平卧，头侧位或头低位，以便口内血液、唾液流出，并可防止呕吐物逆行性吸入。病房应有功能良好的吸引设施，以便及时吸除口、鼻腔内的分泌物。在嗜睡时可能发生舌后坠，妨碍呼吸，必要时可放置口腔通气道；建议用血氧监测仪有效地预防危及生命险情的发生，对小下颌或手术时间过长的患者应严密注意观察气道的变化。发现呼吸困难时应及时行气管切开术，防止窒息。

（2）术后当天唾液内带有少量血水而未见有明显渗血或出血点时，无须特殊处理，全身可给止血药。如口内有血凝块则应检查出血点，如见有明显的出血点应缝扎止血；量多者应及时送回手术室探查，彻底止血。

（3）患儿完全清醒2～4小时后，可喂少量糖水；观察0.5小时，没有呕吐时可进流质，但量不宜过多。流质饮食维持至术后1周，半流质5天，2周后可进普食。

（4）鼓励患儿食后多饮水，有利于保持口腔创口清洁。避免大声哭闹和将手指等物纳入口腔，以防损伤创口。术后7～9天可抽除两侧松弛切口内填塞的碘仿油纱条；创面会很快由上皮组织所覆盖。腭部创口缝线可让自行脱落。

（5）口腔为污染环境，腭裂术后应常规应用抗生素1～3天；对术后出现全身症状时，如上呼吸道感染等，应及时请相关科室会诊、处理。

7. 术后处理

（1）咽喉部水肿 气管内插管时损伤或插管的过度压迫，或手术对咽部的损伤等，都可致咽喉部水肿，造成呼吸和吞咽困难，甚至发生窒息。防治方法：选用适宜的套管，避免对气管壁过度压迫；插管要熟练轻巧；手术时操作应精准、避免术区血肿形成，关闭伤口层次正确。术后给予适量激素，有效防止发生喉水肿。

（2）出血 腭裂术后大出血罕见，但在幼儿患者，虽少量出血，也能引起严重后果，故术后应严密观察是否有出血现象。术后的早期出血（原发性出血）多因术中止血不全。若有明显的出血点，应及时缝扎或电凝止血，不宜盲目等待观察。对经常规处理后仍有渗血者，应考虑有无血友病或凝血功能障碍等疾病，应请相关科室会诊，协助处理。术后较晚期的出血（继发性出血）常由于创口感染所引起。

（3）窒息 腭裂术后发生窒息极为罕见，一旦发生将严重威胁患者的生命，应积极预防窒息的发生。腭裂术后患儿应平卧，头偏向一侧，以免分泌物及渗血或胃内容物误入气道。腭裂术后患儿的腭咽腔明显缩小，加上局部的肿胀，使患儿的吞咽功能较术前明显改变。尤其在手术时间长，或伴小下颌患者，更应加以注意。一旦发生窒息，应迅速吸清口内、咽喉部液体，速请麻醉科医生行气管插管，并请相关科室人员共同抢救。

（4）感染 腭裂术后严重感染者极少见，偶有局限性感染。严重感染可见于患儿抵抗力差，术者的操作技能不熟练，对组织损伤太大，以及手术时间过长等，为此，术前必须对患儿进行全面检查，在健康状况良好时方可手术。

（5）打鼾或睡眠时暂时性呼吸困难 多发生在咽后壁组织瓣转移术或腭咽肌瓣成形术后，由局部组织肿胀引起，可随组织肿胀消退而呼吸逐渐恢复正常。如发生永久性鼻通气障碍，需再次手术矫治。

（五）腭裂术后的二期整复术

腭裂手术后的二期整复术主要目的有两方面：①修整腭部手术后的畸形，但不能恢复其语音功能。腭裂术后继发畸形主要是手术后复裂所形成的腭部漏孔，严重者可出现全部复裂。通常采用邻近的软组织瓣转移术进行修复。②恢复语音功能。腭裂患者手术后常常因腭咽闭合功能障碍而产生腭裂语音，为了恢复语音功能，需要进行咽成形与再造术，大致可以分为咽后瓣转移手术、咽侧瓣转移手术、咽后嵴成形术、括约肌成形手术、腭咽缝合手术等。

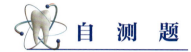

自 测 题

1. 患儿，女性，6个月。出生后即发现双侧上唇裂开。诊断为"先天性双侧唇裂，混合性"，其临床表现应该是双侧唇裂（　　）
   A. 合并双侧腭裂
   B. 合并单侧腭裂
   C. 合并其他面裂
   D. 合并双侧牙槽突裂
   E. 一侧完全，一侧不完全唇裂

2. 患儿，女性，9个月。右侧上唇Ⅲ度唇裂，其临床表现应该是（　　）
   A. 裂隙只限于红唇部
   B. 裂隙由红唇至部分白唇，未至鼻底
   C. 整个上唇至鼻底完全裂开
   D. 皮肤和黏膜完好，下方肌层未联合
   E. 裂隙只限于白唇，红唇完好

3. 单侧唇裂形成的胚胎基础为（　　）
   A. 一侧上颌突和内侧鼻突未融合
   B. 两侧内侧鼻突未融合
   C. 上颌突与外侧鼻突未融合
   D. 上颌突和下颌突未融合
   E. 内侧鼻突与外侧鼻突未融合

4. 唇裂的手术时间是（　　）
   A. 3～6个月　　　　　　B. 6～12个月
   C. 8～18个月　　　　　D. 5～6岁
   E. 2～3岁

5. 主张早期行腭裂手术的时间是（　　）
   A. 3～6个月　　　　　　B. 6～12个月
   C. 8～18个月　　　　　D. 5～6岁
   E. 2～3岁

（邓末宏）

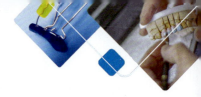

第13章
牙颌面畸形

案例 13-1

患者，女性，24 岁。

主诉：下颌后缩求治。

现病史：患者下颌后缩，正畸科就诊后建议"正畸 - 正颌"联合治疗，现术前正畸已完成，按计划行手术治疗。

既往史：否认系统疾病史、传染病史、过敏史等。

专科检查：面部不对称，Ⅱ类骨面型，上颌前突，下颌后缩明显，面下 1/3 短小。上颌中线较正，下颌牙列中线右偏约 2mm，深覆𬌗，深覆盖。口内可见正畸装置。

问题：1. 该患者的诊断是什么？

2. 该患者需要进行什么手术治疗骨性错𬌗畸形？

牙颌面畸形是一种因面部骨骼发育异常所引起的咬合关系失调和颌面形态比例异常，牙颌面畸形可以分为发育性和获得性两大类。获得性畸形是由外伤或其他外部因素导致的面部畸形或组织缺损，而发育性畸形则是由面部骨骼生长发育异常所致，正颌外科治疗的主要对象是发育性牙颌面畸形。采用外科与口腔正畸联合矫治牙颌面畸形为主要内容的学科称为正颌外科，其是口腔颌面外科的一个新兴分支学科，取得了过去单独用外科手术或口腔正畸矫治难以达到的功能与形态两方面都满意的治疗效果。

第 1 节　牙颌面畸形的分类

关于错𬌗的分类方法很多，但国际上应用最为广泛的错𬌗分类法仍然是 Angle 分类法。该分类法于 1899 年由 Angle 提出，根据上下第一恒磨牙的𬌗关系将错𬌗分为Ⅰ类错𬌗（Class Ⅰ），Ⅱ类错𬌗（Class Ⅱ）和Ⅲ类错𬌗（Class Ⅲ）。Lischer 又把 Angle Ⅰ类错𬌗称为中性𬌗，把Ⅱ类错𬌗称远中𬌗，把Ⅲ类错𬌗称为近中𬌗。

由于 Angle 分类法只局限于上下牙齿和牙弓的近远中关系，不能反映骨骼的情况，有学者后来根据 Angle 的分类原则和术语以及 X 线头影测量结果，提出了面部骨骼分型。

1. **Ⅰ类骨型**　上下颌骨相对近远中关系正常，下牙槽座点（B）在上牙槽座点（A）前后 2mm（Wits 值）或 ANB 角在 0°～5°。

2. **Ⅱ类骨型**　下颌骨相对于上颌骨处于后缩位或上颌骨相对于下颌骨处于前突位置，ANB 角大于 5°。下颌后缩或上颌前突，或两者皆有之属于这种面型。

3. **Ⅲ类骨型**　下颌骨相对于上颌骨处于前突位或上颌骨相对于下颌骨处于后缩位置，ANB 角小于 –2°。下颌前突或上颌后缩，或两者皆有之属于这种面型。

Angle 分类法从近远中这个重要角度将错𬌗进行了分类，简明扼要，便于临床应用，但垂直和横向关系的变化在 Angle 分类中没有得到反映。因此，该分类法有一定的片面性，难以明确畸形发生的部位是上颌还是下颌，骨性错𬌗可能存在三维空间不调。

关于牙颌面畸形目前并没有统一的分类方法，临床上一般根据颌骨大小和位置在前后、垂直和水平方向上的异常对其特征进行直接描述，就颌骨位置而言可以表示为前突或后缩；就大小而言可以命名为发育过度或发育不足。颌骨发育异常引起的牙颌面畸形绝大多数存在于骨骼大小上的问题，因此，近些年国外越来越多地用发育过度和不足来命名牙颌面畸形，这种方法避免了由于上下颌骨相对位置变化对面部轮廓的影响造成的诊断混淆，如下颌前突，可能是下颌发育过度所致，但也可能是上颌发育不足给人造成的假象。对于颌骨在垂直方向上的异常，可用垂直发育过度和垂直发育不足来表示。骨骼左右关系失调表现为颜面不对称畸形，其形成机制仍然是一侧颌骨发育过度或发育不足。

先天性颅面发育异常综合征，如尖头并指综合征和颅面骨发育不全综合征等可能合并颌骨和牙齿位置关系的异常，但这不是通常所指的牙颌面发育性畸形。各种颅面发育异常综合征的治疗属于颅面外科的学科范畴，不是正颌外科研究和矫治的主要对象。但迄今为止，国际上还没有一个统一的分类法，参考国外的一些分类方法，以方便临床诊治为由，这里把牙颌面畸形的临床分类简要归纳如下。

（一）颌骨前后向发育异常

1. 上颌发育过度　又称上颌前突，包括上颌前部牙槽骨与全上颌发育过度。
2. 上颌发育不足　也称上颌后缩。
3. 下颌发育过度　即下颌前突，也包括下颌前部牙槽骨发育过度。
4. 下颌发育不足　又名下颌后缩，如果伴有下颌支与颏部发育不足者又称为小下颌畸形。

（二）颌骨垂直向发育异常

1. 垂直向发育过度　骨性开𬌗或长面综合征，多由上颌骨垂直向发育过度引起。
2. 垂直向发育不足　骨性深覆𬌗或短面综合征，主要由上下颌垂直高度不足所致。

（三）颌骨横向发育异常

1. 宽面畸形　主要指由双侧咬肌肥大伴下颌角发育过度引起方颌畸形，往往合并颏部发育不足，呈方形面容，国外有学者称为宽面综合征。
2. 上颌横向发育不足　临床上主要表现为上颌牙弓缩窄。

（四）颏部畸形

1. 颏部骨骼前后向发育不足或过度引起的颏后缩或颏突畸形。
2. 颏部垂直向发育不足或过度，如果颏部前后与垂直向发育均不足者又称为小颏畸形。
3. 颏部偏斜畸形。

（五）双颌畸形

双颌畸形指同时存在于上下颌骨的发育性畸形，常见的双颌畸形如下。
1. 下颌前突伴上颌发育不足。
2. 上颌前突伴下颌发育不足。
3. 上颌垂直向发育过度伴下颌后缩。
4. 双颌前突，上下颌前部牙槽骨发育过度。

（六）颜面不对称性畸形

颜面不对称性畸形可在单一颌骨发生，也可同时累及上下颌骨。主要有半侧颜面短小畸形、单侧下颌发育过度、半侧下颌肥大，也称半侧颜面肥大畸形等。某些严重的不对称性畸形，同时累及颜面软硬组织，如进行性半侧颜面萎缩畸形等。

（七）获得性牙颌面畸形

获得性牙颌面畸形主要指在出生后的生长发育期，因各种疾病、外伤或治疗引起的继发性牙颌面发育畸形。此类畸形往往需配合正颌外科的诊治技术以达到矫治畸形，恢复功能的效果，如颞下颌关节强直、口腔颌面部外伤，尤其是骨折的错位愈合及因外科手术（如唇腭裂修补术、肿瘤切除）后引起的继发颌骨畸形与缺损等。

第2节　牙颌面畸形的治疗原则与设计

正颌外科的定义为通过外科手术重新定位上颌骨或者下颌骨，同时对牙齿进行或者不进行正畸重新定位，以改善牙颌面功能和美观，并提高与健康相关的生活质量。

一、牙颌面畸形的治疗原则

1. 美学　虽然改善牙颌面外观，远离畸形恢复正常，通常是患者寻求手术治疗的主要动机。参与到临床治疗的医生往往注意到，相对于功能问题，绝大多数患者更关注美学问题。

2. 功能　对于绝大多数患者，改善功能是一个重要的动机，而在一些患者中，它是最为主要的原因。患者可能有的功能问题包括咀嚼食物、吞咽、颞下颌关节紊乱病等。

3. 稳定　稳定的骨骼和咬合是至关重要的。

关键在于这三者之间取得平衡，因为绝大多数患者希望改善牙颌面外观，所以美观的改善是极为重要的，但是也要兼顾与功能的关系，功能和形态是密切相关的。牙颌面畸形外科矫治的基本原则可简单归纳为形态与功能并举，外科与正畸联合。形态与功能并举就是必须同时兼顾容貌外形的协调匀称与口颌系统功能的正常，外科与正畸联合是指对由于颌骨大小与位置异常引起的牙颌面畸形。单独采用手术或正畸的手段进行治疗均难以实现功能与形态俱佳的治疗效果，而通过颌面外科与口腔正畸联合治疗的方法是最终取得正常匀称的颜面外形和稳定健康的口颌系统功能的基本途径。

二、牙颌面畸形的治疗设计

牙颌面畸形可通过正颌外科进行治疗。正颌外科是通过切开、移动及重新固定上下颌骨来重建正常的牙-颌骨位置关系。在进行手术前，手术医生应对手术切开的部位、骨块移动的距离及方向做到清楚有数，因此，有必要在手术前应用各种方法进行精确设计。

1. VTO分析　可视化矫治目标（visual treatment objective，VTO）技术的理论基础是Ricketts头影测量分析法。该方法是在20世纪中期，由Ricketts医生提出并形成一种具有详细步骤的体系。VTO主要是通过投影测量描迹图的裁剪、移动、拼接来模拟手术进行的过程，预测术后软硬组织的变化，来为合理选择手术方案、进行手术设计提供依据。VTO分析简单来说，就是通过模拟牙和颌骨移动的方向及距离预测术后面型的变化。VTO可以分为静态VTO和动态VTO。成年患者生长发育期已结束，对其制订的VTO就是静态VTO。相反，对处于生长发育期的患者制订的VTO称为动态VTO。静态VTO可以直接对患者的头颅侧位片进行定点定位并描绘。而动态VTO，则首先需要对青少年患者进行生长发育的预测分析，然后根据预测的面部侧貌，再按静态VTO分析方法加以分析。VTO分析的主要目的：①确定术前正畸的目标；②确定能兼顾最佳美学和功能效果的手术方案；③获得术后面型变化的分析图，用于医患沟通及科室间会诊。

2. **模型外科分析** 是将患者的咬合关系转移到殆架上，在临床检查和影像学分析的基础上，对转移到殆架上的模型进行移动、切割和拼对，然后根据所获得的牙殆关系制作殆板，作为术中骨切开后重置的模板，并确保手术后保持稳定的咬合关系和功能。模型外科是正颌外科治疗过程中必不可少的一个预测步骤，它提供了患者近于真实的三维实体。在模型上确定骨切开后牙-骨段移动后的具体位置，是否需要分段截骨，确定咬合关系后制作定位殆板，作为术中引导牙-骨复合体就位的工具。通过模型外科评估和预测术后咬合关系和功能，分析可能出现的问题，从而指导手术。模型外科分析可以①明确上下颌骨的相对关系；②指导上下颌骨的移动；③提供牙列骨段移动的精确数据；④制作定位殆板及牵引装置。

3. **计算机辅助设计与疗效预测** 在过去很长一段时间里，不论是VTO分析还是模型外科分析都是用手工的方法完成的。在近些年，随着科学技术尤其是数字化技术的飞速发展，各种手术分析及模拟软件已经逐渐取代了传统设计手段。通过计算机处理和分析，可以精确设计手术方案，模拟手术操作。计算机辅助设计更加精准、方便、快速。通过计算机在可视化模型上准确地模拟出截骨方式，定量地给出骨块移动的方向和距离，并可以描绘出术后颅颌面组织及器官的三维形态。基于头颅三维CT图像上模拟手术，不仅让医生和患者直观地了解畸形的程度和术后效果，加强了患者和医生的交流与合作，更重要的是让外科医生预知并熟悉手术计划和操作过程，从而提高了手术的可预测性，减少了手术并发症。

第3节 正颌外科手术

牙颌面畸形患者的外科治疗，需按照正畸情况和治疗要求，切开并移动牙-骨复合体，重建正常的牙颌面结构的三维空间关系和功能，并最终获得满意的颜面美容效果。结合患者身体状况、治疗需求，确定科学的治疗设计方案。本节介绍临床常用的正颌外科手术方式，主要包括上颌前段骨切开术、Le Fort Ⅰ型骨切开术、下颌升支矢状骨劈开术、颏成形术。

一、上颌前段骨切开术

上颌前段骨切开术主要适用于牙及牙槽骨前突，临床上多采用拔除前突颌的第一磨牙，将其所占位置的骨质去除，将前段骨切开后退，下颌骨前部也可配合在其根尖下水平切除一定的骨质以达到下降下前牙的目的。然后用固定装置进行固定，缝合软组织创口。术后1～3个月内视愈合情况和稳定程度，拆除固定装置，必要时再加用术后正畸治疗。

二、Le Fort Ⅰ型骨切开术

1. **定义** Le Fort Ⅰ型骨切开术基本按照Le Fort Ⅰ型骨折线将骨截开，移动骨块，在三维方向上改变上颌骨的位置，矫治牙颌面的畸形。其又称作全上颌骨水平向骨切开术。

2. **适应证**

（1）与下颌手术一同治疗双颌畸形。

（2）上颌骨三维方向发育过度或不足。

3. **手术要点**

（1）麻醉及注射血管收缩剂 患者全身麻醉，经鼻气管插管供氧，在预定截骨术区域内，注射针头深入上颌颊沟，注入含有血管收缩剂（浓度为1∶100 000的肾上腺素）的局部麻醉药物。

（2）切口　使用15号手术刀片在上颌两第一磨牙之间的颊沟黏膜转折处切开黏骨膜，骨膜下剥离，暴露骨面。

（3）截骨　从梨状孔向后外，沿尖牙根尖上至少5mm向后外截开，至翼上颌缝。

（4）使用鼻中隔骨凿凿断鼻中隔、使用弯骨刀折断翼上颌连接。

（5）将上颌骨骨块折断，充分游离。

（6）根据术前设计的𬌗板，指导骨块移动。到达目标部位后，使用钛板进行坚固内固定。

（7）冲洗、缝合。

三、下颌升支矢状骨劈开术

1. 定义　矢状劈开下颌升支，分成近心骨段（带有髁突、喙突）和远心骨段（带有牙列和下牙槽神经），移动骨块，改变下颌骨的位置。

2. 适应证

（1）与上颌手术一同治疗双颌畸形。

（2）下颌前伸、后缩、偏斜。

（3）开𬌗。

3. 手术要点

（1）麻醉及注射血管收缩剂　患者全身麻醉，经鼻气管插管供氧，在预定截骨术区域内，注射针头深入下颌前庭沟，注入含有血管收缩剂（浓度为1：100 000的肾上腺素）的局部麻醉药物。

（2）切口　使用15号手术刀片在上颌𬌗平面稍下方沿升支前缘和外斜线切开黏骨膜，骨膜下剥离，暴露骨面。

（3）截骨　在下颌小舌上方3mm处使用裂钻进行水平骨切开，从水平骨切口前端开始，沿升支前缘稍内侧向下进行骨切开，逐渐向外至第一磨牙颊侧，之后垂直于下颌骨下缘完成截骨。

（4）劈裂近远心骨段　使用骨凿深入下颌骨皮质松质交界处，交替前后插入骨凿，逐渐劈开，分为近、远心骨段，充分游离。

（5）根据术前设计的合板，指导骨块移动。到达目标部位后，使用钛板进行坚固内固定。

（6）冲洗、缝合。

四、颏 成 形 术

1. 定义　经口内入路，水平截开颏部，移动骨块，改善颏部形态。

2. 适应证

（1）与其他手术一同矫正复杂颌面畸形。

（2）颏部三维方向的发育异常。

3. 手术要点（图13-1）

（1）麻醉及注射血管收缩剂　患者全身麻醉，经鼻气管插管供氧，在预定截骨术区域内，注射针头深入上颌颊沟，注入含有血管收缩剂（浓度为1：100 000的肾上腺素）的局部麻醉药物。

（2）切口　使用15号手术刀片在双侧第一前磨牙之间的前庭沟黏膜转折处偏唇侧切开黏骨膜，骨膜下剥离，暴露骨面。

（3）截骨　在颏孔下方0.3～0.5cm处与𬌗平面平行截开骨组织。

（4）将颏部骨块移动至预期位置，注意中线对齐。到达目标部位后，使用钛板进行坚固内固定。

（5）冲洗，缝合。

（6）颏部适度加压，以期获得较佳的外形。

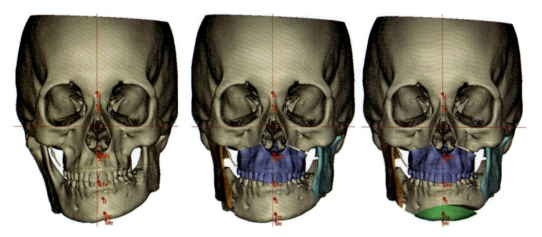

图13-1 偏颌畸形，双侧下颌升支矢状骨劈开＋上颌骨Le Fort Ⅰ型骨切开＋颏成形术治疗

五、手术并发症及处理

1. **术中、术后出血，术后血肿** 术中使用骨蜡、凝血海绵等止血。

2. **骨折** 在分离骨块时应充分分离，不能使用暴力。一旦发生骨折，要给予相应的固定。

3. **呼吸困难** 术后水肿、血肿阻塞呼吸道。术前、术中采取相应的措施预防肿胀，术后严密监护。一旦发生，及时处理。

4. **神经损伤** 正颌手术常见下牙槽神经，颏神经，眶下神经，上牙槽前、中、后神经等。术中应该小心操作，避免损伤。

5. **感染** 术前、术后预防性使用抗生素预防感染。

6. **复发** 固定牢固，不要过早拆除固定装置。

7. **牙髓坏死** 牙髓血液循环障碍，牙髓坏死。

第4节 牵引成骨术

一、牵引成骨术的基本原理

俄罗斯学者Llizarov在20世纪50年代进行大量实验研究和临床研究将牵引成骨术（distraction osteogenesis, DO）成功应用于骨科领域。颌骨牵引成骨术（distraction osteogenesis for jaws）是由肢体长骨牵引成骨术技术发展而来。目前已成功应用于传统正颌外科难以矫治的先天性牙颌面和颅颌面畸形、颌面部肿瘤切除术后和创伤后造成的缺损畸形、唇腭裂术后继发上颌骨发育畸形等。它通过机械牵张力促使新骨形成，新骨生成的速率可达儿童期自然生长率的4～6倍。

主要有三种牵张器应用于临床。口外牵张器是一种金属半圆形结构，通过多颗螺钉固定在颅骨上，一根垂直的杆通过导线和线圈连接到面部板上，以前后加压，推进面中部。常见问题是社交不便、面部瘢痕，更需注意的是牵引过程中的稳定性问题。内置式牵张器主要是传统的螺旋式牵张器，体积小巧，对患者影响较小，缺点是骨延长量单一且成骨方向单一，仅适用于轻度颌骨畸形的患者。个体化牵张器是应用快速成型技术制作颅颌三维模型，可以非常直观地再现颌骨畸形的特征，通过预测牵张后三维形态改变，确定放置牵张器的最佳位置和方向，并以此为基础预先制作适合的个体化牵张器。对生物学和生物力学的理解是预测面部异常的基础。牵张治疗方案基于活动量、患者年龄、骨的质量和数量。

颌骨牵引成骨术技术在临床上从截骨、安放牵张器到完成牵引成骨术、拆除牵张器，有三个临床分期，即间歇期、牵张期和稳定期。间歇期是指从安放牵张器到开始牵张的时间，一般为5～7天。牵张期是指每天按照一定的速度和频率进行牵张，最后达到设计牵张幅度所需的时间，其时间的长短依据术前设计的牵张幅度而定。稳定期是指从完成牵张后到拆除牵张器的这段时间。目前认为上颌骨可为4～6个月，下颌骨应为3～4个月。

二、牵引成骨术的适应证

1. 小下颌畸形　各类原因导致的重度小下颌畸形，特别是双侧颞下颌关节强直导致的小下颌畸形是该术式的最佳适应证。

2. 半侧颜面发育不全　早期牵引成骨术矫治会大大减轻畸形的程度，有利于患者心理发育，为进一步矫治创造更好的条件。

3. 上、下颌牙弓重度狭窄　应用颌骨牵张技术进行上、下颌骨扩弓，避免了常规扩弓引起的牙齿倾斜移动和较高复发率，实现了真正意义上的增加牙弓骨量和快速扩弓，为不拔牙矫治牙列重度拥挤提供了可能。

4. 下颌骨缺损、缺失的重建　利用Ilizarov的"双焦点"和"三焦点"牵引成骨术原理，治疗下颌骨的部分缺损，已在临床成功应用。

5. 垂直牵引成骨术　近年来临床上不仅有大量成功牵张萎缩的牙槽突的报道，而且在重建植入的肋骨瓣上也成功实施了垂直牵引成骨术，从而使其满足种植修复的需要。

6. 上颌骨发育不全　采用改良上颌前段截骨牵引成骨术治疗唇腭裂术后继发上颌骨发育不足畸形取得了良好的临床效果。

7. 颞下颌关节重建　1988年国内开始使用内置式颌骨牵张器在行颞下颌关节强直成形术的同时行牵引成骨术关节重建，其后又设计了专门用于矫治颞下颌关节强直的内置式颌骨牵张器。

8. 加速正畸治疗　采用牙间骨皮质切开术，牵引成骨术技术和有效的正畸治疗能快速有效矫治牙槽骨畸形。

9. 综合征性颅颌面畸形　与传统的正颌外科和颅面重建手术相比，牵引成骨术矫治颅颌面畸形具有创伤小、复发风险小和不需要植骨等优点，并且同时延长软硬组织，增强了术后的长期稳定性。

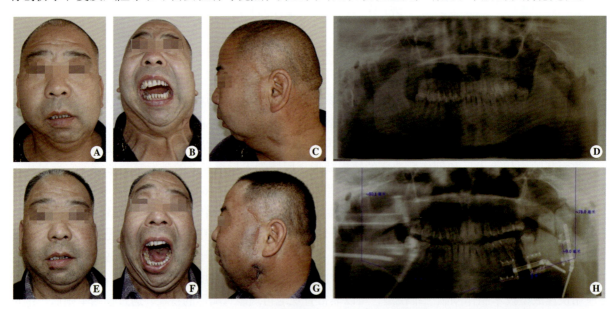

图13-2　牵引成骨术治疗颞下颌关节强直伴偏颌畸形及阻塞性睡眠呼吸暂停低通气综合征

A. 术前正面闭口位；B. 术前正面开口位；C. 术前侧面观；D. 术前曲面断层片；E. 术后正面闭口位；F. 术后正面开口位；G. 术后侧面观；H. 牵引成骨术后，拆除牵张器之前曲面断层片

三、牵引成骨术的禁忌证

口内牵引成骨术是以健全的外科手术为基础，主要取决于血管和骨骼质量。放射治疗后不应使用，骨质差或不足也不应使用。此外还需要患者和家属的配合。

自 测 题

1. 以下哪项是下颌支矢状劈开术的适应证（ ）

   A. 颏偏斜　　　　　　　B. 下颌后缩

   C. 上颌前伸　　　　　　D. 上颌后缩

   E. 下颌肥大

2. 下列哪项不属于正颌外科手术的并发症（ ）

   A. 骨折　　　　　　　　B. 牙髓坏死

   C. 神经损伤　　　　　　D. 复视

   E. 感染

3. 不属于牵张成骨的优点是（ ）

   A. 易于操作　　　　　　B. 成骨方向单一

   C. 对患者影响小　　　　D. 不需要骨移植

E. 增加牙弓骨量

4. 下列哪项是牵张成骨的禁忌症（ ）

   A. 放疗患者　　　　　　B. 加速正畸治疗

   C. 下颌骨缺损重建　　　D. 半侧颜面发育不全

   E. 上颌骨发育不全

5. 以下哪项是造成正颌患者复发的原因（ ）

   A. 分离骨块使用暴力

   B. 术后血肿

   C. 过早拆除固定装置

   D. 术后感染

   E. 神经损伤

（龚忠诚　李传洁）

第14章
口腔颌面部后天畸形和缺损

 案例 14-1

患者，女性，87岁。

主诉：右侧下眼睑肿物切除术后半年外翻畸形。

现病史：患者6个月前因右侧下眼睑缘黄豆大小肿物切除后，局部愈合后略外翻，影响眼睛闭合，并偶有溢泪，为改善外形和功能，要求治疗。病程中否认眼痛，无视力改变。

既往史：既往体健，否认传染性疾病，否认药物过敏史、糖尿病及心脑血管疾病史。

专科检查：可见患者右侧下眼睑手术后瘢痕，略外翻，皮肤黏膜未见红肿，局部清洁。

问题：该患者右侧下眼睑外翻，可否行"V-Y"皮瓣成形术？如可行，请画出图示。

第1节 概　　论

口腔颌面部后天畸形和缺损是指由口腔颌面部疾病或损伤等引起的颌面部畸形或组织缺损，亦称后天获得性畸形和缺损。畸形或组织缺损，可导致严重的功能障碍与容貌缺陷，以及心理打击。

一、病　　因

（一）肿瘤

肿瘤已是近年来口腔颌面部获得性畸形或缺损的主要原因。良性肿瘤多为本身造成口腔颌面部畸形。恶性肿瘤则多为手术治疗后而致不同程度的缺损或畸形。放射治疗也可导致组织缺损，多见于放射性骨坏死或由放射治疗而引起发育抑制，即组织萎缩变性。

（二）损伤

由交通事故引起的口腔颌面部畸形与缺损日趋增多。其次是生活外伤，包括儿童期的跌落伤是造成颞下颌关节损伤、强直，偏颌或小颌畸形的主要原因。

（三）炎症

颌面骨的炎症，由于骨坏死、溶解或分离排出，常造成不同程度的口腔颌面部畸形。畸形除可由骨质缺损本身引起外，也可由颌骨生长发育中心（如儿童期髁突）破坏致使颌骨发育障碍而造成。特异性炎症包括梅毒、结核等均可引起口腔颌面部软硬组织缺损与畸形。随着抗生素的广泛应用，由炎症造成的畸形已大幅下降。

（四）其他

最常见为医源性畸形与缺损，如手术处理不当等。

二、诊断与治疗

了解病因后，后天性口腔颌面部畸形与缺损的诊断一般比较容易。

随着近年来整复手术技术和数字化外科的迅速发展，后天获得性口腔颌面部畸形与缺损的治疗方法也有了新的突破。

（一）整复手术技术特点

1. **严格无菌条件**　整复手术的无菌条件要求严格，特别是行骨、软骨、筋膜、脂肪、神经等组织游离移植时，尤为重要，因为这些组织血供差，抗菌力弱，易发生感染而导致手术失败。

2. **尽量爱护和保存组织**　尽量避免损伤或少损伤组织，也是整复手术的重要原则，手术时要细心操作，每一个操作都要细致、轻巧，避免过度牵拉、夹扭、压迫软组织。进行肿瘤切除时，应处理好以肿瘤外科原则为出发点，整复外科为配合的辩证关系。

3. **防止或减少粗大的瘢痕形成**　力争手术后获得最细、最平的瘢痕，以达到最美观的要求。影响瘢痕形成的因素很多，除本身体质（瘢痕体质）外与外科操作本身关系很大，手术创伤小、切口整齐、细针细线及正确的对位缝合，适当早期（面部无张力可5天，颈部无张力可7天）拆线，以及术后无感染等都是减少瘢痕形成的重要措施。平行皮肤天然皮纹设计皮肤切口，也可以在一定程度上避免粗大瘢痕的形成（图14-1）。

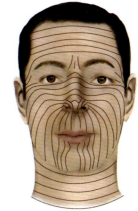

图14-1　面颈部皮纹

4. **应用显微外科技术**　显微外科是指借助手术显微镜，或在放大镜下进行某些外科精细操作的一种技术。应用显微外科技术，使一些以往无法解决的大型缺损及在感染区、放射区行组织移植等难题也可以迎刃而解，一次修复成功。因此，显微外科技术出现，被认为是外科发展史上一次有深远意义的变革。

（二）制订整复手术计划

在拟定整复手术计划前，必须明确手术目的是以整复畸形为主还是以修复组织缺损为主。术前应检查面部畸形或缺损的部位、范围、深浅，瘢痕的粘连、牵拉情况等，特别应估计外貌缺损与实际缺损之间的差距。为此，应以健侧作为对照，最好通过测量数据进行比较更为准确；并且除静态对比之外，还应做动态对比观察，如此拟定的治疗计划才可获得最好的效果。

在拟定口腔颌面部后天畸形和缺损的治疗计划时，尚应注意以下几点。

1. **患者的健康状况**　身体健壮，营养良好，是创口愈合的有利条件；反之，严重贫血、肺结核、糖尿病、严重心血管疾病等严重系统性疾病不宜做整复手术。

2. **受区及供区情况**　除评估受区的畸形与缺损情况外，尚应注意面部有无感染及供区组织的质地、色泽及可供利用的组织大小等。

3. **手术时间**　整复手术一般为选择性手术，宜在合适的时机进行。整复手术还可分为立即整复与延期整复两类。立即整复，常在肿瘤切除时同期进行，如下颌骨切除后立即植骨；延期整复多用于由损伤、炎症所引起的继发畸形、缺损及不适宜立即整复的恶性肿瘤。

4. **年龄**　老年及10岁以下的患者合作程度及对多次手术的耐受性一般较差，宜尽可能选择时间较短、操作简便而效果亦好的方法。

5. **患者的思想准备**　整复手术的目的是恢复功能与外形，但在相互不能兼顾的情况下，应以恢复功能为主，故手术前应将治疗计划，包括手术次数、备选方案、需要时间、固定方法、饮食要求、预期效果等向患者与家属详细耐心地解释清楚，取得患者合作。

6.手术前后应做好记录 包括照相、录像及记存模型等，以便了解或评定治疗效果。

第2节 口腔颌面部后天畸形和缺损整复方法

口腔颌面部后天畸形和缺损的常用整复方法是组织移植。组织移植是将自体组织或人工材料等移植到身体的某一部位，以恢复由于先天性或后天性因素引起的畸形或组织缺损的一种技术。组织移植包括皮肤移植、骨及软骨移植、真皮及脂肪移植、黏膜移植、筋膜移植、肌肉移植、神经移植、复合组织移植、代用品植入及组织工程化组织移植等。

一、皮 肤 移 植

皮肤移植是目前应用最多的自体组织移植方法之一，是口腔颌面部组织畸形或缺损的主要治疗手段。临床上主要分为以下几类。

（一）游离皮片移植

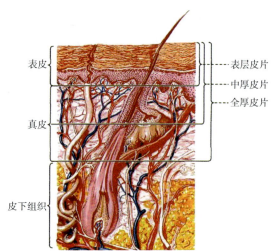

图14-2 皮片厚度示意图

1.分类与特点 按皮片厚度可分为三种（图14-2）。

（1）表层皮片 亦称刃厚皮片、薄层皮片或Thiersh皮片。它包括表皮层和很薄一层真皮最上层的乳突层，厚度在成年人为0.20～0.25mm。此种皮片移植后生活力及抗感染力强，能生长在有轻微感染经过适当处理后的肉芽创面上，也能生长在渗血的骨创面、肌肉、脂肪、肌腱等组织上。其供皮区一般不形成增厚的瘢痕，愈合后还可再次切取皮片。但皮片色素沉着严重、收缩大、不耐受外力摩擦与负重，在肌腱、肌肉等部位生长后，易产生挛缩性功能障碍。

（2）中厚皮片 亦称Blair皮片。包括表皮及一部分真皮层，厚度在成年人为0.35～0.80mm，相当于皮肤全厚的1/3～3/4厚度，前者称薄中厚皮片（0.35～0.50mm），后者称厚中厚皮片（0.62～0.75mm）。中厚皮片移植后，因皮片内含有弹力纤维，收缩较表层皮片为小，较柔软而耐受摩擦，色素沉着也轻微，功能恢复与外表均较佳。

（3）全厚皮片 也称Wolfe-Krause皮片。包括表皮及真皮的全层，不包括皮下脂肪组织。皮片生长成活后，柔软而富有弹性，活动度大，能耐受摩擦及负重，收缩小，色泽变化小，特别适合于面部植皮。

2.适应证 游离皮片移植特别适用于大面积的浅层组织缺损，也常用于消除创面。面颈部植皮多采用全厚或厚中厚皮片；口腔内植皮，一般多采用薄中厚皮片；有感染的肉芽创面或骨面采用表层皮片移植；全厚皮片因可包含毛囊，移植后毛发可以再生，对眉、须再造等更为适宜。

3.取皮方法 取皮手术的麻醉应根据整个手术需要而决定麻醉方法。

（1）刀片取皮法 此法简便，器材仅需一般手术刀片、剃头刀或剃须刀片，另加两块平滑木板（约10cm×5cm×0.5cm）即可。

（2）滚轴式取皮刀取皮法 系用特制的取皮刀切取，操作基本与刀片取皮法相同。

（3）鼓式切皮机取皮法 可正确预计和切取所需厚度的皮片，特别适用于大面积取皮。

（4）全厚皮片切取法 面部全厚皮移植时一般以耳后、上臂内侧、锁骨上窝或胸部皮肤应用较多，全厚皮片切取后用温热生理盐水纱布包裹，除行保存真皮下血管网的全厚皮片移植外，皮片不应带有脂肪，应修整后移植。

4. 供皮区的处理 断层皮片切取后，供皮区所遗留的创面，立即用温热生理盐水纱布压迫止血，然后用消毒油纱布平铺于创面，外加干纱布数层加压包扎。如无感染发生，一般在术后不必更换敷料，可在3周以内愈合，敷料自行脱落。术后如发现敷料潮湿发臭或痒痛渗血，可能为创面感染，应及时打开检查，并采用湿敷、红外线等方法处理。全厚皮片切取后遗留的供皮区创面，一般应立即缝合。如创面过大，则应采用分区植皮的方法初期缝合。

植皮后如有多余的皮肤，可将皮片创面相对折叠，用凡士林纱布包裹，放在无菌瓶内加盖，再包以两层无菌纱布；或将皮片放置在抗生素血清或生理盐水中，标记取皮日期后放置于2～4℃冰箱中保存，如此保存皮片可达3周之久。

5. 受皮区的处理 对于新鲜创面植皮，要求止血彻底，结扎线头不宜过多。

感染创面则应在术前妥加处理后才能植皮。肉芽创面，必须表面红润、坚实，无水肿与脓性分泌物。如有水肿，一般在手术前2～3天行高渗盐水湿敷；感染较严重的肉芽创面，选用有效的抗菌药物湿敷；对有不良肉芽增殖的创面，需将表层松软的肉芽刮去，并用大量温热生理盐水冲洗，绷带加压包扎1～2天后再进行植皮手术；暴露的骨面，需钻孔使之出血，肉芽生长后方可植皮。

严格的加压固定和彻底止血对植皮的成活十分重要。面颈部及口腔前部创面植皮要求皮片在创面上平坦铺开，松紧适宜，正确对合创缘，以打包法加压固定皮片（图14-3）；口腔后部植皮可应用印模胶塑形后以包模植皮法固定。

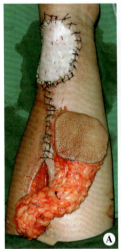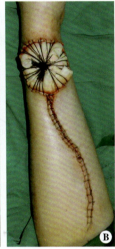

图14-3 游离皮片修复前臂桡侧皮瓣供区创面
A. 游离皮片覆盖于前臂创面处；B. 碘仿纱条油纱布反加压包扎

（二）皮瓣及肌皮瓣移植

皮瓣由皮肤的全厚层及皮下组织所构成，肌皮瓣则是指带有肌肉的皮瓣。两者须有与机体相连的蒂或行血管吻合血液循环重建才能保证移植成活，前者称为带蒂皮瓣移植或管状皮瓣移植，后者则称为游离皮瓣移植或血管化皮瓣移植。

1. 分类与特点

（1）带蒂皮瓣

1）随意皮瓣：亦称皮肤皮瓣，其特点是没有知名血管供血，设计皮瓣时，其长宽比例受到一定限制。在肢体及躯干部位长宽之比以1.5：1为安全，面部血液循环丰富，根据实际情况可放宽到（2～3）：1，个别情况下可达4：1。随意皮瓣目前均属近位带蒂转移，远位带蒂皮瓣被游离皮瓣代替而较少采用。

2）轴型皮瓣：亦称动脉皮瓣，它有一条知名血管供血，一般可不受长宽比例的限制。轴型皮瓣扩大了皮瓣移植的适应证，为游离皮瓣的发展提供了坚实的解剖基础。

轴型皮瓣还可以岛状皮瓣或隧道皮瓣的形式转移。岛状皮瓣系指一块皮瓣仅含有一条血管蒂，蒂长，可经过皮下转移。隧道式皮瓣指皮瓣必须通过皮下或深部组织进行转移，除含有知名血管外，蒂部的横径与皮瓣的横径相一致，仅通过隧道的一部分蒂部被去除了表皮。这种皮瓣的最大优点是手术可一次完成，而无须二期断蒂或修整。

带蒂皮瓣按转移形式又可分为：①移位皮瓣：又名对偶三角交叉皮瓣或"Z"形成形术。皮肤的三个长度基本相等的切口连接成"Z"形，构成两个相对的三角形皮瓣，将两个三角形皮瓣交换位置缝合，增加其中轴的长度，从而达到松解挛缩的目的（图14-4），多应用于索状瘢痕挛缩，以改变瘢痕组织的牵引方向，解除挛缩；亦可用于恢复错位的组织或器官的正常位置与功能；还可用于长切口的闭合以预防术后瘢痕挛缩。中轴增加量与侧切口与中切口所形成的角度有关，如60°时可增加原长的75%。临床上一般以30°～60°为最常用，小角度皮瓣易转移换位，但小于30°易导致皮瓣尖端坏死；大角度皮瓣虽可更多增加中轴长度，但超过90°临床转移换位困难。如果不适宜作一个较大的"Z"字形切口时，可考虑作多个附加切口，使其变成连续的多"Z"字形对偶三角皮瓣，其设计原则同上。②滑行皮瓣：亦称推进皮瓣。在接近缺损部位设计一个有蒂皮瓣，利用组织的弹性，将其滑行到缺损部位以整复创面（图14-5）。因皮瓣形成后常略有收缩，皮瓣设计应略大于缺损。临床上常用的"V-Y"皮瓣成形术，也是属于滑行皮瓣的一种。在皮肤上作"V"形切口，使三角形皮瓣后退，将切口缝为"Y"形，可以使皮肤的长度增加，宽度缩小。反之，采用"Y"形切口，"V"形缝合则可使皮肤的长度缩短，宽度增加（图14-6）。③旋转皮瓣：选择缺损附近的皮肤设计皮瓣，利用旋转的方法整复缺损。设计时应注意皮瓣的旋转点及旋转半径要足够长，否则不能获得满意的整复效果（图14-7）。

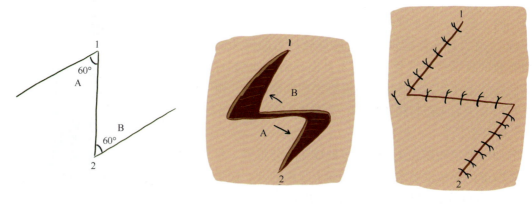

图14-4 "Z"形成形术

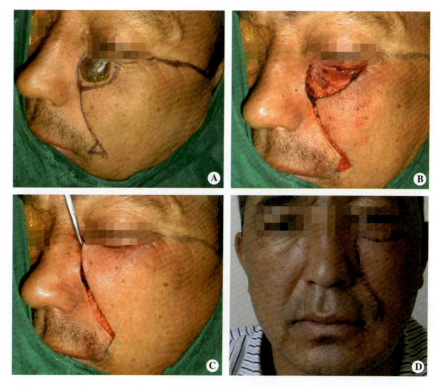

图14-5 滑行皮瓣

A.皮瓣设计、画线；B.肿物切除，皮瓣形成；C.皮瓣滑行；D.缝合

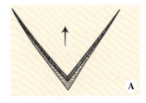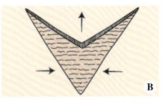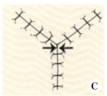

图14-6　"V-Y"皮瓣成形术
A. "V" 形切开；B. 组织向上推移；C. "Y" 形缝合

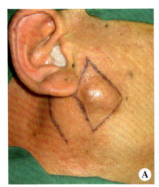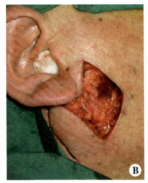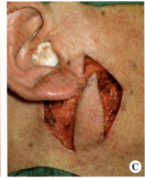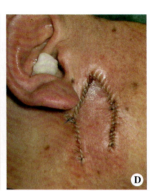

图14-7　旋转皮瓣
A. 皮瓣设计、画线；B. 切除肿物；C. 旋转皮瓣；D. 缝合创面

（2）游离皮瓣　游离皮瓣移植发展至今已经成为组织缺损修复的重要手段。手术医生需要掌握显微外科技术。口腔颌面部缺损修复常用的游离皮瓣及肌皮瓣有前臂桡侧皮瓣、肩胛皮瓣、背阔肌皮瓣、腹直肌皮瓣、股前外侧肌皮瓣等。

根据血供解剖的不同，游离皮瓣进行如下分类。

1）直接皮肤血管皮瓣：即轴型皮瓣，营养动脉在穿出深筋膜后与皮肤表面平行，走行于皮下组织内，沿途发出小支以供养皮下组织及皮肤，如腹股沟皮瓣、胸三角皮瓣等。

2）肌皮血管皮瓣：通过肌肉发出营养支，垂直穿透深筋膜至皮下组织及皮肤，实质上是一种复合组织瓣，如胸大肌皮瓣、背阔肌皮瓣等。这种皮瓣在移植时绝不能将皮瓣与其深面肌肉分离。

3）动脉干网状血管皮瓣：动脉干上直接发出许多微细的血管支组成丰富的网状结构，直接营养其所属的皮肤。皮瓣的动脉多为体表表浅的动脉主干，口径较粗，两端皆可供吻合，可作为桥梁皮瓣与其他皮瓣连接成为二级串联皮瓣。足背皮瓣及前臂皮瓣均属此种类型。

4）肌间隔血管皮瓣：动脉走行于肌间隔内然后发出分支至皮肤，并与其他皮肤动脉吻合。这类皮瓣常可分离出较长段血管蒂，且多有两条静脉伴行。上臂内、外侧皮瓣均属这种类型。

管状皮瓣在整复外科发展上具有历史性贡献，它使颌面部较大型缺损甚至洞穿性缺损可获得修复，然而其转移次数多、耗时长，在游离皮瓣技术已日趋成熟的今天，只有特定的情况下才考虑使用。

另外，应用皮肤扩张器可增加皮瓣面积，有利于获取较为理想的滑行或旋转皮瓣。

2.适应证

（1）整复面、颊、额部等软组织缺损，以及肿瘤手术后缺损的立即整复。

（2）某些颌面部器官的整复再造，如舌、鼻、眼睑、耳郭等的缺损。

（3）封闭或覆盖深部组织或有暴露的创面。

（4）整复颊部、鼻部等洞穿性缺损。

（5）其他，如矫治颈部瘢痕挛缩等。

皮瓣类型的选择应综合考虑，就简不就繁，就快不就慢，能用带蒂皮瓣解决的切不可滥用游离皮瓣。

3.注意事项

（1）带蒂皮瓣及带蒂肌皮瓣

1）术前应考虑供瓣及缺损部位的血液循环情况、方法、转移后是否有扭曲现象等。

2）切取之前，按需标记供瓣，一般应比缺损处稍大，以防转移后发生收缩。

3）切取皮瓣时，应按所需厚度在同一水平面上切取，注意皮肤勿与皮下组织或肌肉分离。

4）供瓣缝合前要充分止血，缝毕适当加压包扎，避免压迫蒂部。

5）供瓣转移后，关闭供瓣区创面，避免创面暴露。

6）需断蒂者，一般在14～21天后进行。

（2）游离皮瓣及游离肌皮瓣

1）必须严格选择适应证。此种手术复杂，要求患者全身情况能耐受。

2）术者必须熟练地掌握显微外科技术。

3）选择供区时除考虑色泽、质地、厚度与受区近似外，还要考虑尽量避免供区的继发畸形。

4）供区的血管口径与受植区的血管口径应尽可能相近。

5）应尽量缩短组织瓣的缺血时间，一般应在受区条件准备好后再行断蒂；血管吻合应力争一次成功。

6）应有足够长的血管蒂。口腔颌面部的移植体与血管蒂多不在一个平面上，血管蒂的长度应足够，保证吻合后无张力。

4.术后处理

移植后应经常观察皮瓣血供，一般每小时1次。保持室温在25℃左右，以防血管痉挛，同时应用扩张血管及抗凝药物。头颈部适当制动以免压迫血管。术后创口行负压引流者，其负压压力要适当。

术后如发现皮瓣发紫、充血严重，应查明原因，及时处理。如为渗血，可在缝合边缘拆除缝线一针，以利引流。如为静脉回流不畅，可进行局部轻轻加压或切开若干小口引流。如严重缺氧，应及早行高压氧治疗。

术后72小时内是游离瓣最容易发生血管危象的时候。静脉栓塞主要表现为皮肤水肿发绀；动脉危象则主要表现为皮瓣苍白、皱缩。出现血管危象后药物治疗是无效的，应及时手术探查重新吻合血管，有些可最终成活，切勿延误时机。

术后2～3天内，如皮肤轻度水肿，微有充血，压之变白，压力去除后又即泛红，是正常现象。5～7天以后可根据张力情况，间断拆除缝线。还要注意敷料固定，保持切口干燥和清洁。

皮瓣或肌皮瓣移植后皮肤的感觉在短期内都是缺失的。感觉的恢复首先为痛觉，然后是触觉，最后是温度觉，在感觉未恢复的阶段内要注意防止创伤，特别是烫伤与冻伤。

二、骨及软骨移植

（一）骨移植

骨移植术可用于颌面骨缺损以恢复咀嚼、语言等功能，也可用于整复凹陷性缺损或不对称畸形，从而达到恢复外形的目的。

1.骨骼来源　一般以自体骨移植为主，骨骼可取自患者本人的第7、8、9肋骨及髂骨的髂嵴；亦常应用颅骨及腓骨。颅骨移植可就地取材，特别适用于颅面外科；小型的颌面骨缺损也可取用自体部分颌骨。异体骨骼多由骨库储存，此外，异种骨移植也在逐步用于临床。

2.骨移植的种类与特点　目前的骨移植术可进行如下分类。

（1）单纯游离骨移植术　临床应用广泛、传统的骨移植术，简便易行，但移植骨可发生部分甚至完全吸收。这种骨移植术必须在受植区无感染的情况下进行。在污染的条件下植骨必须要严密缝合口腔黏膜，同时给予大量抗生素。其愈合一般认为是新生骨质对移植骨的爬行替代。

（2）成形性骨松质移植术 以金属网等做成骨支架盘固定于颌骨缺损区，然后取髂骨骨松质填入盘内，经成骨细胞活跃钙化后，形成整段骨块。如无特殊反应，支架盘可留存体内；如出现排斥反应，需再次手术取出支架，但骨质保留并不影响最终效果。这种方法抗感染力较强，易成活；支架可任意成形，外形恢复较好，操作也较简便。但也不能用于感染区、瘢痕区或软组织缺少时的植骨。其愈合机制与单纯游离骨移植术基本相同，但进展较快。

（3）带肌肉蒂的骨移植术 通过肌蒂部血供来增加骨骼的营养，从而减少移植后骨的吸收率，增加移植成功率，包括胸锁乳突肌带锁骨、胸大肌带肋骨、斜方肌带肩胛骨等。但其转移方向、骨段长度受到一定限制，仅限于整复下颌骨体部的中小型缺损。

（4）血管吻合游离骨移植术 亦称血管化游离骨移植术，是应用显微外科技术行血液循环重建的骨游离移植术，可以不中断骨质的血供获得骨的早期愈合。移植体血供丰富，抗感染能力强，可在瘢痕区、放射治疗区，甚至慢性感染区移植成功，还可被制备成带皮肤的复合瓣，合并软组织缺损也可应用。修复口腔颌面部骨缺损常用的骨瓣包括游离腓骨肌皮瓣、游离髂骨肌皮瓣、游离肩胛骨肌皮瓣等。本法需要的技术条件较高。

3. 注意事项

（1）全身健康情况必须良好，术前应保持口腔卫生。

（2）选择适当的供骨区。

（3）选择髂骨移植时一般来自同侧的髂骨；取肋骨时，如需同时切取肋软骨以形成下颌升支，一般应取对侧，其外形、弧度与缺损相近似。

（4）骨移植片与骨断端间有可靠固定。以坚强内固定最为可靠，外固定效果较差。如采用颌间固定，可4周后去除。

（5）下颌骨缺损修复的成形，可以根据移植骨外形与缺损区形态将移植骨片切割塑形。由于数字化医学的发展，可用数字技术辅助精准截骨和移植骨塑形，达到精准修复，并可进行种植修复，从而恢复患者外形和口颌功能（图14-8）。

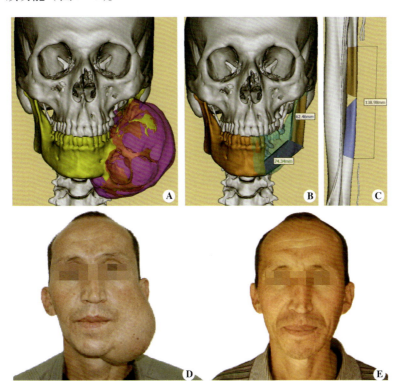

图14-8 数字化设计游离腓骨肌皮瓣修复下颌骨成釉细胞瘤术后缺损

A. 右侧下颌骨成釉细胞瘤；B. 数字化设计，模拟肿物切除后腓骨重建；C. 数字化设计需截取的腓骨瓣；D. 患者术前正面观；E. 患者术后正面观

（二）软骨移植

软骨移植术在颌面整复手术中应用也较多，多用于填塞凹陷和恢复下颌骨升支的缺损并重建髁突，也可用于软组织支架雕塑如耳、鼻再造。

1. 软骨来源 多取自自体新鲜软骨如肋软骨、鼻中隔软骨、耳郭软骨。

2. 移植方法 常用的供骨为肋软骨，切取一般可在局部麻醉下进行。在第7、8、9肋软骨汇聚处作切口，分离显露软骨，按需要量切取适合的软骨块，注意慎勿穿通胸膜，以免造成气胸。软骨块取后，修剪成适合缺损处的形状及大小，然后植入缺损处固定。如为修复下颌升支，常与肋骨一起取下，连同肋骨同时移植。

在修复小型缺损时，也可用鼻中隔软骨或耳郭软骨，但应注意避免供区继发畸形。

3. 软骨的保存 自体软骨及异体软骨均可冷藏保存备用。在无菌条件下将软骨储存于生理盐水或林格液中，然后再放置在2～4℃冰箱内备用，一般可保存2个月以上。

三、其他组织移植

（一）真皮及脂肪移植

真皮系去除了上皮层（表皮层）的皮肤组织，常用于充填颌面部凹陷畸形及颞下颌关节成形术时充填骨间间隙；脂肪移植主要用作整复颜面部凹陷性缺损，恢复面容丰满度。单纯脂肪游离移植后组织易萎缩、吸收严重。

（二）黏膜移植

黏膜移植分为单纯游离移植及带蒂移植两类，多取自口腔内颊部黏膜，有时亦可采用唇、舌黏膜等。黏膜极薄，不易取得断层黏膜片，多是全厚切取，如带有少量脂肪需行修剪。

（三）筋膜移植

筋膜极坚实，具有一定弹性，抗感染力强，收缩不大，移植后反应小，易于生长存活，可用于颞下颌关节成形术时的骨间填塞、面瘫矫正和先天性上睑下垂的悬吊等。

游离筋膜多取自大腿外侧阔筋膜，带蒂筋膜瓣可选颞筋膜瓣。

（四）肌肉移植

肌肉移植分游离移植与带蒂移植两类。单纯游离肌肉移植不易成活，常为瘢痕组织所代替，效果很差。带蒂移植肌肉瓣内含有正常血管及神经，移植效果较好，也是目前应用最多的方法。带蒂肌肉移植时，应注意肌肉血供的解剖，以免坏死。对大型肌肉游离移植，必须应用血管吻合重建血液循环的方法。

临床上常用胸锁乳突肌带蒂转移修复面颊部的凹陷缺损或充填死腔；治疗面瘫则常用颞肌和咀嚼肌肌束转移，或采用血管吻合的游离股薄肌、胸小肌等移植。

（五）神经移植

神经移植主要是用自体神经移植修复神经缺损。神经损伤后如缺损不多，应力争行端端吻合，其效果较好。如缺损过多不能直接缝合时，则采用自体神经移植。神经移植主要用于肿瘤术后面神经的缺损，以及舌下神经、迷走神经、下牙槽神经等的修复，其中以手术时立即移植应用最多。

面瘫治疗可行腓肠神经跨面移植，通过移植的腓肠神经将正常侧的神经冲动传导至患侧，从而获得面部功能的恢复。晚期面瘫，则必须同时行肌肉移植才能取得一定效果。

运动神经的恢复对面部的影响比感觉神经重要，但一些主要的感觉神经也应力争予以修复。

（六）复合组织移植

复合组织移植可以是肌肉与皮肤同时移植，也可以是肌肉、皮肤和骨骼的复合移植。对颌面部大型复合性组织缺损，应用带蒂的或血液循环重建的复合组织移植。为了恢复肌肉功能还要考虑进行神经的吻合。

（七）代用品植入

代用品具有良好的生物相容性，分为生物性与非生物性两种，前者有的可以在组织内降解吸收；后者不能降解或吸收。生物性代用品有羟基磷灰石、生物陶瓷及聚乳酸等，非生物代用品有钛制品、有机玻璃及硅橡胶等。

在患者受全身健康情况限制、恶性肿瘤根治术后即刻整复或患者本人不愿意行自体或异体组织移植时，可考虑用代用品植入的方法整复。

（八）组织工程化组织移植

组织工程化组织移植是一项医工结合的新技术，期望在体内外形成生物组织，用于整复人体组织缺损，但目前离满足临床要求还有很大差距。

第3节　唇颊部畸形及缺损的修复

唇颊部畸形及缺损是口腔颌面部常见的后天畸形及缺损，除可导致外貌缺陷外，还常引起功能障碍，如进食不便、语言障碍及唾液外溢等，应尽早整复，原则是尽量使用邻近组织瓣转移，形态功能兼顾、静态动态兼顾。颌面部其他畸形与缺损的整复遵循同一原则，选用不同组织移植方法进行整复，本节不再赘述。

一、口　角　歪　斜

口角或颊部因瘢痕挛缩常可导致口角不在一水平线上，因索状瘢痕引起口角歪斜的手术方法主要是瘢痕切除＋"Z"形成形术；非索状瘢痕，无严重组织缺少时可采用对侧唇部及口角邻近组织行"Z"形成形术整复（图14-9）。

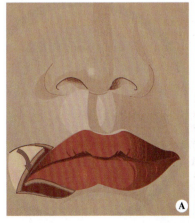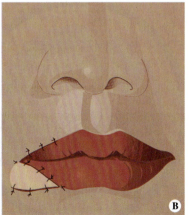

图14-9　口角歪斜的"Z"形成形术

A. 右侧口角歪斜，设计"Z"形切口；B."Z"形成形术后矫正歪斜的口角

二、小口畸形

小口畸形多发生在严重的灼伤或肿瘤切除术后，整复有多种方法，最常用的是在口角处沿唇红缘延伸，向外侧皮肤作长短、大小适宜的三角形切口。单侧口裂过小，三角形的大小及顶端位置可参照正常侧决定；双侧口裂过小畸形，则顶端的位置应在双侧瞳孔垂直线上。切除三角切口内的皮肤、皮下组织，肌肉一般不作切除，黏膜全部保留。沿口裂平面将三角形黏膜切开，至近三角顶端时，再加弧形切口，此三黏膜瓣分别翻转向外，对合上、下皮肤切口的边缘缝合形成新的口裂和唇红组织（图14-10）。

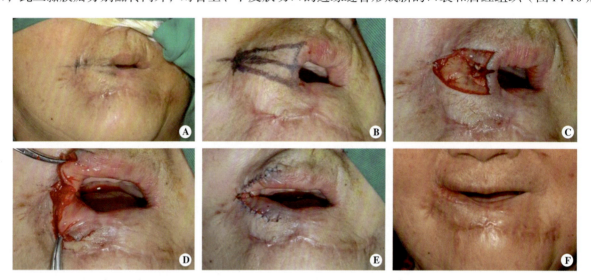

图14-10　小口畸形整复术

A. 小口畸形，术前正面观；B. 设计手术切口，开大口角；C. 沿画线切开；D. 翻转颊侧黏膜；E. 缝合创面；F. 术后正面观

三、唇外翻或内卷

口周皮肤瘢痕或组织缺损常引起唇外翻；口唇内侧黏膜缺失或瘢痕挛缩则常导致唇内卷。可视瘢痕性状、外翻或内卷的程度和部位，选用"Z"形成形术、"V-Y"皮瓣成形术或瘢痕切除+局部皮瓣或黏膜瓣转移的方法整复。

四、唇红缺损

唇红黏膜缺损可见于灼伤、损伤。部分唇红缺损，其范围不超过上下唇1/3者，可以利用剩余的唇红形成一黏膜瓣，推进滑行至缺损部位修复（图14-11）；唇红缺损限于半侧者，可选用对侧唇红黏膜瓣带蒂转移；全唇唇红均缺损时，需靠口唇内侧正常黏膜滑行翻转或辅以黏膜游离移植或舌黏膜带蒂移植。

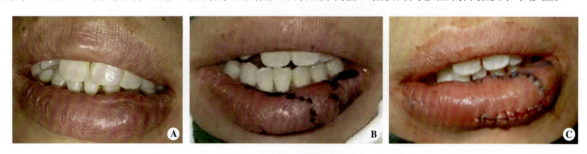

图14-11　唇红黏膜滑行瓣修复唇红缺损

A. 下唇瘢痕畸形；B. 沿唇红黏膜设计滑行瓣；C. 切除瘢痕，黏膜瓣滑行缝合

五、唇　缺　损

唇缺损一般指全层复合组织缺损而言，无论从功能或从外观来看，均以尽量利用残存的唇组织或对侧的唇组织进行整复为宜。

如唇缺损不超过全层的1/3，可利用唇组织的弹性及延展性，直接经过松解后拉拢缝合（图14-12）。如唇缺损超过1/2时，应考虑选用鼻唇沟组织瓣或对侧唇组织瓣（需二期断蒂）交叉转移。如唇组织缺损超过全层2/3时，可再加用对侧唇组织瓣补充不足（图14-13）。

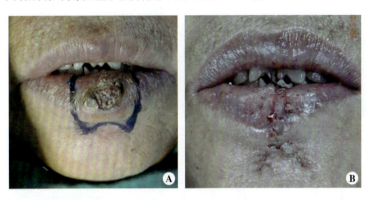

图14-12　下唇缺损不超过1/3，直接拉拢缝合

A.下唇癌，设计手术切口；B.肿物切除后创面缝合

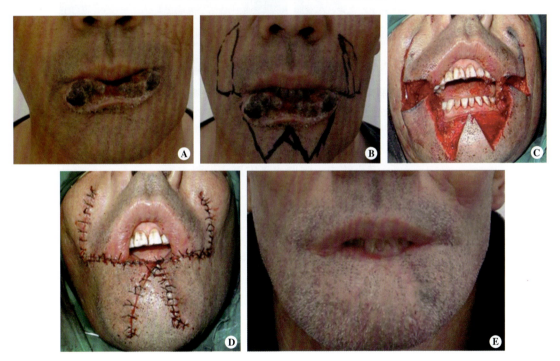

图14-13　下唇缺损邻近组织瓣修复

A.下唇癌术前正面观；B.手术切口设计；C.肿物切除，形成皮瓣；D.缝合创面；E.术后正面观

唇瓣的营养主要依靠唇红缘内侧黏膜下的唇动脉，其血供良好，能耐受大角度的旋转甚至扭转180°仍能成活，术中应注意保护。

六、颊部组织缺损畸形的整复

颊部组织缺损应根据部位和程度设计手术方案。

1. **皮肤缺损**　以带蒂皮瓣转移整复为常用，皮瓣来源以邻近组织为宜。对于包括皮下组织在内的大型缺损，也可采用血管吻合的游离皮瓣移植。

2. **黏膜缺损**　小面积的缺损一般采用游离植皮整复，大面积则可用血管吻合游离皮瓣移植。

3. **全层洞穿性缺损**　皮瓣移植整复时要考虑双层同时整复（图14-14）。

4. **凹陷性畸形**　可行真皮脂肪、骨、软骨或代用品填入，以纠正畸形。

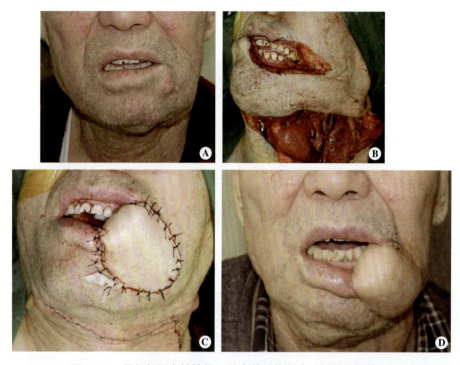

图14-14　唇颊部洞穿性缺损，游离前臂桡侧皮瓣折叠修复缺损

A. 左侧颊部恶性肿瘤累及唇颊部皮肤，术前正面观；B. 手术切除肿物，局部洞穿缺损；C. 游离前臂桡侧皮瓣折叠修复创面；D. 术后正面观

医者仁心

潜心笃志，唯愿患者安康——张志愿

"你的肿瘤已经转移到口底和颈部淋巴结，手术风险太大，为安全起见已不能……"病人恳切地对张志愿院士说："请求您为我动手术，即便我倒在手术台上了，我也不会责怪您和医院。"面对病人强烈的求生欲望和赤诚的信任，张志愿领头组成了6人手术团队，经反复讨论制订了周全的手术方案，最终历时23个小时完成了这场艰难的手术。张志愿回忆说："手术中，我和我的团队医生先将病人口底原发病灶及被肿瘤破坏已完全溃烂的舌头、下颌骨、咽喉和颈动脉成功切除，食道（食管）后壁仅保留了三分之一左右。接着又采用病人的胸大肌、背阔肌修复了患者的舌头、口底和食道（食管），还取了病人小腿的腓骨做了下颌骨。就这样，再造了病人被破坏了的面部和口底结构。"手术成功了，这位病人在两年后又重新登台弹起了他心爱的钢琴。

自 测 题

1. "Z"形成形术的角度为60°时，其延长率大约为（　　　）

A. 25%　　B. 50%　　C. 75%

D. 100%　　E. 120%

2. 为了防止血管痉挛，游离皮瓣移植术后要保持室温在（　　　）

A. 20℃左右　　B. 15℃左右

C. 25℃左右　　D. 28℃左右

E. 37℃左右

3. 游离皮片移植后，收缩性最小的皮片是（　　　）

A. 表层皮片　　　　B. 厚中厚皮片

C. 全厚皮片　　　　D. 带脂肪的全厚皮片

E. 薄中厚皮片

4. 对偶三角瓣适用于（　　　）

A. 整复带邻近组织的缺损

B. 松解挛缩的瘢痕

C. 覆盖感染的创面

D. 毛发的移植

E. 洞穿缺损修复

5. 有关皮瓣移植的叙述中，下列哪项是错误的（　　　）

A. 皮瓣感觉的恢复首先为温度觉，最后是痛觉

B. 术后72小时内是游离皮瓣最容易发生血管危象的时候

C. 轴型皮瓣只要在血管的长轴内设计，一般可不受长宽比例的限制

D. 原则上组织畸形和缺损能用带蒂皮瓣修复就不用游离皮瓣

E. 皮瓣由皮肤的全厚层及皮下组织所构成，肌皮瓣则是指带有肌肉的皮瓣

6. 在面部，除血供特别丰富的部位外，随意皮瓣长宽之比通常不超过（　　　）

A. 1：1　　　　　　B. 1.5：1

C.（2～3）：1　　　D.（4～5）：1

E.（5～6）：1

7. 带蒂皮瓣移植术后，断蒂手术一般在第一次手术后多久实施（　　　）

A. 7天　　　　　　B. 7～10天

C. 14～21天　　　　D. 30天后

E. 3个月

8. "V-Y" 皮瓣成形术属于（　　　）

A. 推进皮瓣　　　　B. 旋转皮瓣

C. 移位皮瓣　　　　D. 岛状皮瓣

E. 肌皮血管皮瓣

（龚忠诚）

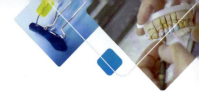

第15章
口腔颌面部影像技术及诊断

医学影像诊断是现代医学的重要组成部分，包括常规X线、计算机体层成像（computed tomography，CT）、超声成像（ultrasonography，USG）、放射性核素显像（radionuclide imaging，RI）、磁共振成像（magnetic resonance imaging，MRI）等诊断技术。

自1895年伦琴宣布发现X射线之后，仅2周的时间，Otto Walkhoff等学者便将X线用于拍摄牙科X线片，至今已有百余年的历史。正确应用口腔颌面部X线，并掌握其投照技术，对口腔颌面部疾病的精确诊治特别重要。20余年来，由于锥形线束CT（cone beam computed tomography，CBCT）、超声及同位素扫描等技术在口腔医学中的应用，口腔颌面放射学迈入口腔颌面医学影像学的新阶段。MRI的发明和CT的问世一样，是医学影像学发展史上的又一次伟大革命，极大地促进了医学影像学的发展。目前，磁共振成像技术已成功地应用于口腔颌面部肿瘤及颞下颌关节病的检查，可以直接、清晰地显示检查部位的组织影像，对人体无放射损害，在临床上的应用不断增加。此外，在X线、超声或CT扫描等影像技术导向下进行穿刺活组织检查或进行治疗的介入放射学虽然起步较晚，但是发展极其迅速。随着影像学技术的进步及其在口腔临床医学中的应用日益广泛，口腔放射学现已逐渐发展为口腔颌面医学影像学。

第1节　口腔颌面部影像技术概述

一、X线影像技术的基本原理

X线能在胶片或荧光屏上形成影像，是基于X线的特性，它具有穿透性、荧光效应、感光效应和电离效应。X线穿透人体后，因人体各组织密度、厚度不同而形成不同的影像，其基本原理如下。

（一）X线应具有一定强度和一定硬度

强度是指X线的量，通常以管电流的毫安数与辐射时间的乘积来衡量，单位用毫安秒（mAs）来表示。硬度是指X线的质，即X线穿透力，是通过管电压的千伏（kV）值大小来表示的。管电压越高，所产生的X线波长越短，其穿透力越大。必须根据投照部位的密度和厚度差异，合理调整X线的强度和硬度，才能获得黑白对比满意的X线片。

（二）检查部位要具有组织密度和厚度的差异

受照射组织的密度越高、厚度越大，吸收的X线越多，穿透组织的剩余射线越少，图像越白。由于不同密度的组织吸收X线程度不同，荧光屏上形成了有黑白对比或明亮与黑暗差异的图像。如果组织之间没有差异，就不能形成影像。

人体多数部位具有组织密度的差异，而能形成黑白反差，在X线诊断学上称为"对比"。由人体本身密度的差异所形成的对比称为"自然对比"，口腔颌面部就有较好的自然对比。

人体组织有四类不同密度的差异：①骨骼和牙齿，钙化程度高，在X线片上呈白色致密影。②各种软组织和液体，包括软骨、骨膜、神经、血管、淋巴、内脏、皮肤、黏膜、结缔组织及体液等，在

X线片上呈软组织灰色影。③脂肪，如皮下脂肪、肌肉间隙中的脂肪等，为软组织密度，但比肌肉等的密度更低，在X线片上呈灰黑影。④气体，存在于鼻窦、鼻腔、乳突气房、呼吸道等处，在X线片上呈黑色透亮影。

二、口腔诊断用X线对机体组织的影响

随着放射技术在人体的应用，人们逐渐发现X射线除了具有诊断、治疗的有益作用外，还有损伤正常组织、致癌等不良后果。X射线是一种电磁辐射，可引起物质的电离，电离辐射所致生物大分子结构与功能的变化是辐射生物效应的基础。

（一）电离辐射对正常口腔颌面组织的影响

1. 对口腔黏膜及皮肤的损害 口腔黏膜各部位对放射反应时间不同，反应不一。患者的主诉症状最早是咽痛及吞咽困难。皮肤的损伤大体与黏膜相同，但不如黏膜明显，且出现较晚。常规口腔诊断用X线平片和锥形线束CT不会引起黏膜炎。

2. 对唾液腺的损伤 最早出现的症状是口干。腮腺、下颌下腺可有疼痛，肿大变硬。人体的浆液性腺泡（腮腺）对放射线高度敏感，且腮腺组织基本没有亚致死损伤修复能力，其损伤是无阈值的，而黏液腺泡（舌下腺、小唾液腺）相对不明显。

3. 对味觉的影响 对味觉的损害可是放射直接作用于味觉细胞或由于唾液腺功能受损继发味觉改变。味觉中苦觉和咸觉更易受损。

4. 对牙颌系统的影响 主要是损伤唾液腺继发口干、龋坏增多。儿童在牙齿未发育完全时接受30Gy以上的放射，牙齿的发育就会迟缓或停止，颌骨的发育中心受损，颌骨短小。成人颌骨受总剂量超过60Gy照射时，可发生下颌骨放射性骨坏死，颌骨极易感染。

（二）口腔诊断用X线对全身组织的影响

患者接受口腔诊断用X线辐射剂量很低，一般认为不足以对身体造成危害。但由于常规口腔X线检查日益增多，加之锥形线束CT的广泛使用，X线辐射剂量的累积性和个人检查频次增加可能对人体造成的潜在危害，已越来越受到全社会的关注。X线等电离辐射产生的辐射能量不同，不同物质、不同组织对不同射线的吸收程度也是不一样的。总体来说螺旋CT在相同视野扫描条件下的有效剂量远远大于锥形线束CT，所以要学会根据诊断需要选择有效剂量最小的检查方法。至于辐射致癌问题，由于肿瘤是多种原因引起的，很难说是仅由辐射引起，且潜伏期长，总体而言，口腔放射检查引起致癌的危险性是微乎其微的。尽管如此，由于接受口腔放射检查的人数不断增加，相应的辐射量也在增大，口腔医务工作者有责任尽量避免患者和自身接受不必要的辐射。

三、口腔X线检查的防护

1. 防护的意义 由于X线的电离效应，当照射过量时可产生各种不同程度的反应，导致组织的损伤和生理功能的障碍，轻者称为放射反应，重者称放射线病。因此，对从事X线检查的工作者和受检者都应重视防护问题，尤其是孕妇和儿童。尽管诊断用小剂量X线对人体的损害并未得到真正科学证实，但由于其对人体可能引起潜在的损害，在进行X线检查时，应使患者所接受的照射剂量减少到最小。

2. 具体的防护方法与措施

（1）工作者的防护 ①放射机房：X线机房的面积应符合国家标准，机房与诊断室分开设立。机房按照规定设置防护屏障墙，防护的屏障墙可用铅或钢筋混凝土或其他材料砌成，但要求有一定铅当

量厚度，以保证屏蔽室内安全。②摄片过程：X线工作者必须在屏蔽室内进行曝光，单纯使用一般的铅屏风、铅围裙用作防护是不安全的。③时间防护：人体接受X线照射剂量与照射时间成正比，照射时间越长，吸收的X线越多。因此，在不影响工作的情况下，尽量减少曝光时间和避免不必要的照射，降低重照率。

（2）对受检者的防护　应尽可能地减少照射剂量。摄片时最有效的防护方法是缩小照射野，尽量减少摄片的数量和次数，避免不必要的重复检查。胎儿、婴幼儿和儿童对X线非常敏感，应尽少做X线检查，最好穿戴铅围裙、铅衣等防护用具。

（3）放射防护的三个基本原则　国际放射防护委员会提出放射防护的三个基本原则，即实践的正当性、放射防护的最优化和个人剂量限值。

四、超声检查、磁共振检查和放射性核素显像基本原理

1. *超声检查的基本原理*　超声波是频率高于20 000Hz的声波，诊断用超声波是由高频电磁波经压电换能器转换而成。因人体各层组织和病变的密度不同，声阻抗也有差异。超声波在人体组织中传播遇不同的声阻抗界面即发生反射。不同的组织和病变对声能的吸收和衰减不同，形成了不同的回声，再由转换器转变成电能，经接收放大及信号处理后，加到显像管上，以光点的亮度表示回声的强弱，用二维的方式形成一幅局部切面结构图像。分析正常和异常的回声图表现，与临床及病理相结合进行疾病诊断。

2. *磁共振检查的基本原理*　磁共振检查是氢原子核在磁场中产生的信号经过计算机重建处理成像的一种检查方式。人体内的氢原子含量高、分布广，氢原子作为小的磁体，其自旋轴分布和排列是杂乱无章的，将人体置于一个强大的磁场之内，小磁体会按照磁场的方向有规律地排列，再施加一个影响磁场的射频脉冲，同时以射频信号的方式吸收所释放的能量。当射频信号被接收后，通过计算机进行数据重建，再转换成磁共振检查图像；氢原子核在特定射频脉冲作用下弛豫时间不同，所以磁共振图像上的黑白灰度对比反映的是组织间弛豫时间的差异。分析正常和异常信号的磁共振图像，结合临床和病理进行疾病诊断。

3. *放射性核素显像的基本原理*　放射性核素显像是一种以脏器和病变聚集放射性显像剂的量为基础的显像方法，将含有放射性核素的药物引入人体，由于这些放射性药物可以发射出穿透组织的核射线，借助核医学显像仪器显示其放射性分布、聚集及代谢情况，可以达到诊断疾病的目的。

> **链接**　介入放射学
>
> 介入放射学是由Margulis于1967年首先提出，Wallace于1976年作了系统解释，并在20世纪70年代发展起来的新兴学科。介入放射学是在医学影像学的监视和导引下，通过各种穿刺和导管技术，运用影像诊断学和临床诊断学的基本原理，进行诊断和治疗各系统疾病的一门学科。口腔颌面部介入放射学主要是研究和从事在颈外动脉系统内进行的介入放射学诊断和治疗，包括颌面部脉管畸形的介入治疗、颌面部高血液循环病变的辅助性栓塞及恶性肿瘤的动脉化疗等。

第2节　口腔颌面部X线投照技术

口腔颌面部X线投照技术种类较多，有X线平片投照技术、曲面断层摄影技术、口腔颌面部锥形线束CT检查、唾液腺造影技术等。投照设备为口腔颌面专用的X线机，如口腔X线机、曲面断层X线机、X线头影测量机、口腔颌面锥形线束CT等。本章节重点介绍X线平片投照技术、曲面断层摄影

技术、口腔颌面部锥形线束CT检查及普通造影检查。

一、X线平片投照技术

X线平片是目前口腔医学临床应用最为普遍的检查方法，包括口内片和口外片两大类。

（一）口内片

临床上常用的口内片有根尖片、殆翼片、殆片三种。根尖片为口腔临床最常用的X线检查方法，适用于检查牙体、牙周及根尖周病变。目前数字化根尖片成为口腔临床应用最为普遍的检查方法。根尖片的影像质量直接影响着口腔医生的临床诊疗质量，提高根尖片的影像质量、规范拍摄技术十分必要。此处重点介绍临床最常用的根尖片分角线投照技术。

1. 分角线投照技术　分角线投照技术，又称角平分线投照法，其基本设计是依据共边三角形内若有两个角相等，则这两个三角形全等这一原理（图15-1）。根尖分角线投照技术操作简便，患者本人可用手指固定胶片或影像板，无须特殊持片器和定位投照装置。

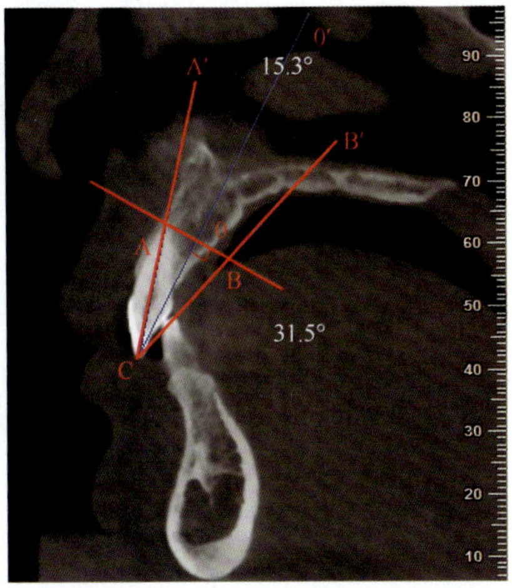

2. 曝光剂量的选择　因为每个牙齿的大小不一样，所以曝光时间也会不同。只有在曝光时间和管电压都恰当的情况下才可以得到清晰的牙齿影像。下面详细说明相应牙位的推荐曝光时间。

（1）成人牙位的曝光时间　70kV管电压的条件下，拍摄成人上颌切牙、上颌尖牙、上颌磨牙相应的曝光时间分别为0.2秒、0.2秒、0.32秒；拍摄成人下颌切牙、下颌尖牙、下颌磨牙相应的曝光时间分别为0.12秒、0.16秒、0.2秒。

（2）儿童牙位的曝光时间　70kV管电压的条件下，拍摄儿童上颌乳切牙、上颌乳尖牙、上颌乳磨牙相应的曝光时间分别为0.12秒、0.12秒、0.2秒；拍摄儿童下颌乳切牙、下颌乳尖牙、下颌乳磨牙相应的曝光时间分别为0.08秒、0.1秒、0.12秒。

但是需要特别说明的是，不同影像板需选用不同的曝光时间。

3. 影像板的选择　成人一般选择31mm×41mm规格的影像板，儿童一般选择22mm×31mm规格的影像板。由于成人和儿童的颌弓形态不一样，所以要选择相对适宜的影像板。当拍摄颌弓转弯的牙位且颌弓比较窄时，就需要一个24mm×40mm规格的影像板。选择合适的影像板，也是保证图片质量的重要因素之一（图15-2，图15-3）。

图15-1　分角线投照原理示意图

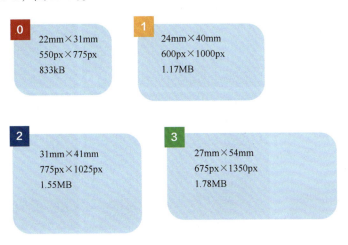

0	1
22mm×31mm 550px×775px 833kB	24mm×40mm 600px×1000px 1.17MB
2	**3**
31mm×41mm 775px×1025px 1.55MB	27mm×54mm 675px×1350px 1.78MB

图15-2　常见影像板规格

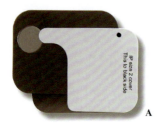
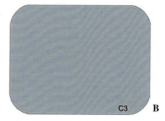
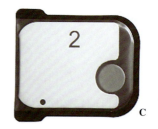

图15-3 影像板及其配套

A.影像板背面有金属标记，白色纸质夹片保护影像板，延长影像板使用寿命；B.蓝色感官面为影像板正面；C.透明的影像板保护套预防唾液渗入

4. 患者的摆位 根据牙位选定好投照剂量后进行患者摆位。患者坐在椅子上呈直立姿势，头部靠在头托上面，矢状面与地面垂直。投照上颌后牙时，外耳道口上缘至鼻翼连线（听鼻线）与地面平行。投照上颌前牙时，头稍低，使前牙唇侧与地面垂直。投照下颌后牙时，外耳道口上缘至口角连线（听口线）与地面平行。投照下颌前牙时，头稍后仰，使前牙的唇侧面与地面垂直。投照位置如图所示（图15-4）。

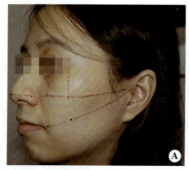
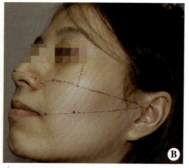

图15-4 面部投照位置实体图

A.投照上颌牙位时患者摆位；B.投照下颌牙位时患者摆位，颜面部所绘虚线为听鼻线和听口线及内眦、外眦与听鼻线的垂线

5. 不同牙位的具体拍摄方法 胶片放置：放置胶片感光面于被检查牙舌、腭侧，投照前牙时，胶片竖放，前牙胶片边缘高于切缘7mm左右；投照后牙时，胶片横放，后牙胶片边缘高于切缘10mm。同时留有这些边缘，能使照片形成明显的对比度及避免牙冠影像超出胶片。最后嘱咐患者用手将胶片固定，投照过程中不要移动胶片（使用持片夹等辅助拍摄时嘱患者咬紧持片夹咬合缘处）。X线中心线角度：胶片在口内与被检牙冠相靠紧，但未与长轴平行，X线中心线需倾斜一定角度，使其与牙长轴和胶片交角的分角线垂直（图15-5，表15-1）。

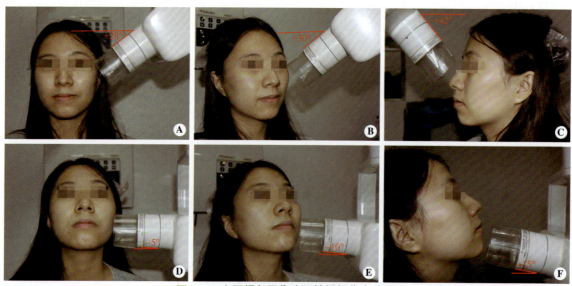

图15-5 上下颌各牙位分区拍摄摆位实体图

A.上颌第二、三磨牙位拍摄摆位；B.上颌前磨牙及第一磨牙位拍摄摆位；C.上颌切牙位拍摄摆位；D.下颌第二、三磨牙位拍摄摆位；E.下颌前磨牙及第一磨牙位拍摄摆位；F.下颌切牙位拍摄摆位

表15-1 投照上、下颌牙齿时X线中心线倾斜角度表

部位	X线中心线倾斜方向	X线中心线倾斜角
上颌切牙位	向足侧倾斜	+42°
上颌尖牙位	向足侧倾斜	+45°
上颌前磨牙及第一磨牙位	向足侧倾斜	+30°
上颌第二、三磨牙位	向足侧倾斜	+28°
下颌切牙位	向头侧倾斜	−15°
下颌尖牙位	向头侧倾斜	−18°～−20°
下颌前磨牙及第一磨牙位	向头侧倾斜	−10°
下颌第二、三磨牙位	向头侧倾斜	−5°

（二）口外片

口外片包括下颌骨斜位片、华特位片、颞下颌关节侧斜位片、髁突经咽侧位片、X线头影测量片等。适用于检查上、下颌骨，颞下颌关节，唾液腺等部位。此处重点介绍最常用的X线头影测量片投照方法。

1. 投照技术 头颅定位仪是进行X线头影测量必不可缺的设备。

（1）侧位 患者外耳道与耳塞对齐，将两侧耳塞放进外耳道口内，头颅矢状面与探测器平行。标尺尖端应指在鼻根部正中点，嘱患者咬在牙尖交错位。使用20cm×25cm或者25cm×30cm探测器。X线中心线对准外耳道口，垂直探测器投照。焦点至头矢状面距离为150cm，头矢状面至胶片为15cm。投照时配套使用遮线筒、滤线器。

（2）正位 患者面向探测器，外耳道与耳塞相齐，两侧耳塞放进外耳道口内，头颅矢状面与探测器垂直，听眶线与探测器垂直，其他条件同侧位。

2. 应用范围 X线头影测量片常用于研究分析正常及错𬌗畸形患者牙、颌、面形态结构，研究颌面生长发育及记录矫治前后牙、颌、面形态结构的变化。

二、曲面断层摄影技术

1. 全口牙位曲面断层片 投照时患者取立位或坐位，颈椎垂直或稍向前倾斜，用前牙切缘咬在𬌗板槽内，头矢状面与地面垂直，听眶线与听鼻线的角平分线与地面平行，用头夹将头颅固定。下图为曲面断层片拍摄时的正常摆位要点（图15-6）。

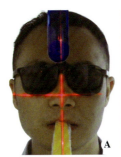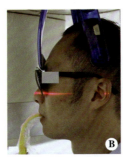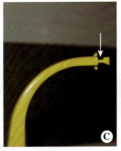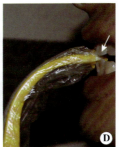

图15-6 曲面断层片的常规摆位要点

A. 拍摄曲面断层片时实体摆位正面观，水平向激光位于听鼻线与听眶线的角平分线上（即听眶线与听鼻线的角平分线与地面平行），垂直向激光位于面部正中线；B. 拍摄曲面断层片时实体摆位侧面观，水平向激光位于听鼻线与听眶线的角平分线上，垂直向激光位于面部正中线；C. 咬合板的形态（白色箭头所指为咬合点）；D. 拍摄曲面断层片时咬合定点位置（白色箭头所指）

2. 上颌牙位曲面断层片 嘱患者颏部放在颏托上，听眶线与地面平行，头矢状面与地面垂直。

3. 下颌牙位曲面断层片 投照时患者下颌颏部位于颏托正中，上下切牙缘咬在殆板槽内。听鼻线与地面平行，头矢状面与地面垂直。

根据拍摄时不同的摆位，可得出不同角度下的曲面断层片（图15-7）。

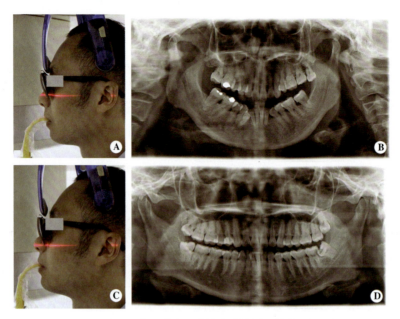

图15-7 上、下颌牙位曲面断层摄影摆位及摄得的X线片

A. 上颌牙位曲面断层片摆位，听眶线（水平向激光所在处）与地面平行，拍摄效果如B；C. 下颌牙位曲面断层片摆位，听鼻线（水平向激光所在处）与地面平行，拍摄效果如D。拍摄时垂直向激光位于面部正中线

三、口腔颌面部锥形线束CT检查

近十余年来，锥形线束CT在口腔颌面部的临床应用日益广泛。锥形线束CT因其所应用的X射线束呈锥形而得名。其基本原理是射线通过人体组织，投照到对侧的面积探测器，利用计算机程序对X线通过不同部位后的衰减情况进行分析测量，采集被拍摄部位的三维信息，全面观察其内部结构从而获得被检部位所有信息，进行容积重组形成更精确、分辨率更高的图像。临床工作中常用的锥形线束CT通常有坐式、卧式两种（图15-8）。与传统医用CT相比，口腔颌面部锥形线束CT具有空间分辨率高、辐射剂量低、体积小、价格便宜等优点。锥形线束CT经一次扫描后，经轴位图像重组出任何需观察部位的多种图像，包括横断面、矢状面、全景及三维立体图像。但是，其密度分辨率比较低，软组织成像能力差，以及金属伪影等限制了其在临床中的进一步应用。

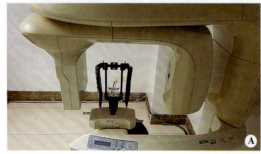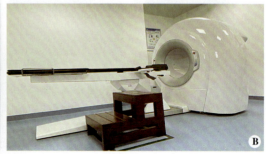

图15-8 口腔颌面部锥形线束CT

A. 坐式锥形线束CT；B. 卧式锥形线束CT

四、普通造影检查

口腔颌面部常用普通造影检查包括唾液腺造影、颞下颌关节造影、瘤腔造影、窦腔造影、窦道造影、瘘管造影等。此处重点介绍唾液腺造影和颞下颌关节造影。

（一）唾液腺造影

唾液腺是软组织，为了检查唾液腺组织内的病变，或唾液腺附近病变是否侵及唾液腺，将吸收X线的造影剂注入唾液腺中以显示腺体及导管的方法称唾液腺造影。唾液腺造影主要用于腮腺（图15-9）及下颌下腺，因为腮腺及下颌下腺有较大的导管口可供注射造影剂。

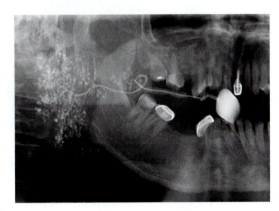

图15-9 腮腺造影图

1. 适应证 唾液腺的慢性炎症、舍格伦综合征、唾液腺良性肥大、唾液腺肿瘤、唾液腺瘘、唾液腺导管阴性结石及需要确定唾液腺周围组织病变是否已侵及腺体及导管时，均可进行唾液腺造影。

2. 禁忌证 对碘过敏者、唾液腺为急性炎症期和阳性唾液腺导管结石者禁用唾液腺造影。

3. 造影技术 ①腮腺造影：首先将颊部向外牵开，找到导管口，局部黏膜消毒。用圆头探针扩张导管口后，将造影用软管插入导管口，缓慢注射造影剂，成人一般用量约1.5ml，但常需根据病变性质及患者年龄和反应情况加以调整。注射完毕后，擦净溢至口内的少量造影剂，嘱患者闭口立即投照。②下颌下腺造影方法与腮腺造影方法相同，将造影用软管插入下颌下腺导管口，缓慢注入造影剂。

（二）颞下颌关节造影

颞下颌关节造影按造影部位分为关节上腔造影和关节下腔造影两种，按造影剂不同分为单纯碘水造影和双重造影两种。单纯碘水造影使用有机碘水溶液作为造影剂。

1. 适应证 颞下颌关节造影检查主要为观察关节盘的位置和是否存在关节盘穿孔。但由于颞下颌关节造影一般可对颞下颌关节紊乱病、关节盘移位等软组织病变作出较可靠的诊断，特别是对于关节盘穿孔诊断的敏感度优于MRI，以及MRI设备还未广泛普及，且受到检查费用相对较高等限制，目前在临床上MRI尚不能完全替代关节造影检查。

2. 禁忌证 凡有碘过敏反应史及颞下颌关节局部皮肤有感染者，不宜进行关节造影检查。患有出血性疾病及使用抗凝血药物治疗的患者，一般亦不宜做关节造影检查。

3. 造影技术 ①颞下颌关节上腔单纯碘水造影：正常成人关节上腔容量为1～1.2ml，颞下颌关节紊乱病患者关节上腔容量可以增加30%～50%。②颞下颌关节下腔单纯碘水造影：关节下腔容量在正常成人为0.5～0.8ml，颞下颌关节紊乱病患者可增加约30%。

对于颞下颌关节盘前移位、关节盘穿孔等常见改变，关节上腔造影和下腔造影均可作出较准确的诊断。因关节上腔造影操作简便易行，我国临床上一般多采用关节上腔造影检查。但对于关节盘穿孔特别是较小的关节盘穿孔，关节下腔造影的敏感度较关节上腔造影高。因此，对于关节盘小穿孔，以及专为检查关节下腔某些病变时，应进行关节下腔造影。在欲同时观察关节上、下腔病变时，可同时进行关节上、下腔造影检查，其可清楚地显示关节盘影像，但操作繁杂费时。关节双重造影由于碘造影剂和空气形成双重对比，可更清楚地显示关节盘的影像，但亦因操作较复杂，临床上应用较少。

近几年来，应用锥形线束CT关节造影术可得到关节轴位、矢状位、冠状位不同层面的造影图像，便于颞下颌关节疾病的诊断。下图所示为正常颞下颌关节上腔造影的锥形线束CT图像（图15-10），关节盘未见移位或穿孔。

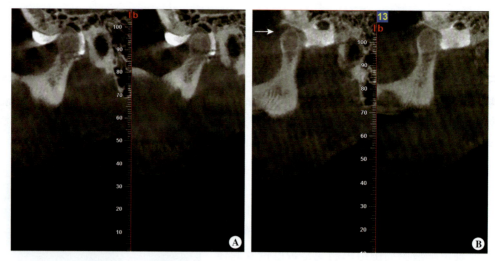

图15-10 正常的颞下颌关节上腔造影

A.闭口位关节上腔内见造影剂，关节下腔内未见造影剂；B.开口位后上隐窝内见造影剂，前上隐窝内未见造影剂

第3节　正常X线影像及影像质量问题解析

一、根尖片正常图像及常见影像质量问题

（一）根尖片正常影像

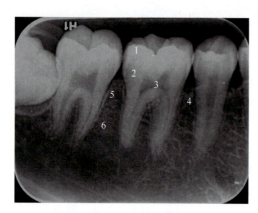

图15-11 牙体及牙周组织

1.牙釉质；2.牙本质；3.牙髓腔；4.牙槽骨；5.牙周膜；6.骨硬板

1. 牙及牙周组织正常图像概述　牙由四种组织构成，即牙釉质、牙本质、牙骨质及牙髓。牙周组织包括牙周膜、牙槽骨和牙龈。正常根尖片上可见到（图15-11）①牙釉质：为人体中钙化程度最高的组织，X线片上影像密度亦最高，似帽状被覆在冠部牙本质表面。有时牙颈部近中或远中因投照技术问题造成低密度影像，位于牙釉质和牙槽嵴顶之间，称为牙颈部Burnout征象，为正常表现，勿与根面龋混淆。②牙本质：矿物质含量较牙釉质少，围绕牙髓构成牙齿主体，X线影像密度较牙釉质稍低。③牙骨质：覆盖于牙根表面牙本质上，很薄，在X线片上显示影像与牙本质不易区别。④牙髓腔：在X线片上显示为低密度影像。下颌磨牙牙髓腔似H形，上颌磨牙牙髓腔呈圆形或卵圆形。⑤牙槽骨：在X线片上显示的影像比牙密度稍低。上牙槽骨皮质薄，骨松质多，骨小梁呈交织状，X线片显示为颗粒状影像。⑥骨硬板：即固有牙槽骨，为牙槽窝的内壁，围绕牙根，X线片上显示为包绕牙根的、连续不断的高密度线条状影像。⑦牙周膜：X线片上显示为包绕牙根的连续不断的低密度线条状影像，其宽度均匀一致。

2. 上颌根尖片所见有关颌骨正常解剖结构　在上颌中切牙位根尖片（图15-12，图15-13）上常可见切牙孔、腭中缝、鼻腔及鼻中隔的影像；在上颌磨牙位根尖片（图15-14）上常可见上颌窦底部、颧骨、喙突、上颌结节及翼钩等结构。

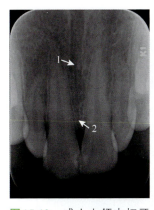 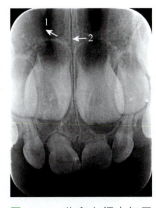 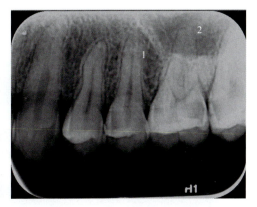

图15-12　成人上颌中切牙位根尖片

1.切牙孔；2.腭中缝

图15-13　儿童上颌中切牙位根尖片

1.鼻腔；2.腭中缝

图15-14　成人上颌磨牙位根尖片

1.上颌窦底；2.上颌窦

3. 下颌根尖片所见有关颌骨正常解剖结构　在下颌切牙位根尖片（图15-15）上常可见颏棘、颏嵴、营养管等结构；在下颌前磨牙位根尖片常可见颏孔；在下颌磨牙位根尖片（图15-16）常可见下颌骨外斜线、下颌管及下颌骨下缘等结构。

（二）根尖片常见影像问题

1. 牙片图像清晰度下降　由于患者可能会在拍片的过程中会发生一些不自觉的移动，或者设备臂的移动都会导致图片模糊，清晰度下降（图15-17）。

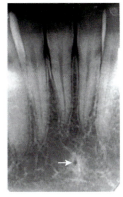 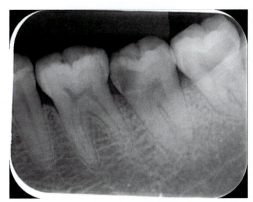 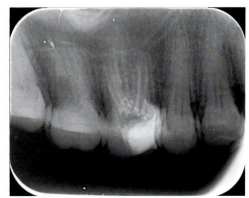

图15-15　下颌切牙位根尖片（箭头所示为颏棘）

图15-16　下颌磨牙位根尖片

图15-17　根尖片图像模糊

2. 密度异常　由于拍摄时射线剂量太高（图15-18）或者剂量太低（图15-19）都会导致图像质量下降。

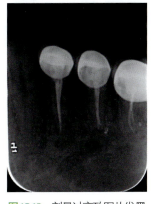 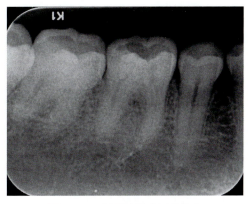

图15-18　剂量过高致图片发黑

图15-19　剂量过低致图片发白

3. 相邻重叠　水平角过小（图15-20）或过大（图15-21）都会导致相邻重叠。

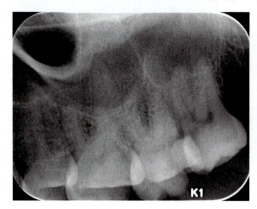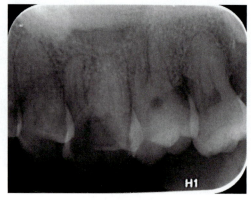

图15-20　水平角度过小致邻牙相互重叠根尖片　　　图15-21　水平角度过大致邻牙相互重叠根尖片

4. 大小异常　在进行分角线技术投照时，由于拍摄者的技术问题，未将X线中心线与被检查牙的长轴和胶片之间的分角线垂直，造成影像失真。

（1）缩短　投射的上下角度过大，导致牙齿缩短变形（图15-22）。

（2）拉长　投射的上下角度过小，导致牙齿拉长变形（图15-23）。

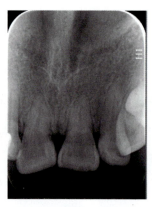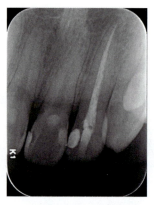

图15-22　投射上下角过大　　图15-23　投射上下角过小
　　　导致牙齿缩短变形　　　　　导致牙齿拉长变形

5. 影像板放反背面金属标记显影（图15-24）

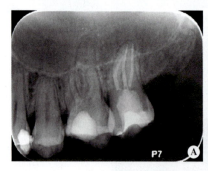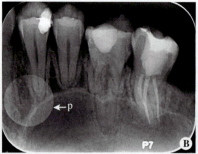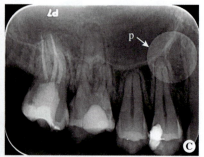

图15-24　影像板正反放置图像对比

A. 正常放置影像板所获影像；B. 影像板放反（p为影像板反面标记）造成牙齿上下颠倒；C. 为图B旋转180°后得到，图像呈对侧牙，容易造成临床上左右误判

二、曲面断层片正常图像及常见影像质量问题

（一）正常图像

全口牙位曲面断层片可以在一张胶片上显示双侧上、下颌骨，上颌窦，颞下颌关节及全口牙齿等，

详见曲面断层片解剖点解析图，常用于观察上下颌骨肿瘤、外伤、炎症、畸形等病变及其与周围组织的关系。

（二）曲面断层片解剖点解析（图15-25）

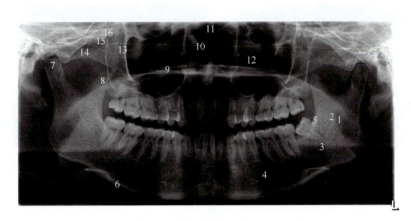

图15-25 曲面断层片解剖点解析图

1.下颌孔；2.下颌小舌；3.下颌管；4.颏孔；5.外斜线；6.下颌骨下缘骨皮质；7.髁突；8.喙突；9.硬腭；10.鼻腔；11.鼻中隔；12.上颌窦；13.颧骨；14.颧弓；15.翼突；16.翼腭凹

（三）曲面断层片常见影像质量问题

主要通过图片来说明具体的摆位及相应的影像变化，希望更直观地体现拍摄前的准备对影像质量的影响，同时对已经存在的影像问题进一步分析。

1.曲面断层片中头颅旋转、偏侧的影响 在曲面断层片的拍摄过程中，头颅旋转、偏侧皆会对成像产生不同的影响，造成程度不同的图像扭曲（图15-26），在阅片时要注意鉴别其与病理性改变的区别。

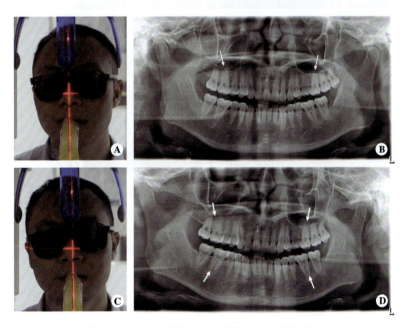

图15-26 曲面断层片中头颅旋转、偏侧的影响

A.头部面中心维持原位，头部左侧旋转的情况下拍摄出的曲面断层片；B.以第一磨牙为参照物，可见左右两侧第一磨牙形态大小不一致；C.为头部单纯冠状位平面上的左侧偏移；D.以第一磨牙为参照物，可见左右两侧、上下的第一磨牙，大小形态不同。水平向激光位于听鼻线与听眶线的角平分线上（即听眶线与听鼻线的角平分线与地面平行）

2. 射线剂量条件高低的影响 在曲面断层片的拍摄过程中，射线剂量条件的高低皆会对成像产生不同的影响（图15-27），所用剂量过低致图片发白，所用剂量过高导致图片黑化不清，在阅片时要注意鉴别其与病理性改变的区别。

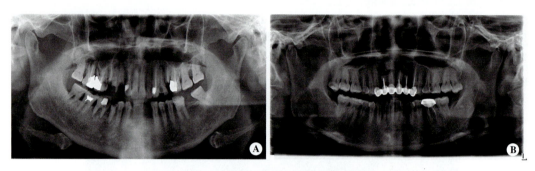

图15-27 射线剂量条件对图像质量的影响
A. 剂量过低致图像发白；B. 剂量过高致图像发黑

3. 头影测量片中头颅摆位不正的影响 头颅是否摆正对成像会产生较大影响，容易使临床医生在描点测量时产生误判，在摆位时要注意其拍摄标志点（图15-28）。

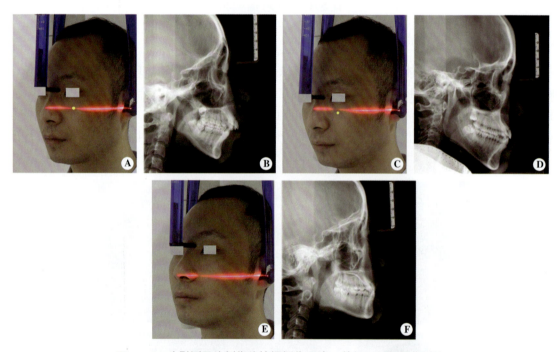

图15-28 头影测量片侧位片拍摄摆位正确、前倾、后仰图像对比
A. 正确的头影测量片拍摄摆位，听眶线应与地面平行，水平向激光位于听鼻线与听眶线的角平分线上（即听眶线与听鼻线的角平分线与地面平行），垂直向激光位于面部正中线，拍摄所得见图像B；C. 为过度前倾拍摄摆位，听眶线与地面的平行面成负交角，拍摄所得见图像D；E. 为过度后仰拍摄摆位，听眶线与地面的平行面成正交角，拍摄所得见图像F

三、CBCT 片正常图像及常见影像质量问题

CBCT显示的解剖结构与传统CT图像中骨窗显示的解剖结构一致，因CBCT空间分辨率明显优于传统CT，使其可以清楚显示牙齿及牙槽骨的硬组织，适用于牙齿及牙周炎的诊疗。CBCT影像质量异常主要包括运动伪影和金属伪影。由于患者在拍摄CBCT时意外运动导致的运动伪影会影响CBCT的

数据与质量。口内金属因其密度较高，扫描后所产生的金属伪影也严重影响CBCT图像质量，降低图像可读性。因此准确识别伪影，有利于判别影像质量是否满足临床诊疗需要，也能切实减少患者受到非必要辐射。

（一）CBCT口腔颌面部应用解剖

选取轴位、冠状位、矢状位的一些口腔临床常用且对临床有指导意义的图像，对其进行解剖点的标注，意在使大家在临床使用口腔CBCT的时候既能快速准确地对主诉病情进行诊断，也不会对一些较易忽略的疾病漏诊（图15-29～图15-34）。

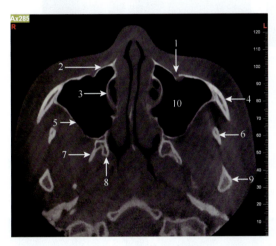

图15-29　眶下神经孔层面

1. 眶下神经孔；2. 上颌窦前壁；3. 上颌窦内壁；4. 颧骨上颌突；5. 上颌窦后外壁；6. 喙突；7. 翼外板；8. 翼内板；9. 髁突；10. 上颌窦

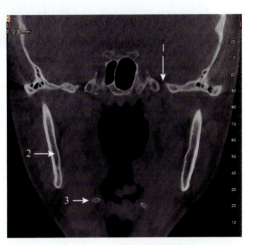

图15-30　下颌升支层面

1. 卵圆孔；2. 下颌升支；3. 舌骨

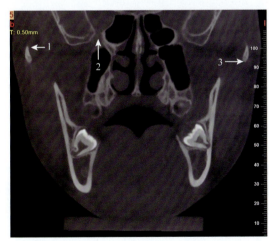

图15-31　喙突层面

1. 颞骨颧突；2. 眶下裂；3. 颧骨颞突

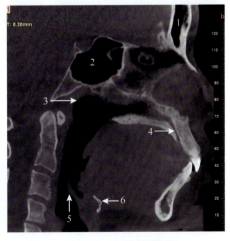

图15-32　切牙管层面

1. 额窦；2. 蝶窦；3. 腺扁桃体；4. 切牙管；5. 会厌软骨；6. 舌骨

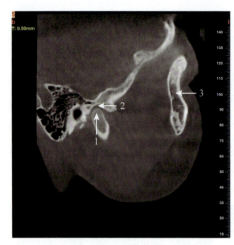 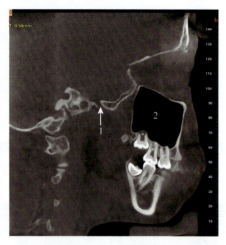

图 15-33 髁突层面
1. 髁突；2. 关节间隙；3. 颧骨

图 15-34 卵圆孔层面
1. 卵圆孔；2. 上颌窦

（二）CBCT常见影像质量问题

1. 金属伪影　受检者因为所佩戴金属首饰未摘除、全口金属牙冠等多种原因造成CBCT图像较多金属伪影（图15-35），影响影像诊断及临床诊疗。

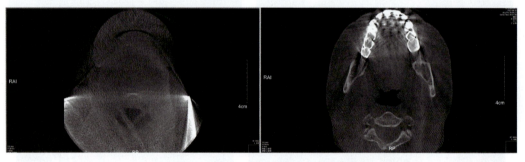

图 15-35 CBCT轴位图像金属伪影

2. 运动伪影　受检者因为疾病所致疼痛或拍摄过程中不自主地吞咽唾液或紧张抖动（幼年患者多见）等多种原因产生运动伪影（图15-36），较多的运动伪影将导致图像质量下降，影响影像诊断和临床诊疗过程。

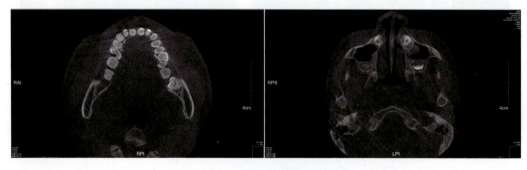

图 15-36 CBCT轴位图像运动伪影

第4节　口腔常见典型病变的X线影像

一、牙病变

1. **龋病**　龋坏区密度减低，形成大小、深浅不同的圆弧形凹陷性缺损（图15-37），中心密度低，边缘密度逐渐增高，边缘不清晰。

2. **牙折**　影像表现为不整齐的线状密度减低影，牙体的连续性中断（图15-38）。陈旧性牙折，两断面吸收变平滑，X线片显示明显整齐较宽的线状透射影像。

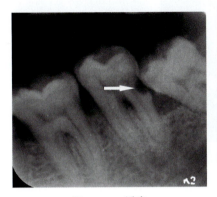

图15-37　龋病

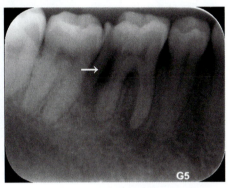

图15-38　下颌第一磨牙牙折

3. **髓石**　髓室内有大小不等的圆形或卵圆形致密影像（图15-39）。髓石可游离于髓腔中，也可附于髓腔壁。

4. **牙发育异常**

（1）畸形中央尖　常见于前磨牙。X线片显示髓室高，根管粗大，根尖常有吸收，常合并根尖周病变。

（2）多生牙　临床上多见于上颌切牙及下颌前磨牙区，X线片显示多生牙比正常牙体积小，如为埋伏的多生牙（图15-40），还需通过拍摄CBCT，确定多生牙是位于唇侧或腭侧，以决定手术的入路。

（3）牙根异常　常见于下颌第一、第二前磨牙和第三磨牙，尤

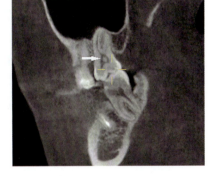

图15-39　上颌磨牙髓腔内点状髓石

以下颌第三磨牙根的形态和数目多变。X线片上显示牙根的数目及形态异常。

（4）阻生牙　下颌第三磨牙阻生最常见。通过X线检查，可以确定阻生牙的位置、方向、形态、牙根数目与弯曲分叉情况及与邻牙和周围组织的关系，有利于阻生牙的拔除（图15-41）。但应注意，由于摄片角度及胶片安放位置不准确，所投照的阻生牙位置可有改变，需结合临床或者进一步的CBCT检查做全面的分析，以制订正确手术方法。

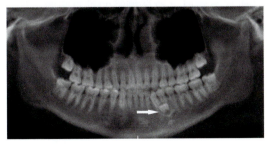

图15-40　左下颌骨体部多生牙

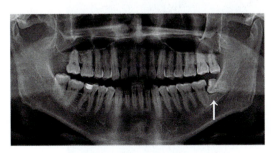

图15-41　左下颌第三磨牙近中水平阻生

二、根尖周病变

根尖周病变是指根尖及其周围组织所发生的病变，包括根尖周炎、致密性骨炎、骨质增生、牙骨质结构不良等。根尖周病变的X线检查十分必要，能确定病变的性质、程度和范围，有助于诊疗方案的制订。此处重点介绍根尖周炎所包括的三种病变（图15-42）：根尖周脓肿、根尖周肉芽肿、根尖周囊肿。

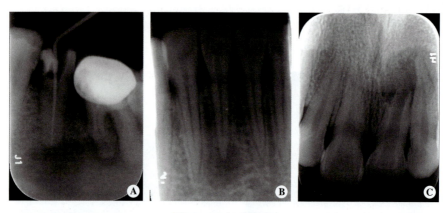

图15-42　根尖周炎
A.根尖周脓肿；B.根尖周肉芽肿；C.根尖周囊肿

1. **根尖周脓肿**　慢性根尖周脓肿在X线片上显示根尖的骨组织破坏，根尖周区有边缘不整齐近似圆形密度减低的影像。病变急性期早期，X线片常不显示根尖周骨质有明显改变。

2. **根尖周肉芽肿**　患牙根尖周为肉芽肿病变，X线片显示为圆形或卵圆形的密度减低区，病变形状较规则，周界清晰，无致密线条围绕，但边缘密度较中心稍高。一般范围较小，直径多不超过1cm。

3. **根尖周囊肿**　囊腔呈均匀黑色影像，在囊肿周围有密度较高的白色线条包绕，称骨化环。若囊肿合并感染，则囊肿密度增高，呈灰色影像，骨化环可能消失。

三、牙周疾病

1. **牙槽骨水平型吸收**　常见于成人牙周炎和青少年牙周炎。X线片显示牙槽嵴顶吸收，牙间隙增宽，骨硬板消失，骨纹理排列紊乱，牙松动移位，特别是上前牙，多向前呈扇形突出。

2. **牙槽骨垂直型吸收**　多见于成人复合型牙周炎。X线片显示患牙一侧之牙槽骨顺牙纵轴方向，垂直向根尖吸收形成楔形骨质缺损，牙周膜间隙增宽，骨硬板消失或中断，根尖也可见吸收。严重的创伤，牙槽骨吸收成杯状，称杯状吸收。

3. **牙槽骨混合型吸收**　X线片显示为牙槽嵴广泛水平吸收，同时伴有个别或多数牙槽嵴的垂直吸收（图15-43）。这常是牙周病的晚期表现，因为牙槽嵴水平吸收严重者，牙齿多数松动明显，松动的牙会给牙槽骨带来侧方创伤。

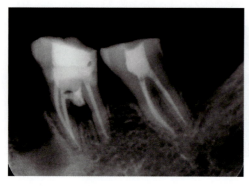

图15-43　牙槽骨吸收

四、颌面骨常见疾病

（一）颌骨炎症

颌骨炎症是指由微生物、物理或化学因素所引起的颌骨炎症过程的总称，临床上称为骨髓炎。但其炎症不局限于骨髓，可累及包括骨髓、骨皮质及骨膜等全部骨组织。骨髓炎可分为牙源性化脓性颌骨骨髓炎、婴幼儿颌骨骨髓炎、Garré骨髓炎、慢性硬化性颌骨骨髓炎、颌骨放射性骨坏死等。

1. **牙源性化脓性颌骨骨髓炎**（odontogenic suppurative osteomyelitis of jaws） 因其感染途径和病理特点不同，可分为中央性颌骨骨髓炎和边缘性颌骨骨髓炎两种类型。

（1）中央性颌骨骨髓炎（图15-44） 特点①主要发生在下颌骨；②常由明确病源牙引起，如深龋等；③急性骨髓炎早期为轻微骨密度降低，后表现为以病源牙为中心的单发或多发的密度减低区，边界模糊不清。病情进展，急性期后病变逐渐局限，骨质破坏区与硬化区可同时存在；④骨破坏区中可有死骨形成。

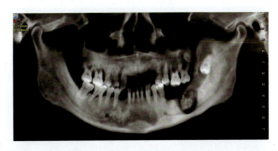

图15-44 左侧下颌骨牙源性中央性颌骨骨髓炎

（2）边缘性颌骨骨髓炎 其影像学特点（图15-45）包括①有明确病源牙，好发于下颌升支区；②病变区弥漫性的骨密度增高（左半图白色短剪头所示），其中可见局限性骨质破坏灶（左半图白色长剪头所示）；③骨皮质外有骨膜成骨（右半图白色短箭头所示）；④增生骨质的边缘一般较整齐，且骨皮质无明显破坏。

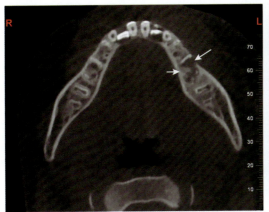
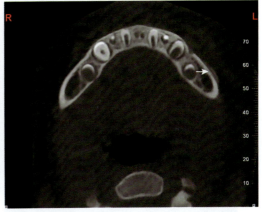

图15-45 左侧下颌边缘性颌骨骨髓炎

2. **颌骨放射性骨坏死** 影像学（图15-46）特点包括①有癌症史，有颌面部的放射治疗史；②颌放

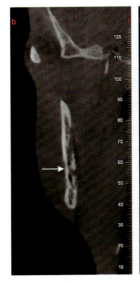
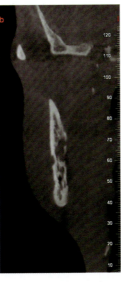
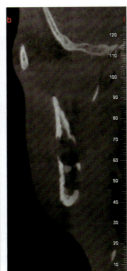
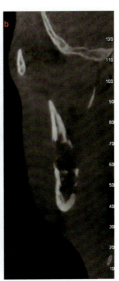

图15-46 右侧下颌骨放射性骨坏死

射性骨坏死早期骨质呈弥散性疏松，骨质进一步破坏，呈不规则斑点状或虫蚀状；③病变区中间有散在增粗的骨小梁和密度增高的小团块病理性骨沉积，边界不清晰；④病变进展，骨吸收破坏加重、范围增大，可见大小不等、形状不一的死骨；⑤病变范围较大时，可致病理性骨折；⑥骨质增生与骨膜反应极少见。

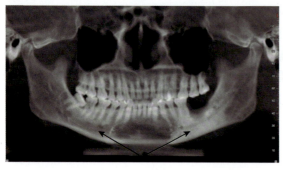

图15-47 左侧下颌骨慢性硬化性颌骨骨髓炎

3. 慢性硬化性颌骨骨髓炎 影像学（图15-47）特点①有或曾有（脱落）明确的病源牙；②病程较长，多见于感染控制后的长期不愈或低毒性感染；③可见病源牙周围骨密度增高，骨髓腔缩窄，骨小梁增粗，排列紊乱；④与正常骨质间没有清晰的边界。

（二）颌骨骨折

骨折线在X线片中主要显示为密度低的裂隙状影像，骨折线宽窄的清晰度与断骨的裂开程度有关。骨折线的边界一般都清晰而锐利，可呈直线状、锯齿状或不规则状影像。上颌骨骨折易发生于骨缝连接处，故应与正常骨缝区别。下颌骨骨折（图15-48）好发于颏正中联合、颏孔、下颌角、髁突颈等生理薄弱部位。

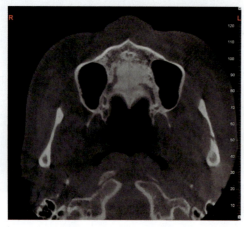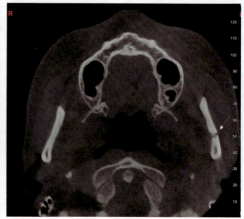

图15-48 左侧下颌骨升支骨折

（三）颧骨及颧弓骨折

颧骨骨折常在骨缝处裂开，使颧骨与相邻的骨缝分离，颧弓骨折以颧弓轴位显示最佳。X线片显示颧骨或颧弓骨折及移位，还可显示眼眶、上颌窦等结构有无骨折。

1. 上颌窦前壁骨折 因上颌窦前壁在颌面部较表浅的部位，且较菲薄，上颌窦前壁骨折较为常见。而在上颌窦前壁受外力导致骨折时，因骨断端两侧无明显错位或与一些解剖结构混淆，容易漏诊或误诊，因此在对此部位的外伤情况进行判断时，要结合CBCT（图15-49）仔细观察。

2. 上颌窦前壁伴颧弓骨折 在遭受较大的外力时，往往除了上颌窦骨折还会伴发颧骨颧弓骨折（图15-50）。

（四）颌骨常见囊肿、肿瘤、瘤样病变

口腔颌面部囊肿、肿瘤和瘤样病变根据起源不同，通常可分为骨和软组织两类。随着人类对自身疾病认识的不断变化，对口腔颌面部囊肿、肿瘤和瘤样病变的分类也数次更改和反复。口腔颌面部囊肿、肿瘤和瘤样病变的命名大多依据其起源的组织和器官。迄今，几乎所有影像学成像方法均可用于

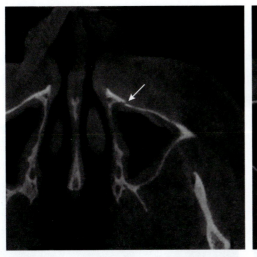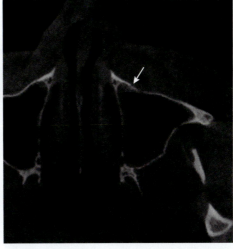

图 15-49 左侧上颌窦前壁骨折

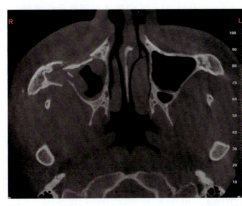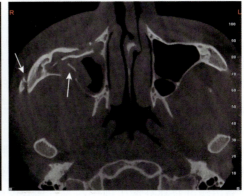

图 15-50 上颌窦前壁伴颧弓骨折

口腔颌面部囊肿、肿瘤和瘤样病变的检查，由于成像原理不同，各种影像学检查方法所具有的优缺点也各不相同、各自互补。临床应用中，应根据患者病情选择一种或数种检查方法以清晰完整地显示这些颌骨和软组织病变的部位、大小、内部结构、边缘、范围及其邻近组织的关系，并结合临床病史信息综合分析判断。因口腔颌面部肿瘤相关章节中已详细介绍囊肿、肿瘤及瘤样病变的分类。在此仅以CBCT图像对较常见的几种骨组织囊肿、肿瘤和瘤样病变进行讨论。

1. **颌骨囊肿** 包括牙源性囊肿和非牙源性囊肿，前者包括感染性根尖周囊肿（图15-51）、含牙囊肿、牙源性角化囊肿等，后者多为发育性囊肿，如鼻腭管囊肿。

（1）含牙囊肿 是一种囊壁附于未萌牙颈部并包绕其牙冠的牙源性囊肿（图15-52）。其影像学特点：①好发于下颌或上颌第三磨牙区和上颌前牙区；②多呈圆形、单囊较多囊多见、边界清晰、周围有光滑骨皮质线围绕；③病变多为低密度X线透射影，其内所含未萌牙常为多生牙或尚无牙根形成的恒牙牙冠，此未萌牙的牙冠多指向病变中心；④有推移和吸收邻牙的现象。

（2）牙源性角化囊肿 曾被命名为牙源性角化囊性瘤和始基囊肿，2017年WHO的牙源性和颌面骨肿瘤分

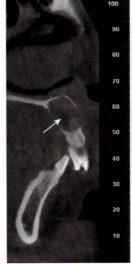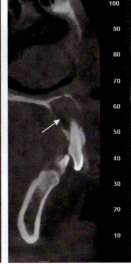

图 15-51 上颌切牙区根尖周囊肿伴感染

类，牙源性角化囊肿又被重新定义为一种牙源性囊肿，而非一种牙源性肿瘤（图 15-53），其影像学特点：①多发在颌骨磨牙区，下颌较上颌多见；②病变以单房常见，多房病变囊腔大小不等；③其常沿颌骨长轴生长，颌骨膨隆不明显；④病变边界清晰，中心区密度均匀；⑤牙根吸收较少，多呈斜面状吸收；⑥颌骨多发性囊性病变多系角化囊性瘤，若同时伴有其他表现，应考虑基底细胞痣综合征（特点是颌骨多发性牙源性角化囊肿和皮肤基底细胞痣或癌）。

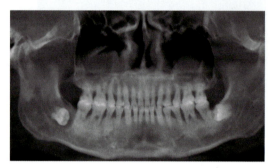

图 15-52　右下颌骨磨牙区含牙囊肿

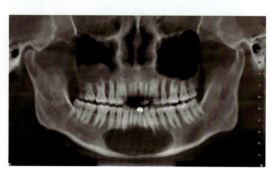

图 15-53　下颌颏部牙源性角化囊肿

2. **颌骨良性肿瘤或瘤样病变**　可分为牙源性和非牙源性两类。在颌骨肿瘤中良性者占大多数，且以良性牙源性肿瘤为主。良性牙源性肿瘤主要分为3类：牙源性上皮性肿瘤（以成釉细胞瘤为主）、牙源性上皮与间充质混合性肿瘤（以牙瘤为主）和牙源性间充质肿瘤（以牙骨质-骨化性纤维瘤和黏液纤维瘤为主）。颌骨良性非牙源性肿瘤和瘤样病变主要包括纤维结构不良、骨和软骨肿瘤、巨细胞病变和颌骨中心性血管瘤等。

（1）成釉细胞瘤　是一种常见的牙源性上皮性肿瘤。其影像表现（图 15-54）可归结为：①颌骨膨胀，以唇颊侧为主；②牙根呈锯齿状吸收；③肿瘤侵入牙槽侧，造成牙根之间的牙槽骨浸润及骨硬板消失；④肿瘤边缘可有部分增生硬化；⑤有高密度的房隔，可为密度略淡的纤维条隔，或为锐利光滑的高密度骨嵴；⑥肿瘤区牙可被推移位或脱落缺失；⑦瘤内罕见钙化；⑧瘤内可含牙。

（2）成牙骨质细胞瘤　又名良性成牙骨质细胞瘤和真性牙骨质瘤，平均发病年龄20岁，男性多于女性。此肿瘤多与牙根相连续、界线清楚，呈密度增高不均匀的团块状影像，周围可见一窄条密度减低的带状影像，为其包绕的结缔组织（图 15-55）。

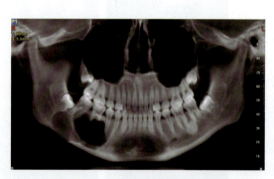

图 15-54　右侧下颌骨成釉细胞瘤

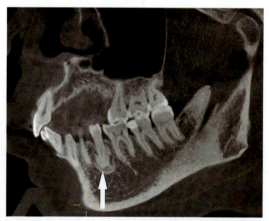

图 15-55　成牙骨质细胞瘤

（3）牙瘤　分为混合性牙瘤和组合性牙瘤两种（图 15-56）。前者X线片显示颌骨骨质膨胀，似牙硬组织密度增高的团块状影像，分不出牙的形状，团块边界清晰，有较规则的透光带，为牙瘤的包膜；后者X线片显示为多数大小不等、形态不定、类似发育不全的小牙堆积在一起的影像。

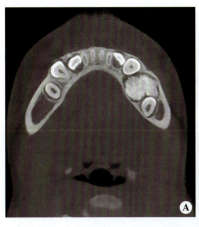
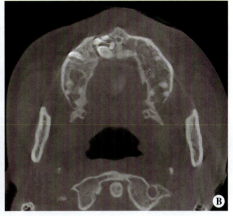

图15-56　牙瘤

A. 混合性牙瘤；B. 组合性牙瘤

3. 颌骨恶性肿瘤　整体而言，颌骨恶性肿瘤较颌骨良性肿瘤和瘤样病变少见。颌骨恶性肿瘤亦有牙源性和非牙源性（主要为骨/软骨源性）之分，且后者较前者多见。牙源性恶性肿瘤主要有起源于上皮组织的原发性骨内癌和成釉细胞癌。在骨/软骨源性恶性肿瘤中，骨肉瘤最为多见。X线、CBCT、CT和MRI均可用于颌骨恶性肿瘤的检查。对于颌面部恶性肿瘤，无论起源于骨内或骨外，CT和MRI检查不可或缺，其在完整显示肿瘤内部信息和对邻近结构侵犯方面均明显优于X线和CBCT检查。

（1）原发性骨内癌　曾被命名为原发性骨内鳞状细胞癌，是一种位于颌骨中心，且不能归纳为其他类型的癌。因颌骨内含有牙源性上皮组织，故可将其视为全身唯一能发生原发性癌的骨骼。原发性骨内癌的影像学（图15-57）特点：①低密度溶骨状改变，病变边缘呈虫蚀状破坏，边界不清；②侵犯破坏牙槽突可出现"牙浮立"征象，出现多数牙松动、脱落；③病变一般无新骨反应性增生或死骨形成（可与牙源性颌骨骨髓炎鉴别）；④牙根吸收少见，如有则为脱靴状改变；⑤具有由内至外的特点：病变一般局限于颌骨内，随着肿瘤进展，病灶可自骨髓内向骨皮质浸润，穿破骨皮质突入软组织，致相应软组织肿胀，并可引起病理性骨折。

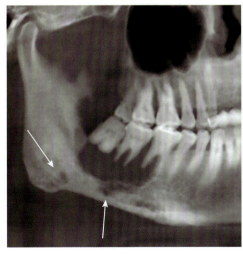
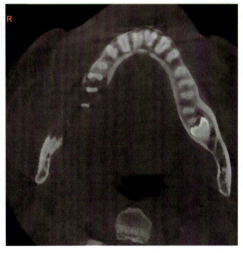

图15-57　右下颌骨原发性骨内癌

（2）骨肉瘤　是指一组肿瘤细胞直接产生骨和骨样基质的恶性肿瘤，其类型繁多，颌骨骨肉瘤以普通骨肉瘤最为常见，该型骨肉瘤是一种兼具侵袭性的高等级恶性肿瘤。其影像学（图15-58）特点：①骨质结构改变：病变早期，成骨区骨小梁增生变粗，骨髓腔变窄、阻塞；溶骨区骨小梁破坏吸收，骨髓腔扩大。病变累及牙支持组织时，可导致牙周膜增宽和牙槽骨破坏吸收，甚至出现"牙浮立"征象。混合型骨肉瘤则上述成骨区和溶骨区表现可出现在同一病灶中。随着病变的发展，骨质破坏更为明显，溶骨者可在颌骨内出现虫蚀状边缘的低密度区。肿瘤继续生长，可沿骨皮质内面和外面侵蚀破坏，骨皮质呈凹凸不平改变。破坏严重者可呈隧道样缺损，直至完全中断或消失，此时可伴有病理性骨折。②斑片状和日光放射状的瘤骨形成。③骨膜反应。④软组织肿块形成。

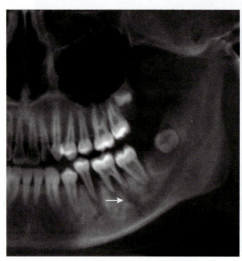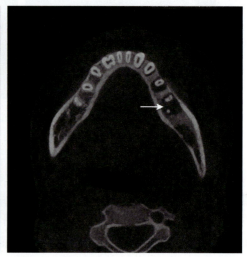

图 15-58 左下颌骨肉瘤

五、颞下颌关节常见疾病

颞下颌关节疾病在临床上相当常见，主要包括颞下颌关节紊乱病、类风湿关节炎、感染性关节炎、创伤性关节炎、颞下颌关节强直、颞下颌关节脱位及颞下颌关节囊肿、肿瘤等。此处重点介绍颞下颌关节脱位、颞下颌关节紊乱病、颞下颌关节强直的影像学诊断。

（一）颞下颌关节脱位

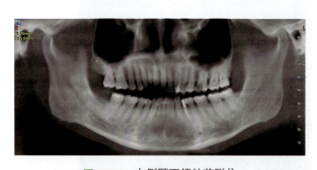

图 15-59 右侧颞下颌关节脱位

颞下颌关节脱位是指髁突脱出关节之外而不能自动复位的情况（图 15-59）。脱位按部位可分为单侧脱位和双侧脱位；按性质可分为急性脱位、复发性脱位和陈旧性脱位；按髁突脱出的方向、位置可分为前方脱位、后方脱位、上方脱位及侧方脱位，后三者主要见于外伤，临床上以前方脱位最常见。需要特别提出的是在 CBCT 阅片时，要注意鉴别患者是否处于正中咬合状态，避免将"假性脱位"误诊为关节脱位。

（二）颞下颌关节紊乱病

颞下颌关节紊乱病曾用颞下颌关节紊乱综合征等名称，为颞下颌关节最常见的疾病。其中部分患者病程迁延、反复发作、经久不愈，严重影响患者的咀嚼功能。其影像学表现如下。

1. 颞下颌关节间隙改变 绝大多数颞下颌关节紊乱病患者均有关节间隙改变，可能与肌痉挛及关节内结构紊乱等有关。近几年随着口腔颌面部 CBCT 的日益广泛应用，CBCT 可以准确显示多个层面的关节间隙情况，具有空间分辨率高和后处理软件灵活等优点，可以准确显示关节侧位间隙的变化。

2. **髁突运动度的变化** 可同时拍摄双侧关节许勒位闭、开口位片观察，颞下颌关节紊乱病常有髁突运动度的异常，一般经临床检查即可确定，除特殊需要外，无须拍摄X线片。

3. **两侧颞下颌关节形态发育不对称** 两侧关节结节高度、斜度，关节窝深度、宽度，以及髁突大小、形态发育不对称。

4. **骨质改变** 是指骨关节病的关节骨质变化（图15-60）。主要骨质变化：①髁突硬化；②髁突前斜面模糊不清；③髁突小凹陷性缺损；④髁突前斜面广泛破坏；⑤髁突囊样变；⑥髁突骨质增生；⑦髁突磨平、变短小。

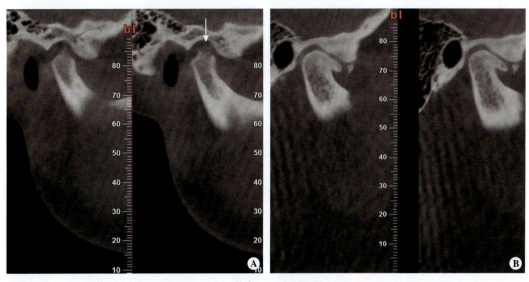

图15-60 颞下颌关节骨关节病

A.髁突骨质破坏；B.髁突骨质增生伴骨赘形成

5. **颞下颌关节盘及关节内其他软组织改变** 主要根据颞下颌关节造影及磁共振检查判断。此处重点介绍颞下颌关节不可复性盘前移位、关节盘穿孔和关节囊撕脱。

1）颞下颌关节不可复性盘前移位（图15-61）。

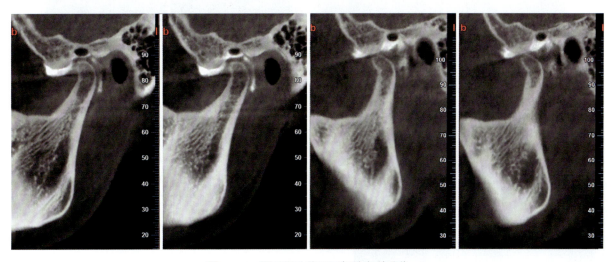

图15-61 颞下颌关节不可复性盘前移位

2）颞下颌关节盘穿孔（图15-62）。

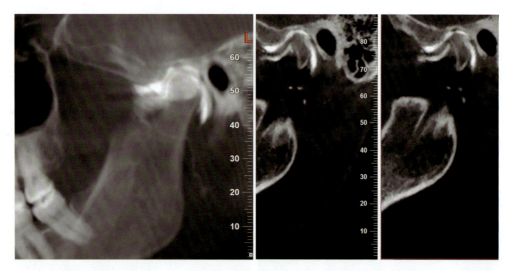

图15-62 颞下颌关节盘穿孔

3）颞下颌关节囊撕脱（图15-63）。

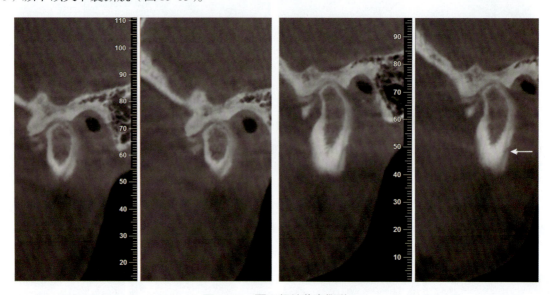

图15-63 颞下颌关节囊撕脱

（三）颞下颌关节强直

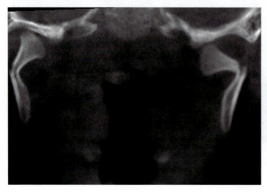

图15-64 双侧髁突骨折

关节强直是指由疾病、损伤或外科手术而导致的关节固定和运动丧失。颞下颌关节强直表现为开口困难或完全不能开口，在临床上分为真性关节强直和假性关节强直两类。其中真性强直的最常见病因是儿童发育期的创伤（图15-64）及化脓性感染，可分为纤维性强直和骨性强直两种。

1. 颞下颌关节纤维性强直X线表现 关节骨性结构有不同程度破坏，形态不规则，关节间隙不清晰且密度增高。

2. 颞下颌关节骨性强直X线表现 关节正常骨结构

形态完全消失，无法分清髁突、关节窝、颧弓根部的形态及其之间的界线，而由一个致密的骨性团块所替代。CT和CBCT（图15-65）可以清楚显示强直骨病变的范围及其与周围结构的关系，对手术设计有重要意义。

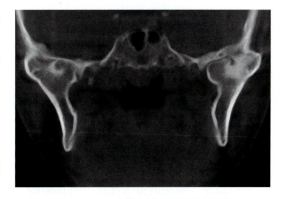

图15-65 双侧颞下颌关节骨性强直

六、唾液腺常见疾病

1. 唾液腺结石病 即唾液腺导管或腺体内形成钙化团块而引起的一系列病征。唾液腺结石的形成是一个复杂的过程。唾液腺结石常见于下颌下腺及其导管，可分为单个和多个结石，在CBCT片上，显示大小不等的圆形或卵圆形的密度增高影像（图15-66），有10%～20%的导管结石不阻射X线，称为阴性结石，阴性结石在X线平片上不能显示，需用唾液腺造影术检查。

2. 唾液腺炎 慢性阻塞性腮腺炎和慢性复发性唾液腺炎可通过X线造影进行诊断。若为导管炎症，X线片显示导管边缘不整齐，扩张与狭窄相间，呈腊肠状影像（图15-67）。若为腺体的炎症，则显示为腺体末梢导管扩张，呈现类似支气管扩张的囊状或泡状影像。

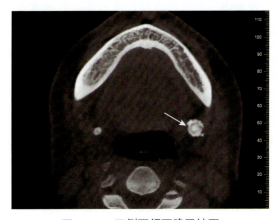

图15-66 双侧下颌下腺区结石

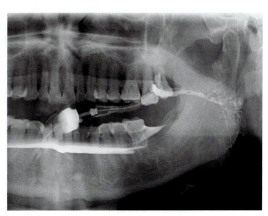

图15-67 腮腺炎造影图

3. 唾液腺肿瘤

（1）良性肿瘤 唾液腺造影X线片显示主导管移位、拉长或被推成屈曲状；分支导管移位而包绕肿瘤，但边缘整齐，无中断现象，呈"抱球状"或被肿瘤压迫至一侧呈"线束状"；腺泡充盈缺损处，系肿瘤所在位置，即占位性病变。

（2）恶性肿瘤 唾液腺造影X线片显示导管系统有缺损中断，腺体被破坏时，碘油外溢，出现不规则的阻射区。

随着影像学技术的不断发展，CT、超声及磁共振成像等新型检查方法，在唾液腺肿瘤诊断方面已逐渐取代了传统的唾液腺造影。

🔗 **链接** 迷走唾液腺

1942年Stafne以《位于下颌角附近的骨腔》为题首次报道迷走唾液腺，其多在X线检查时被无意发现。最常见于颈侧、咽部及中耳，也可见于下颌骨体内，通常穿过舌侧骨皮质，以蒂与正常下颌下腺或舌下腺相连，称为Stafne骨腔，又被称为静止性骨腔、特发性骨腔、涎腺迷走性缺损、下颌骨异位涎腺等。常表现为卵圆形密度减低区，曲面断层片上可见病变通常位于下颌管与下颌下缘之间，下颌角的前方，CBCT 片可见下颌骨舌侧骨皮质缺损。需注意与病理性骨质破坏进行鉴别。

第 5 节　口腔颌面部超声检查及磁共振成像检查

超声检查是一种基于超声波的医学影像学诊断技术，具有无创伤、无痛苦，对软组织分辨率高，且操作简便，费用低廉等优点，其局限性是超声波难以穿透含气器官及骨组织。

磁共振成像是自 20 世纪 80 年代开始应用于临床的一种检查技术。由于其可以相当清晰地显示软组织影像，可以在患者不更换体位的情况下，直接显示与身体长轴呈任意角度的断面图像及对人体无放射损害等优点，已得到了较广泛的应用。在口腔颌面部，主要用于累及范围广泛的肿瘤及颞下颌关节紊乱病的检查。

一、超声检查技术

1. 对设备的要求　口腔颌面部组织结构复杂，位置表浅，宜使用高频线阵探头。彩色多普勒超声显像设备除具有上述条件外，血流参数的计算功能要完善。

2. 观察项目　二维切面图观察病变的外形、边界及内部结构，病变所占据的组织层次和与周围组织的关系，测量病变的大小、深度等。彩色多普勒血流显像可观察病变区内血流的多少、形态、性质、方向及彩色的明亮程度等，全面了解病变区的血供情况。

二、超声检查正常图像

1. 皮肤　皮肤的声像图表现为一回声较亮的光带，皮下脂肪和体内层状分布的脂肪呈低回声。

2. 肌群　正常肌肉组织的回声较脂肪组织强，一般为亮暗不一的粗光点，呈层带状分布，各层肌纤维回声清晰。

3. 血管　较粗的动脉管壁为稍强的线状回声，静脉管壁的回声弱而细。彩色多普勒血流显像能检出内径小于 1mm 的血管内的血流，并用红、蓝色加以标识，迎向探头的血流为红色，背离探头的血流为蓝色（图 15-68）。纵切血管血流呈束条状，横切呈点状。

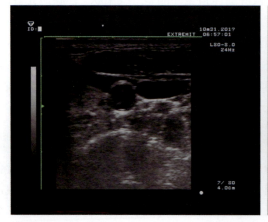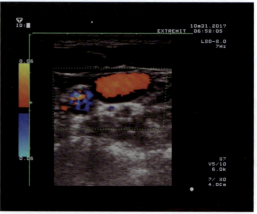

图 15-68　正常颈总动脉及颈内静脉横切声像图

4. 神经 采用分辨力较高的机型观察，内无血流显示。

5. 唾液腺

（1）腮腺 声像图纵切呈梭形，横切呈楔形。腺实质回声为中等密集光点，分布均匀（图15-69）。腮腺的主导管，纵切呈管道样液性暗区，管壁平滑，回声较强，分支导管呈条索样回声。

（2）下颌下腺 声像图纵切呈长三角形，横切近似等边三角形。深面口内侧与舌下腺相邻处边界不甚清楚。

（3）舌下腺 声像图纵切横切均为类圆形，纵切前后径稍长略显不规则。

6. 淋巴结 面颈部正常淋巴结群，直径1mm左右。因炎症或肿瘤引起单个或多个淋巴结肿大时，超声辨认淋巴结的形态和分布特点，有利于肿块性质的鉴别。

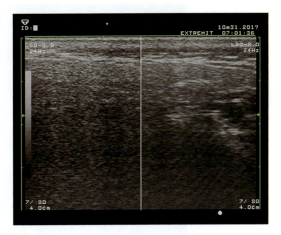

图15-69 正常腮腺横切和纵切声像图

三、超声检查临床应用价值

1. 软组织急慢性炎症 测量淋巴结的大小，了解脓腔液化的程度；测量三对大唾液腺的大小，导管有阻塞时能显示导管扩张的程度，寻找阻塞的部位及原因，能较准确地鉴别唾液腺的慢性炎症及肿瘤。

2. 软组织囊肿和肿瘤 对软组织囊肿进行定位、定性。检出软组织肿瘤的存在，判断肿瘤的性质。

3. 骨组织病变 骨髓炎及恶性骨肿瘤的回声有一定的特异性，可作为X线检查的补充。

4. 彩色多普勒血流成像的诊断价值 可了解肿物的血供情况，辅助鉴别肿物性质。

5. 介入性超声 是在超声引导下完成的诊断和治疗的方法。使用专用的穿刺探头，在二维图像同时显示下做细针穿刺，抽取极少量的组织标本和体液供实验室检查。

四、磁共振成像检查技术

在进行口腔颌面部常规检查时，一般用头线圈进行颅面部轴面、冠状面及矢状面检查，可根据需要进行不同层数的连续扫描；进行颞下颌关节检查时，应使用颞下颌关节专用表面线圈，对检查侧关节矢状面或斜矢状面连续扫描。近年来，随着多种新的磁共振成像序列的研发及其临床应用，口腔颌面部肿瘤行磁共振检查的重要性逐渐增加。

五、磁共振成像的正常图像

在磁共振图像上，骨皮质呈黑色无信号影像，而脂肪组织由于含有大量可移动的氢质子，因此磁共振信号甚强，呈现高信号影像。骨髓内含有较多的脂肪组织，显示的信号亦较高。其他软组织则因所含有成分不同而呈现不同的信号强度（图15-70）。

颞下颌关节矢状面正常图像：闭口位时可见关节盘本体部呈双凹形态，其影像信号强度明显低于周围软组织（图15-71）。关节盘双板区信号相对较高。在关节盘双板区和后带之间可见有明显的分界线（盘分界线），关节盘后带位于髁突顶部，盘分界线与髁突12点位垂线形成的夹角在±10°之内。正常开口位图像可见关节盘本体部形态更为清晰，前、中、后三带易于分辨（图15-72）。

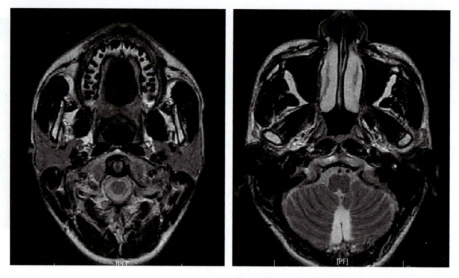

图 15-70 口腔颌面部正常磁共振图像

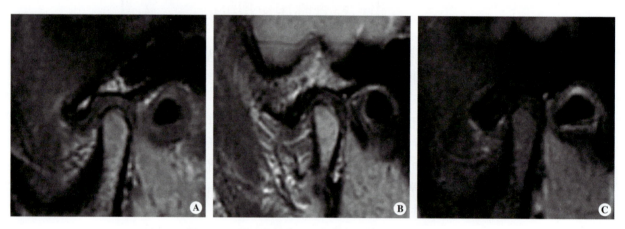

图 15-71 颞下颌关节闭口矢状位正常磁共振图像

A. T₁WI；B. T₂WI；C. 质子像

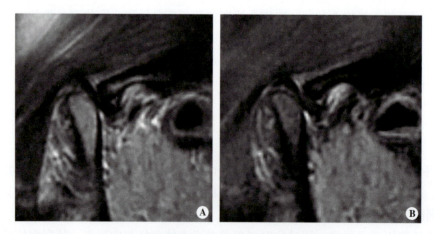

图 15-72 颞下颌关节开口矢状位正常磁共振图像

A. T₁WI；B. 质子像

自 测 题

1. 颌骨良性肿瘤的主要X线表现为（ ）
   A. 骨质破坏　　　　　　B. 有骨膜反应
   C. 边界清晰　　　　　　D. 有空腔形成
   E. 有虫蚀样破坏

2. 畸形中央尖折断导致牙髓和根尖感染X线片上牙根显示
   （ ）
   A. 牙根变长
   B. 根管变细、根尖孔闭锁
   C. 根管钙化
   D. 牙根较短根尖孔扩大呈喇叭口形
   E. 牙根变粗

3. 颌骨囊肿的X线表现为（ ）
   A. 下颌骨体有大小不等的多房阴影
   B. 下颌角见骨质疏松脱钙，并有骨质增生
   C. 下颌骨内有单房透明阴影，四周有白色骨质线
   D. 颌骨内虫蚀状骨质破坏区，四周骨质可有破坏

   E. 下颌骨体有骨质破坏，并有死骨形成

4. 慢性复发性腮腺炎行腮腺造影的X线表现为（ ）
   A. 导管移位，腺体内有充盈缺损
   B. 造影剂外溢呈团块状
   C. 导管中断，或圆形、卵圆形充盈缺损，其远心端导管扩张
   D. 导管系统无异常改变或轻微扩张，末梢导管扩张呈点状、球状
   E. 只有主导管分层状改变，没有末梢导管扩张

5. 牙折后牙折线在X线片上表现为（ ）
   A. 根管影像局部或全部增宽
   B. 正常髓腔及根管影像完全消失
   C. 髓室和根管部分或全部闭塞，牙根短而尖细
   D. 患牙髓腔扩大，呈圆形或椭圆形密度低的透射影像
   E. 不整齐如锯齿状的很细的线状透射影像，牙表面连续性中断

（王朝俭）

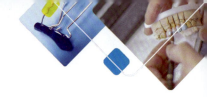

实　　训

实训 1　口腔颌面外科临床检查

【目的和要求】　掌握口腔颌面外科临床检查的顺序和方法。

【学时】　1学时。

【实训内容】

1.学习临床检查的常规顺序。

2.学习临床检查的基本方法。

3.同学间互查，并完善一套检查结果记录资料。

【实训用品】　教科书、器械盘、口镜、镊子、探针、直尺、橡皮手套或指套、电筒或额镜、扩鼻器和听诊器等。

【方法和步骤】　两位同学一组，互相进行口腔颌面外科检查并逐条书写检查结果。评定学生对口腔颌面外科临床检查方法和正确描述方法的掌握程度。

【要求】　详见第2章第1节。

【实训报告与评定】　评定学生对下列检查内容方法是否规范及准确程度，评分标准见实训表1-1。

实训表1-1　口腔颌面外科临床检查评分表

内容		分值	得分
口腔检查	调节椅位及灯光	10	
	检查内容的全面性	10	
	检查方法的准确性	10	
颌面部检查	检查内容的全面性	15	
	检查方法的准确性	15	
颈部检查	检查内容的全面性	10	
	检查方法的准确性	10	
颞下颌关节检查	检查内容的全面性	5	
	检查方法的准确性	5	
唾液腺检查	检查内容的全面性	5	
	检查方法的准确性	5	
合计		100	

实训 2　口腔颌面外科门诊病历书写

【目的和要求】　掌握口腔颌面外科门诊病历的书写。

【学时】　2学时。

【实训内容】

1.学习书写门诊病历必需项目。

2.学习门诊病历撰写的基本要求。

3.书写1份门诊病历。

【实训用品】 教科书、器械盘、口镜、镊子、探针、直尺、橡皮手套或指套、电筒或额镜、扩鼻器和听诊器等。

【方法和步骤】 选择口腔颌面外科常见病的门诊患者1名，由带教老师询问和体检，学生记录并写1份门诊病历。

【要求】 详见第2章第2节。

【实训报告与评定】 评定学生书写口腔颌面外科门诊病历的质量，评分标准见实训表2-1。

实训表2-1　口腔颌面外科门诊病历书写评分表

内容	分值	得分
主诉	15	
病史	15	
体格检查	20	
辅助检查	10	
初步诊断	15	
处理意见	15	
医生签名	10	
合计	100	

实训3　口腔颌面外科基本操作技术——手卫生、消毒铺巾

【目的和要求】 初步掌握头面颈部消毒铺巾方法。

【学时】 1学时。

【实训内容】

1.手卫生（七步洗手法）及无菌手套的穿戴。

2.口腔颌面部术区消毒

3.铺巾技术：包头法、手术野铺巾法。

【实训用品】 口腔治疗盘、卵圆钳、铺巾钳、手术巾、洗手液、手消液、碘伏棉球、乙醇棉球、擦手纸、手术手套。

【方法和步骤】

1.七步洗手法

（1）操作前准备　到洗手池边，将衣袖卷过肘，准备好肥皂或洗手液、一次性擦手纸（也可用毛巾或感应式手烘干机）。

（2）湿手　打开水龙头，用流动的水淋湿双手。

（3）涂剂　取出适量洗手液，均匀涂抹双手（整个手掌、手背、手指、指缝都要涂抹）。按步骤进行揉搓。

（4）内　两手掌心相对，手指并拢，相互揉搓。

（5）外　一手的手心对另一手的手背沿指缝相互揉搓，交换进行。

（6）夹　两手掌心相对，手指交叉相互揉搓。

（7）弓　一手弯曲手指让关节在另一手掌心旋转揉搓，交换进行。

（8）大　一手握住另一手大拇指旋转揉搓，交换进行。

（9）立　一只手手指并齐在另一只手掌心中揉搓，交换进行。

（10）腕　一只手握住另一手腕部旋转揉搓，交换进行。

（11）擦干　用一次性擦手纸擦干（也可用毛巾或烘干机）。

要求：每步动作，至少重复5次。完成时间40～60秒。

2. 无菌手套的穿戴

1）选择合适的尺码，取出无菌手术衣检查有无破损。

2）打开包装，取出无菌手套，用手捏住手套套口的翻折部，分清左右手，将右手插入右手手套内，分开5指并插入相应的手指套内，帮助左手完成。

3）戴手套过程中，手只能接触手套的内侧面，不可接触外侧面。

3. 消毒铺巾　由带教老师分别对2名学生进行示教后，学生2～3人一组互相进行实训。

（1）消毒方法　以碘伏棉球从术区中心开始，逐步向四周环绕涂布，但感染创口相反。涂布时不可留有空白区，避免药液流入呼吸道、眼内及耳道内。同一术区应消毒3～4遍。

（2）消毒范围　头颈部手术消毒范围应至少达术区外10cm，以保证有足够的安全范围为原则。

（3）消毒巾铺置法

1）包头法：主动或被动抬头，将2块重叠的消毒巾置于头颈下手术台上。头部放下后，将上层消毒巾分别自两侧耳前或耳后向中央包绕，使头和面上部均包于消毒巾内并以巾钳固定。

2）手术野铺巾法：①孔巾铺置法：将孔巾之孔部对准术区而将头面部遮盖，以巾钳固定；②三角形手术野铺巾法：用3块消毒巾分别铺置，呈三角形遮盖术区周围皮肤，以巾钳固定；③四边形手术野铺巾法：以4块消毒巾分别铺置，呈四边形遮盖术区周围皮肤，以巾钳或缝线法固定。

【实训报告与评定】　口腔颌面外科基本操作技术（手卫生、消毒铺巾）评分标准见实训表3-1。

实训表 3-1　口腔颌面外科基本操作技术（手卫生、消毒铺巾）评分表

内容		分值	得分
七步洗手法	顺序正确	10	
	动作规范	15	
无菌手套的穿戴	无菌操作	15	
	动作规范	15	
消毒铺巾	消毒范围	15	
	消毒方法	15	
	铺巾方法	15	
合计		100	

实训4　口腔颌面外科基本操作技术——缝合、打结及拆线

【目的和要求】　初步掌握缝合、打结及拆线方法。

【学时】　2学时。

【实训内容】

1. 打结方法。

2. 间断缝合。

3. 水平褥式缝合。

4. 拆线。

【实训用品】　缝合模型、线剪、血管钳、持针器、皮钳、三角针、圆针、缝线。

【方法和步骤】

1. **单手打结法** 在打结前，两手分别拉住缝线的两端，其中右手线称为前线，左手线称为后线。

（1）第一步 "交叉持线掏前线"；即前线在后线的上方交叉，以右手示指在两线交叉处，然后绕过后线，掏取前线，然后再以右手示指和中指一起夹取前线。

（2）第二步 "拉紧侧压防滑结"；在夹取前线后，双手顺势拉紧缝线，在拉紧缝线的过程中，右手的拇指要协同示指和中指，使前线末端抽离线结处，然后再拉紧线结即可。

（3）第三步 "右三压线掌朝上"；上述两个步骤已经打完第一个结，在打第二个结时，右手中指、环指和小指，三指向下压住前线，然后翻转手掌朝上，进入第四步。

（4）第四步 "二次掏线反向拉"；即翻转右手掌面朝上后，左手将后线靠近前线，右手中指顺势绕过后线掏取前线，然后右手中指、环指夹住前线，沿第一个结相反的方向，拉紧缝线，在拉紧线的过程中，右手拇指要协同中指和环指一起拉紧缝线即可。

注意事项：①在打第一个结时，拉紧缝线的方向是左手向前，右手向后；而在打第二个结时，拉紧缝线的方向改为右手向前，左手向后。②在拉紧缝线的过程中，两手用力点和结扎点三点应在一条直线上，如果三点连线成一定的夹角，在拉紧时容易使缝线脱落。③从上述打结步骤中可以看出，在打结时主要是以右手为主，整个过程中左手只是做适当牵引，故称为单手（右手）打结法。而所谓双手打结，可以同样是依照上述方法进行，不同的是双手打结，是以右手打第一个结，然后用左手打第二个结。

2. **间断缝合**

（1）进针 缝合时左手执有齿镊，提起皮肤边缘，右手执持针钳，用腕臂力由外旋进，顺针的弧度刺入皮肤，经皮下从对侧切口皮缘穿出。

（2）拔针 可用有齿镊顺针前端顺针的弧度外拔，同时持针器从针后部顺势前推。

（3）出针与夹针 当针要完全拔出时，阻力已很小，可松开持针器，单用镊子夹针继续外拔，持针器迅速转位再夹针体（后1/3弧处），将针完全拔出。用持针器夹住缝针，放下后，采用手法打结，助手剪线，完成缝合。

3. **外翻缝合** 参照第2章第4节，图2-1B。

4. **拆线** ①拆线前，应用碘伏或75%乙醇先行消毒。②拆线如果为一次拆完，一般也宜间隔拆线，以防万一创口有裂开倾向时，可及时停止拆除其他缝线。③拆线时，一手以无齿钳将线头提起，在一端紧贴皮肤处剪断，然后向被剪断侧拉出（图2-2）。如任意在他处剪断后拉出，有使感染被带入深层组织的可能；同样，拉出线头如向非剪断侧，则有使创口裂开的危险。④拆线完毕，再次清洁和消毒创口。如发现创口张力过大，或有轻度裂开倾向时，可以用减张胶布牵拉，以减少张力。

【实训报告与评定】 口腔颌面外科基本操作技术（缝合、打结、拆线）评分标准见实训表4-1。

实训表4-1 口腔颌面外科基本操作技术（缝合、打结、拆线）评分表

内容		分值	得分
打结	手法	10	
	松紧度	10	
缝合	动作规范	20	
	爱伤观念	10	
	缝合效果	30	
拆线	无菌操作	10	
	拆线方法	10	
合计		100	

实训 5　口腔颌面部麻醉

【目的和要求】　熟悉口腔各种局部麻醉的方法和操作步骤，初步掌握下牙槽神经阻滞麻醉。

【学时】　2学时。

【实训内容】

1. 结合头颅标本或模型讲授常用麻醉方法。

2. 常用麻醉方法及步骤的示教。

3. 同学互相行下牙槽神经阻滞麻醉。

【实训用品】　头颅标本或模型，局部麻醉必备的所有药品及器械。

【方法和步骤】

1. 结合头颅标本或者模型讲授常用麻醉方法

（1）讲授头颅的解剖结构及标志，如圆孔、卵圆孔、腭大孔、眶下孔、切牙孔、颏孔，上颌结节、下颌小舌等解剖部位。

（2）讲授解剖结构与局部麻醉的关系。

（3）总结常用局部麻醉方法、并发症及其防治。

2. 示教常用局部麻醉的方法及步骤

（1）局部麻醉前的准备工作　①接待患者，核对患者基本信息、麻醉牙位及区域，了解患者有无全身禁忌证及过敏史；②调节患者椅位、灯光，麻醉上颌牙时，一般上颌平面与地面呈45°，麻醉下颌时，下颌平面与地面平行，椅位高度调节至术者的肘关节水平；③患者漱口；④铺治疗巾；⑤准备好麻醉药物及器械，无菌牙科托盘；⑥洗手后戴无菌手套。

（2）局部麻醉的操作步骤　①再次核对患者麻醉牙位或者区域；②核对麻醉药物、确定麻醉方法，检查注射针头的质量以及麻醉药物（无杂质、变色等）；③干棉球擦干注射部位，然后用1%碘伏消毒进针部位；④正确进针后，注射麻醉药物前确保排除针筒内气泡，回抽无血的情况下缓慢注射麻醉药物并时刻观察患者面色及生命体征；⑤注射完成后询问患者是否有不适，观察患者有无晕厥等并发症；⑥麻醉显效检查：刺激患者麻醉部位的皮肤、黏膜或者舌体，询问有无疼痛、麻醉感。

3. 同学之间互相行下牙槽神经阻滞麻醉注射练习

（1）同学之间分组，要求同学按照示教的方法及步骤进行操作。

（2）强调操作要领及无菌观念。

（3）检查麻醉效果　对于麻醉失败者分析失败原因。

【实训报告与评定】　评定学生对口腔局部阻滞麻醉的掌握程度，见实训表5-1。

实训表5-1　口腔颌面部麻醉评价表

项目	口腔颌面外科基本操作		
局部麻醉	评分要点	分值	得分
	1.体位	20	
	①患者体位：麻醉上牙时，上颌咬合平面与地面呈45°，其高度应在医生的肩关节和肘关节之间。但在行腭前神经传导阻滞时，上颌咬合平面应与地面呈60°。麻醉下牙时，下颌咬合平面与地面平行，其高度应在医生肘关节以下。②医生体位：医生一般应站在患者的右前方，平稳站立，全身放松。在拔除下颌前牙时，医生可以站在患者的右后方		
	2.核对	30	
	①认真检查患者或根据病例核对患牙，判断该牙拔除的必要性或适应证；②仔细询问患者的全身病史，除外拔牙禁忌证；③根据询问的情况选择恰当的麻醉药物		
	3.麻醉（此步骤在颅骨模型上操作，考生边操作边口述）	50	

续表

项目	口腔颌面外科基本操作
局部麻醉	（1）根据所拔除牙的不同区段进行麻醉 1）上颌前牙和前磨牙：选用拔除牙的唇（颊）腭侧局部麻醉。 2）上颌磨牙：应选择上颌结节和腭大孔传导阻滞。 3）上颌第一磨牙：还应在该牙颊侧近中根前庭沟处局部浸润，以麻醉上牙槽中神经。 4）下颌切牙：选用患牙唇舌侧局部浸润麻醉。 5）下颌尖牙、前磨牙和磨牙：使用翼下颌传导阻滞麻醉，或可在拔除磨牙的前庭沟处加局部浸润以充分麻醉颊长神经。 （2）麻醉的步骤 1）左手用口镜或者手指提拉口角，干棉球擦干，消毒注射区黏膜。 2）注射器按正确的进针点、进针方向和进针深度进行操作，在进针过程中，注射针不能触碰其他组织，如颊、舌、牙。 3）到达注射位置后，应有明确回吸动作，然后注射正确剂量的麻醉药物。 4）麻醉药物推注速度应缓慢平稳，退针速度应该快而流畅

实训 6　常用拔牙器械的识别和使用

【目的和要求】
1. 掌握常用拔牙器械的形态结构、功能和基本选择原则。
2. 掌握常用拔牙器械的使用方法。

【学时】　2学时。

【实训内容】
1. 识别常用拔牙器械。
2. 示教常用拔牙器械的使用方法。
3. 学生仿头模练习。

【实训用品】　口腔检查器（托盘、口镜、镊子）、各类拔牙钳、牙挺、牙龈分离器、刮匙、咬骨钳、骨锉、骨膜剥离器、骨凿、劈牙凿、牵引拉钩、手术刀和柄、缝针、缝线、持针器、手术剪、仿头模等。

【方法和步骤】

1. 识别各类拔牙器械

（1）在带教老师的指导下，识别出常用的拔牙器械—各类拔牙钳、牙挺及辅助器械如牙龈分离器、刮匙、咬骨钳、骨锉、骨膜分离器、手术刀及缝合器具（持针器、缝针、缝线、线剪）。

（2）观察拔牙钳的结构形态，鉴别出上颌拔牙钳、下颌拔牙钳及特殊拔牙钳，总结各类拔牙钳的区别。能分别识别出上前拔牙钳，上前磨拔牙钳（又称上万用钳），左、右上颌第一、二磨拔牙钳，上颌第三磨拔牙钳，上颌根钳，下前拔牙钳，下前磨拔牙钳（又称下万用钳），下颌第一、二磨拔牙钳，下颌第三磨拔牙钳，下颌根钳。

（3）观察牙挺的结构形态，能识别出直挺、弯挺（分左、右）、三角挺、根尖挺。

（4）识别其他各类器械。

（5）讲解器械基本选择原则。

2. 带教老师示教常用拔牙器械使用方法

（1）示教拔拔牙钳、牙挺等常用拔牙器械的规范握持方法。

（2）以拔除下颌前牙示教拔牙钳的规范使用。

（3）以拔除下颌磨牙示教牙挺的规范使用。

3.学生在仿头模练习常用拔牙器械使用方法。

【实训报告与评定】 评定学生对常用拔牙器械识别及使用方法的掌握程度，见实训表6-1。

实训表6-1 常用拔牙器械的识别和使用评分表

内容	分值	得分
上颌牙钳特点	15	
下颌牙钳特点	15	
识别不同牙位拔牙钳	15	
识别其他手术器械	15	
各类器械的握持方法	15	
牙挺工作原理	15	
拔牙钳的使用方法	10	
合计	100	

实训 7 牙拔除术的操作步骤和方法

【目的和要求】

1.掌握各类牙相关解剖结构。

2.掌握各类拔牙钳、牙挺基本使用规范。

3.掌握牙拔除术的基本步骤。

【学时】 2学时。

【实训内容】

1.观看模型、实物，复习并掌握各类牙相关解剖结构及拔牙钳、牙挺基本使用方法。

2.示教牙拔除术的基本步骤。

3.学生仿头模练习。

【实训用品】 口腔检查器（托盘、口镜、镊子）、牙模型、实体牙、各种拔牙钳、牙挺、牙龈分离器、刮匙、纱布、仿头模。

【方法和步骤】

1.带教老师通过模型、实体牙讲解并复习各类牙的牙根形态，周围骨质情况及邻近重要解剖结构；拔牙钳、牙挺基本使用方法。

2. 示教牙拔除术的基本步骤

（1）核对牙位；分离牙龈；安放拔牙钳；患牙脱位；牙槽窝的处理；压迫止血。

（2）示教时，应注意强调术者的标准站位与患者体位。

3.学生在仿头模练习牙拔除术的基本步骤。

【实训报告与评定】 评定学生对牙拔除术基本步骤的掌握程度，见实训表7-1。

实训表7-1 牙拔除术基本步骤评分表

内容	分值	得分
器械选择合适	10	
无菌观念	15	
爱伤观念	10	
体位	10	

续表

内容	分值	得分
核对牙位	15	
器械使用方法	20	
牙拔除术的基本方法掌握	20	
合计	100	

实训 8　各类牙拔除术

【目的和要求】　掌握各类牙拔除术的基本要点。

【学时】　2学时。

【实训内容】

1. 上颌前牙、前磨牙、磨牙的拔除。

2. 下颌前牙、前磨牙、磨牙的拔除。

【实训用品】　牙模型、实体牙、口腔检查器（托盘、口镜、镊子）、各种拔牙钳、牙挺、牙龈分离器、刮匙、纱布、教学视频资料、仿头模。

【方法和步骤】

1. 带教老师通过牙模型、实体牙及各种拔牙器械复习牙拔除术基本步骤。

2. 带教老师示教各类牙拔除术的基本要点。

3. 学生观看教学视频资料。

【实训报告与评定】　评定学生对各类牙拔除术基本要点的掌握程度，见实训表8-1。

实训表8-1　各类牙拔除术评分表

内容	分值	得分
各类牙拔除的器械选择	40	
各类牙拔除的手术方法	60	
合计	100	

实训 9　下颌第三磨牙拔牙示教

【目的和要求】　熟悉下颌第三磨牙拔牙术的基本要点。

【学时】　2学时。

【实训内容】

1. 带教老师讲解下颌第三磨牙拔除术的基本要点。

2. 带教老师示教下颌第三磨牙拔除术。

3. 学生观看教学视频资料。

【实训用品】　挂图（幻灯片）、X线片（CT片）、教学视频资料、口腔检查器（托盘、口镜、镊子）、常用拔牙器械。

【方法和步骤】

1. 带教老师通过挂图（幻灯片）、X线片讲解下颌第三磨牙阻力分析及其解除方法。

2.带教老师讲解并示教下颌第三磨牙拔除术基本要点

（1）麻醉。

（2）切开和皮瓣设计。

（3）翻瓣。

（4）去骨。

（5）分牙。

（6）增隙。

（7）拔出患牙。

（8）拔牙窝的处理。

（9）缝合。

（10）术后医嘱。

3.学生观看教学视频资料。

【实训评定】 评定学生对下颌第三磨牙拔除术基本要点的熟悉程度。

实训 10　牙槽外科手术

【目的和要求】

1.熟悉牙槽外科手术的种类及其适应证。

2.熟悉各类牙槽外科手术的常用手术切口、翻瓣及缝合的方法。

【学时】 2学时。

【实训内容】

1.带教老师讲解各类牙槽外科手术基本操作。

2.带教老师在仿头模上示教牙槽突修整术。

3.学生观看教学视频资料。

【实训用品】 挂图（幻灯片）、教学视频资料、消毒盘、口镜、牵引拉钩、咬骨钳、骨锉、骨膜剥离器、手术刀和柄、缝针、缝线、持针器、手术剪、仿头模等。

【方法和步骤】

1.带教老师通过挂图（幻灯片）讲解牙槽外科手术基本操作。

2.带教老师讲解并示教牙槽突修整术，讲解各类切口技术要点如下。

（1）梯形切口、角形切口等设计。

（2）切开黏骨膜全层，骨膜下翻瓣。

（3）黏骨膜瓣缝合要点。

3.学生观看教学视频资料。

【实训评定】 评定学生对牙槽外科手术的熟悉程度。

实训 11　口腔种植技术示教

【目的和要求】

1.掌握口腔种植外科手术的基本原则。

2.熟悉常用牙种植体的结构、口腔种植手术的基本操作过程。

3. 了解种植外科的应用解剖。

【学时】 2学时。

【实训内容】

1. 观看完整口腔种植术录像或视频，学习种植外科的基本原则。

2. 认识常用牙种植体的结构，学习种植机及种植手术器械的使用方法。

3. 学习单颗牙缺失种植术的基本操作步骤。

【实训用品】 种植机、种植工具盒、骨内种植体、种植手术模型、口腔种植录像或视频等。

【方法和步骤】

1. 播放口腔种植手术的录像或视频让学生观看　认识常用牙种植体。

2. 种植义齿其基本组成　下部结构的种植体和上部结构的基台和人造冠，具体如下。

（1）体部（人工牙根）　为种植义齿植入组织内，获得支持、固位、稳定的部分。

（2）颈部　是种植体穿过牙槽嵴黏骨膜处较短部分。

（3）基台　是种植体露在黏膜外的部分，为上部结构提供支持、固位、稳定作用。

（4）人造冠　位于基台外，是恢复缺失牙形态和功能的部分。

3. 在模型上演示单颗牙缺失种植术的主要操作步骤

（1）常规消毒铺巾。

（2）麻醉。

（3）切开翻瓣。

（4）修整牙槽嵴。

（5）种植窝预备　定位→导向→扩孔→颈部成形→螺纹成形。

（6）植入种植体　根据种植体是否暴露于口腔，分为埋入式和非埋入式种植，对于埋入式种植体需进行二期手术。

（7）安放封闭螺丝或安装愈合基台。

（8）缝合。

【实训报告与评定】 评定学生对常用牙种植体的结构；口腔种植技术；种植外科手术的基本原则、基本操作步骤的学习掌握程度，见实训表11-1。

实训表11-1　种植技术评分标准

内容	分值	得分
认识常用牙种植体	20	
种植机及种植工具的使用	20	
种植手术的基本操作步骤	30	
种植外科手术的基本原则	30	
合计	100	

实训 12　牙及牙槽骨损伤的诊断和处理

【目的和要求】

1. 能正确描述牙损伤后松动、脱位及牙槽骨骨折的X线表现，并做出正确的诊断。

2. 知道处理原则并能独自进行固定操作。

【学时】 2学时。

【实训内容】

1. 牙及牙槽骨损伤的检查方法及其X线表现。

2. 学习牙及牙槽骨损伤后的结扎方法。

【实训用品】 头颅标本、典型牙及牙槽骨损伤的X线片、结扎丝、牙弓夹板、持针器、钢丝剪、牙颌模型。

【方法和步骤】

1. 复习与讲解 结合典型牙及牙槽骨损伤的X线片复习牙槽骨损伤的情况，讲解牙及牙槽骨损伤的处理原则，脱位牙及牙槽骨骨折后的复位固定方法及其适应证。

2. 读片 牙脱位及牙槽骨骨折的X线片。

3. 在牙颌模型上进行各种结扎法

（1）金属丝结扎法 用一根长结扎丝围绕损伤牙及其两侧2～3个健康牙的唇（颊）舌侧，作一总的环绕结扎；再用短的结扎丝在每个牙间作补充垂直向结扎，使长结扎丝圈收紧。

（2）"8"字结扎法 用一根长结扎丝一折二后，一根由唇（颊）侧穿过牙间隙，围绕损伤牙舌侧自另一侧牙间隙穿出；另一根围绕损伤牙唇侧后穿入牙间隙，围绕邻牙舌侧后自牙间隙穿出，最后将二结扎丝扎紧。

（3）牙弓夹板结扎法 先将脱位的牙或牙槽骨复位后，再将牙弓夹板弯成与局部牙弓一致的弧度，与每个牙相紧贴，夹板的长度应为脱位牙或牙槽骨加上相邻两侧至少2个牙以上的长度，然后用0.25～0.50mm的不锈钢丝结扎，将每个牙与夹板固定在一起，先结扎健康牙，后结扎脱位牙，所有结扎丝的头，在扭紧后剪短，并推压至牙间隙处，以免刺激口腔黏膜。

【实训报告与评定】 评定学生对三种常用的结扎方式的熟悉程度，见实训表12-1。

实训表12-1 常用结扎方法评分表

内容	分值	得分
金属丝结扎法	30	
"8"字结扎法	30	
牙弓夹板结扎法	40	
合计	100	

实训 13 颌骨骨折的诊断和治疗

【目的和要求】

1. 能正确描述上下颌骨、颧骨、颧弓等骨折的X线表现。

2. 能进行颌间牵引固定。

【学时】 2学时。

【实训内容】

1. 读X线片。

2. 将牙弓夹板拴在全口牙模型上，结扎和橡皮圈牵引。

【实训用品】 头颅标本、典型的上下颌骨骨折片、结扎丝、成品牙弓夹板、持针器、钢丝剪、牙颌模型、橡皮圈。

【方法和步骤】

1. X线片读片及骨折种类 华特位片、上下颌骨正侧位片、全景片、颧弓切线位片，讲授正确的读片方法。骨折种类：上颌骨 Lefort Ⅰ、Ⅱ、Ⅲ型骨折；下颌骨正中线、颏孔、下颌角、髁突颈部骨折；颧骨、颧弓骨折。

2.牙弓夹板的外形弯制、结扎和橡皮圈牵引

（1）沿石膏模型的牙弓外形弯制夹板　将上颌夹板挂钩向龈方安放于上颌牙弓颊侧牙颈部，并使挂钩与牙长轴呈35°～45°，挂钩的末端离开牙龈2～3mm，以免挂上橡皮圈时压伤牙龈。使夹板与每个牙至少有一点接触。由17之颊面正中牙颈部开始直到27之颊面正中为止。同样方法做好下颌夹板，但必须挂钩向龈方。

（2）拴结夹板　将细钢丝由每个牙齿的近远中牙间隙处从唇侧向颊侧穿出，注意穿过牙龈时勿刺破牙龈乳突或牙龈。尽量拉紧钢丝。穿好所有需要结扎的牙齿，将每个牙的金属丝的两股向铝丝夹板的上下分开，并依次将每个结扎丝扭紧。在扭紧钢丝时，应顺时针方向扭转，扭时稍加拉力，使扭结均匀而紧密，剪断多余之钢丝留下2mm末端，并推压至牙间隙处，以免损伤口腔黏膜。

（3）安置橡皮圈　将上下颌模型合拢，用内径4～6mm，厚度1.5～2mm的橡皮圈（可用输液管剪成），于适当的方向，连上下颌夹板的挂钩，使其产生与骨折错位方向相反的牵引力。

【实训报告与评定】　评定学生结扎和橡皮圈牵引的结果，见实训表13-1。

实训表13-1　牙弓夹板外形弯制、结扎和橡皮圈牵引评分表

内容	分值	得分
外形弯制	10	
夹板结扎		
挂钩的方向	10	
夹板的长度	20	
结扎位置和整体外形	30	
结扎牢固程度	10	
垂直结扎丝的断端处理	10	
安放橡皮圈的方向和牵引力量	10	
合计	100	

实训 14　口腔颌面部肿瘤的检查、诊断与治疗

【目的和要求】

1.能够初步掌握专科病史的采集、写法及要求。

2.熟悉口颌颈部肿物的检查方法、淋巴结检查方法、活组织检查方法。

3.了解正确的读片方法及不同性质肿瘤的X线、CT和MRI表现。

【学时】　2学时。

【实训内容】

1.专科病历的写法及要求。

2.示教口颌颈部肿物及淋巴结的检查方法。

3.示教活组织检查方法。

4.正确的读片方法及不同性质肿瘤的X线、CT和MRI表现。

5.以良性肿瘤为例写一份门诊专科病历。

6.以舌癌为例写一份恶性肿瘤专科病历。

【实训用品】 专科病史，典型的良、恶性肿瘤病例（含舌癌病例）。典型的口腔颌面部软组织良、恶性肿瘤的X线平片、CT和MRI图片；典型的颌骨良、恶性肿瘤的X线平片、CT和MRI图片。活组织检查所需的手术器械（无菌手套、一次性使用口腔器械盒、乙醇棉球、局部麻醉药物及注射器、11号尖刀片及刀柄、血管钳和持针器、缝针及线、纱布若干等）、直尺、口镜、镊子、橡皮指套或手套。

【方法和步骤】

1. 专科（门诊）病历的写法及要求

（1）主诉及病史　见实训2、实训3。

（2）检查　以口腔颌面部检查为主，如有全身性疾病时应做必要的体检如心脏听诊、测量血压等。专科检查先口外再口内。

1）口外检查内容：面部对称情况，如肿瘤累及面部，则应记录周界、直径大小（厘米）、色泽、性质、活动度及是否有功能障碍（包括感觉及运动）。必要时使用图示。淋巴结有无肿大，如肿大应记录部位、数目、性质、活动度及是否有功能障碍（包括感觉及运动）。必要时使用图示。淋巴结有无肿大，如肿大应记录部位、数目、性质、活动度及有无压痛等（检查方法见实训一）。另外如有颞下颌关节、唾液腺等疾病应做相应的检查。

2）口内检查内容：张口度、张口型、病变部位、周界、大小、性质等，溃疡者应注意深部浸润块的大小及活动度。对于黏膜、牙列、牙体、牙周情况亦应记录。

3）记录特殊检查的结果。

4）诊断：根据病史及检查分析结果作出诊断，包括肿瘤部位、良恶性、组织来源，恶性肿瘤还应进行TNM分类。如暂时不能诊断者，可作出初步印象。

5）处理：治疗计划或进一步检查意见。

6）签名：医生签名；实习医生应有上级医生签名。

2. 复习淋巴结检查方法并做相应的检查记录　见实训1。

3. 活组织检查（穿吸或切取）　选择需活组织检查的病例1名，教师示教。穿吸活组织检查适用于肿瘤深在表浅组织完整者；切取活组织检查适用于肿瘤表浅有溃疡者。

（1）体位　患者一般取坐位或半卧位，术者佩戴帽子、口罩，戴无菌手套。

（2）消毒　常规先口内后口外消毒、铺巾，注意病灶区消毒不宜使用有色消毒液。

（3）麻醉　可采用表面涂敷麻醉或神经干组织麻醉，避免使用局部浸润麻醉（后者可能挤压肿瘤组织，易致转移或组织变形）。

（4）无论穿吸或吸取都应注意手法轻柔，尽量减少对肿瘤组织的刺激。

（5）穿吸过程中始终保持穿刺针筒内负压，并作多方向穿吸，穿吸物应注射于滤纸上，立即送病理科请细胞学或组织学检查。

（6）切取物应包括周围正常组织及肿瘤组织，切取应在溃疡边缘进行，不可从溃疡中心切取，以免无法作出病理诊断。术中注意使用新刀片，避免钳夹，以免造成组织机械性损伤而影响病理诊断。

（7）术后伤口可用纱条轻轻压迫10～15分钟以防出血，如压迫止血无效可以电凝彻底止血。

（8）注意事项　①术区消毒应用无色液体；②术中应动作轻柔，减少对肿瘤的刺激；③切取标本不可挤压、钳夹，以免影响诊断。

4. 正确的读片方法及不同性质肿瘤的X线、CT和MRI表现

（1）正确的读片方法见第15章的相关内容。

（2）教师示教阅读典型的口腔颌面部软组织良、恶性肿瘤的X线平片、CT和MRI图片。

（3）教师示教阅读典型的颌骨良、恶性肿瘤的X线平片、CT和MRI图片。

5. 书写病历　①以良性肿瘤为例写一份门诊专科病历。②以舌癌为例写一份恶性肿瘤专科病历。

6. 书写肿瘤专科病历的专科检查表　各院校可自行制订。

【实训评定】

1. 评定学生完成的以良性肿瘤患者为例的门诊病历。

2. 评定学生完成的以舌癌为例的恶性肿瘤患者专科病历。

实训 15　唾液腺疾病的诊断和治疗

【目的和要求】　掌握正确的唾液腺疾病专科病史采集、临床检查及正规的病历书写方法；掌握急慢性唾液腺炎症、唾液腺结石病、舌下腺囊肿、唾液腺常见良恶性肿瘤的临床表现、诊断及治疗原则；熟悉唾液腺瘘、舍格伦综合征、黏液囊肿及唾液腺良性肥大的临床表现、诊断及治疗原则；了解唾液腺内镜取石技术及唾液腺内镜辅助下切开取石技术。

【实训内容】　示教慢性唾液腺炎症、唾液腺结石病、舍格伦综合征、唾液腺肿瘤病例各1例。示教内容包括病史采集、临床检查及相关影像学检查。分组报告、讨论典型病例，并各自书写一份规范化病历。

【实训用品】　一次性口腔检查托盘、口镜、镊子、手套、示教患者的临床及相关影像学资料、空白专科病历等。

【方法和步骤】

1. 慢性阻塞性腮腺炎病史采集及临床检查示教

（1）问诊　①发病、患病时间；②智齿萌出情况、不良义齿修复史；③腮腺反复肿胀，"进食综合征"（肿胀与进食有关）；④腮腺肿胀发作频率；⑤晨起感腮腺区发胀，自己稍加按摩后即有"咸味"液体自导管口流出，随之局部感到松快；⑥对于生活质量的影响（如口臭是否影响正常工作、生活等）；⑦患者既往就诊情况等。

（2）腮腺专科检查　①腮腺肿胀，能扪到腮腺轮廓，中等硬度，轻微压痛；②导管口轻微红肿，挤压腮腺可从导管口流出混浊的"雪花样"或黏稠的蛋清样唾液，有时可见黏液栓子；③有时可在颊黏膜下扪及粗硬、呈条索状的导管；④对侧腮腺同样方法检查。

（3）下颌下腺检查　检查下颌下腺是否肿胀、硬度、压痛，导管及导管口。

2. 病例示教　慢性阻塞性腮腺炎、下颌下腺结石病、唾液腺肿瘤及舍格伦综合征病例各1例。

（1）教师示教腮腺及下颌下腺专科检查　①腮腺及下颌下腺的位置、体表投影；②腮腺及下颌下腺导管口位置；③如何挤压腺体观察导管口流出分泌物；④腮腺及下颌下腺导管的体表投影；⑤观看腮腺及下颌下腺造影X线片。

（2）同学之间相互检查腮腺及下颌下腺，寻找导管口，挤压腺体观察导管口流出分泌物（清亮唾液、混浊唾液或脓液）；在面颊部寻找腮腺导管的体表投影。

（3）上述病例均应有完整的临床病历及相关影像学资料。示教时结合临床检查及影像学表现作出临床诊断及治疗方案。

（4）要求同学在教师指导下，完成一份专科病历的书写（慢性阻塞性腮腺炎或下颌下腺结石病或唾液腺肿瘤或舍格伦综合征）。

3. 书写唾液腺专科检查病历　评分标准见实训表15-1。

【实训报告与评定】　评定学生对唾液腺专科检查方法的掌握程度及专科病历书写是否规范。

实训表 15-1 唾液腺疾病病历书写评分标准

项目	要求	标准分	扣分标准
主诉	完整：症状+（部位）+时间 简洁、明了，不超过20字	10分	无主诉扣10分，不完整扣2分，不合要求扣6分
病史	主要病症的演变（现病史），相应的鉴别资料（既往史）	20分	无病史扣20分，不完整扣2分
体检	主要阳性体征，必要阴性体征	20分	无体检扣20分，不完整酌情扣分
诊断	写出初步诊断	10分	无诊断扣10分
处理	合理、及时、正确	20分	无处理扣20分，不合理、不及时、不正确各扣1分
签名	签全名	10分	未签名扣10分，无法辨认扣5分
其他要求	①注明就诊日期；②会诊双方均有高年资医生签名；③有各种检查、检验报告单；④转诊患者有病情摘要及转院理由；⑤门诊手术要有记录；⑥书写整洁、语句通顺	10分	应有而缺的，每项扣1分

实训 16 颞下颌关节疾病的诊断与治疗

【目的和要求】

1. 掌握颞下颌关节疾病的临床检查。

2. 掌握MRI影像中关节盘位置的判断。

3. 掌握CBCT影像中髁突骨质形态及位置的判断。

4. 手法复位的方法。

【学时】 2学时。

【实训内容】

1. 通过病历记录评估学生颞下颌关节疾病的临床检查。

2. 通过病历记录评估学生学习颞下颌关节MRI、CBCT影像。

3. 口内法和口外法的手法复位。

【实训用品】

1. 头颅标本。

2. MRI影像，正常关节盘位置、可复性关节盘前移位、不可复性关节盘前移位。

3. CBCT影像，正常的髁突形态和位置、异常的髁突形态和位置。

4. 病历模板打印纸质版本。

【方法和步骤】

1. 结合头颅标本介绍颞下颌关节。

2. 介绍颞下颌关节疾病的临床检查方法，同学之间互相进行颞下颌关节检查，并在病历上记录。

3. 穿越MRI和CBCT影像片，讲解三种常见的关节盘位置，以及髁突的形态和位置，并在病历上记录诊断结果。

4. 示教手法复位。

（1）口内法 请患者端坐在口腔手术椅上（或普通椅子上，但头部应紧靠墙壁）。下颌牙𬌗面的位置应低于术者两臂下垂时肘关节水平。术者立于患者前方，两拇指用纱布缠紧，伸入患者口内，放在下颌磨牙𬌗面上，其余手指握住下颌体部下缘。复位时，两拇指压下颌骨向下，力量逐渐增大，其余手指将颏部缓慢上推，当髁突降至关节结节水平以下时，此时再将下颌向后、上推动，使髁突滑入关节窝内而复位。有时在复位瞬间可听到弹响声。为防止复位时引起咀嚼肌反射性收缩而咬伤术者的拇指，术者应在即将复位闭合时，将两拇指迅速滑向颊侧口腔前庭沟。

（2）口外法 患者和术者的体位同口内法。复位时，术者两拇指放在患者两侧突起的髁突之前缘，用力将髁突向下后方推压。同时用两手的示、中指托住两侧下颌角，以环指、小指托住下颌体下缘，当髁突降至关节结节下方时，各指协调配合，施以向后、向上的力，使髁突滑入关节窝内而得复位。

【实训报告与评定】 评定学生对颞下颌关节疾病病历书写的准确和熟悉程度，见实训表16-1。

实训表16-1　颞下颌关节疾病病历书写评分表

内容	分值	得分
临床检查	30	
影像学检查	30	
诊断	40	
合计	100	

实训 17　唇裂和腭裂

【目的和要求】
1. 掌握唇腭裂的临床常用分类、手术适应证。
2. 掌握唇腭裂序列治疗的时间。

【学时】 2学时。

【实训内容】
1. 学习各种唇裂的临床表现。
2. 学习各种腭裂的临床表现。
3. 熟悉腭咽部的解剖、生理特点，主要肌肉及腭部的主要神经血管名称。
4. 了解唇腭裂的常用手术方法及注意事项。

【实训用品】 教科书、参考书、授课老师的幻灯片、国内外唇腭裂的知名网站。

【方法和步骤】
1. 授课老师主讲唇腭裂的理论课内容。
2. 带教老师到病房参观病例，学生进行相应的临床诊断，并提出主要治疗原则，加深巩固理论课内容。
3. 小课老师结合临床病例讲述唇腭裂的临床表现、治疗原则、常用手术方法、注意事项。

【实训报告与评定】 评定每一位学生对唇腭裂知识点掌握、熟悉和了解的程度，评分标准见实训表17-1。

实训表17-1　唇腭裂知识点评分标准

内容	分值	得分
唇腭裂的临床表现与诊断	20	
唇腭裂的临床分类	20	
唇腭裂的治疗原则与常用手术方法	20	
唇腭裂序列治疗的时间	20	
唇腭裂手术注意事项	20	
合计	100	

实训 18　口腔颌面部 X 线技术应用

【实训用品】 口腔科X线机、根尖片持片夹、口腔专用头模、曲面体层X线机、CBCT机。

【学时】 1学时。

【实训内容】

1. 口腔专用X线设备介绍。

（1）口腔科X线机。

（2）曲面体层X线机。

（3）CBCT机。

2. 示教根尖片分角线投照技术及持片夹使用方法。

3. 根尖片分角线投照技术中胶片安放及固定方法，拍摄时患者体位及X线角度等。

4. 示教曲面体层片、头影测量片拍摄方法。

5. 示教口腔颌面CBCT机使用及拍摄后图像编辑。

6. 分组每人使用专用头模拍摄根尖片一张、完成一次CBCT图像编辑。

【实训报告与评定】

1. 评定内容　评定学生对根尖片分角线投照技术的掌握。

2. 实训报告　对所拍摄的根尖片进行评分。评分标准见实训表8-1。

实训表8-1　学生拍摄根尖片有关事项评分表

内容	分值	得分
胶片位置	40	
X线垂直角	30	
X线水平角	30	
合计	100	

实训 19　口腔颌面部 X 线正常影像及常见疾病诊断

【实训用品】　正常根尖片、曲面体层片、口腔颌面部CBCT片、各种常见病变的根尖片。

【学时】　1学时。

【实训内容】

1. 根尖片所见正常解剖结构。

2. 曲面体层片所见正常解剖结构。

3. CBCT片所见正常解剖结构。

4. 龋病的X线诊断。

5. 根尖周囊肿的X线诊断

6. 牙折的X线诊断。

7. 牙周炎的X线诊断。

【实训报告与评定】

1. 评定内容

（1）评定学生对根尖片、曲面体层片、CBCT片影像解剖结构的掌握。

（2）评定学生对常见病变根尖片影像诊断的掌握。

2. 实习报告

（1）在上、下颌根尖片（实训图2-1）上辨认正常解剖结构　牙釉质、牙本质、牙骨质、牙髓腔、牙周膜及骨硬板、牙槽骨（20%）。

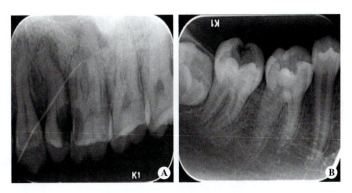

实训图 19-1　牙体及牙周组织

（2）在上、下颌根尖片（实训图19-2，实训图19-3）上辨认正常颌骨解剖结构　切牙孔、腭中缝、上颌窦、上颌结节、下颌管、下颌管壁、外斜线（30%）。

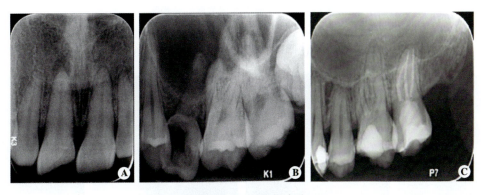

实训图 19-2　上颌根尖片

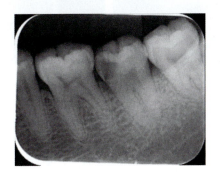

实训图 19-3　下颌根尖片

（3）在根尖片上辨认龋病、根尖周囊肿、牙折、牙周炎（实训图19-4）并描述其X线表现（30%）。

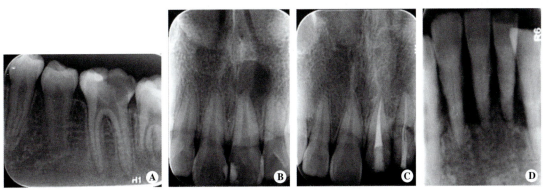

实训图 19-4　龋病、根尖周囊肿、牙折、牙周炎根尖片图

（4）在曲面体层片（实训图19-5）上辨认正常解剖结构（10%）。

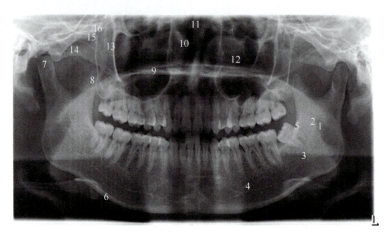

实训图19-5 曲面体层片解剖结构图

（5）在CBCT特定层面（实训图19-6）上辨认正常解剖结构（10%）。

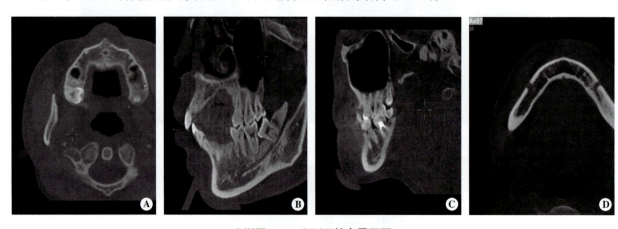

实训图19-6 CBCT特定层面图

【**实训报告与评定**】 根尖片辨认病变及描述X线表现评分见实训表19-1

实训表19-1 根尖片辨认病变及描述X线表现评分表			
内容	X线表现	分值	得分
龋病			
根尖周囊肿			
牙折			
牙周炎			

（周丽斌 张旭辉 曹威 张婷婷 罗锴 蒋沂峰

欧阳可雄 彭宏峰 张清彬 李传洁 邓末宏 王朝俭）

主要参考文献

陈新谦，金有豫，汤光，2019.陈新谦新编药物学.18版.北京：人民卫生出版社.

范珍明，张心明，2014.口腔颌面外科学.2版.北京：科学出版社.

冯殿恩，靳令经，王鹏，2011.面瘫与面肌痉挛.上海：上海科学技术出版社.

郭小龙，李刚，程勇，等，2017.口腔X线平片检查中辐射防护的安全标准.中华口腔医学杂志，52（12）：762-772.

胡静，2010.正颌外科学.北京：人民卫生出版社.

胡开进，2016.牙及牙槽外科学.北京：人民卫生出版社.

胡砚平，万前程，2015.口腔颌面外科学.3版.北京：人民卫生出版社.

蒋杏丽，2015.针药联合治疗贝尔面瘫急性期临床观察.中国中医急症，24（2）：331-332.

堀之内康文，2020.拔牙技巧.吴松涛，吴斌译.沈阳：辽宁科学技术出版社.

李祖兵，2011.口腔颌面创伤外科学.北京：人民卫生出版社.

林野，邱萍，2021.口腔种植学.2版.北京：北京大学医学出版社.

林野，李健慧，邱立新，等，2006.口腔种植修复临床效果十年回顾研究.中华口腔医学杂志，41（3）：131-135.

马绪臣，张震康，2005.颞下颌关节紊乱病双轴诊断的临床意义和规范治疗的必要性.中华口腔医学杂志，40（5）：353-355.

米施，2015.现代口腔种植学.3版.李德华译.北京：人民军医出版社.

母晓丹，刘华蔚，李永锋，等，2022.颞下颌关节骨关节病髁突骨质硬化的影像学观察与分析.中华口腔医学杂志，57（12）：1230-1236.

邱蔚六，1998.口腔颌面外科理论与实践.北京：人民卫生出版社.

邱蔚六，2020.口腔颌面外科学.8版.北京：人民卫生出版社.

陶珂金，刘光俊，冯剑颖，2022.颞下颌关节间隙改变与关节盘移位及程度的关系.口腔颌面修复学杂志，23（3）：196-200.

田卫东，2003.实用拔牙学.成都：四川大学出版社.

王朝俭，2017.数字化口腔颌面X线设备临床应用图解.北京：人民卫生出版社.

王大章，2007.牙颌面畸形的外科治疗：回顾与展望.口腔颌面外科杂志，17（1）：1-5.

王虎，郑广宁，2014.口腔临床CBCT影像诊断学.北京：人民卫生出版社.

自测题参考答案

第2章

1. D 2. E 3. C 4. D 5. B

第3章

1. D 2. A 3. C 4. A 5. A

第4章

1. D 2. A 3. D 4. B 5. E 6. C 7. D

第5章

1. D 2. C 3. E 4. B 5. D

第6章

1. D 2. D 3. C 4. B 5. D 6. A

第7章

1. D 2. D 3. E 4. D 5. A 6. D 7. D 8. A 9. A 10. C

第8章

1. E 2. C 3. E 4. E 5. E

第9章

1. A 2. B 3. E 4. C 5. E

第10章

1. A 2. C 3. D 4. D 5. E 6. B

第11章

1. C 2. D 3. A 4. C 5. A 6. C

第12章

1. E 2. C 3. A 4. A 5. C

第13章

1. B 2. D 3. B 4. A 5. C

第14章

1. C 2. C 3. D 4. B 5. A 6. C 7. C 8. A

第15章

1. C 2. D 3. C 4. D 5. E